Fortschritte der operativen und onkologischen Dermatologie
Band 15

Springer
*Berlin
Heidelberg
New York
Barcelona
Hongkong
London
Mailand
Paris
Singapur
Tokio*

R. Rompel   J. Petres (Hrsg.)

Operative onkologische Dermatologie

Mit 98 Abbildungen und 48 Tabellen

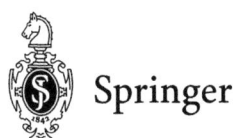 Springer

Priv.-Doz. Dr. med. Rainer Rompel
Prof. Dr. med. Johannes Petres

Hautklinik, Städtische Kliniken Kassel
Mönchebergstraße 41-43, D-34125 Kassel

ISBN-13:978-642-64233-3 Springer-Verlag Berlin Heidelberg New York

Die Deutsche Bibliothek-CIP-Einheitsaufnahme

Operative onkologische Dermatologie / Hrsg.: Rainer Rompel ;
Johannes Petres. - Berlin ; Heidelberg ; New York ; Barcelona ;
Honkong ; London ; Mailand ; Paris ; Singapur ; Tokio : Springer, 1999. (Fortschritte der operativen und onkologischen Dermatologie ; 15)
ISBN-13:978-642-64233-3   e-ISBN-13:978-3-642-60048-7
DOI: 10.1007/978-3-642-60048-7

Dieses Werk ist urheberrechtlich geschützt. Die dadurch begründeten Rechte, insbesondere die der Übersetzung, des Nachdrucks, des Vortrags, der Entnahme von Abbildungen und Tabellen, der Funksendung, der Mikroverfilmung oder der Vervielfältigung auf anderen Wegen und der Speicherung in Datenverarbeitungsanlagen, bleiben, auch bei nur auszugsweiser Verwertung, vorbehalten. Eine Vervielfältigung des Werkes oder von Teilen dieses Werkes ist auch im Einzelfall nur in den Grenzen den gesetzlichen Bestimmungen des Urheberrechtsgesetzes der Bundesrepublik Deutschland vom 9. September 1965 in der jeweils geltenden Fassung zulässig. Sie ist grundsätzlich vergütungspflichtig. Zuwiderhandlungen unterliegen den Strafbestimmungen des Urheberrechtsgesetzes.
© Springer-Verlag Berlin Heidelberg 1999
Softcover reprint of the hardcover 1st edition 1999

Die Wiedergabe von Gebrauchsnamen, Handelsnamen, Warenbezeichnungen usw. in diesem Werk berechtigt auch ohne besondere Kennzeichnung nicht zu der Annahme, daß solche Namen im Sinne der Warenzeichen- und Markenschutz-Gesetzgebung als frei zu betrachten wären und daher von jedermann benutzt werden dürften.

Produkthaftung: Für Angaben über Dosierungsanweisungen und Applikationsformen kann vom Verlag keine Gewähr übernommen werden. Derartige Angaben müssen vom jeweiligen Anwender im Einzelfall anhand anderer Literaturstellen auf ihre Richtigkeit überprüft werden.

Herstellung: PROEDIT GmbH, Heidelberg
Umschlaggestaltung: Frido Steinen-Broo, Estudo Calamar, Spanien
Satz: Mitterweger, Plankstadt
SPIN: 10698643   23/3134-5 4 3 2 1 0 - Gedruckt auf säurefreiem Papier

Vorwort

Das vorliegende Werk basiert auf den Referaten der 21. Jahrestagung der VEREI-NIGUNG FÜR OPERATIVE UND ONKOLOGISCHE DERMATOLOGIE (VOD) vom 22.–24. Mai 1998 in Kassel. Mehr als zwei Jahrzehnte konstruktiven Wirkens unserer Vereinigung, insbesondere auf dem onkologischen Sektor, spiegeln sich hier wider. Vielfältig und umfassend werden die Eckpunkte der operativen onkologischen Dermatologie umspannt. Allgemeine Entwicklungen sowie epidemiologische Aspekte leiten in die Thematik ein und unterstreichen die gesundheitspolitische Bedeutung der operativen onkologischen Dermatologie. Dabei wird der Stellenwert der operativen Primärtherapie als prognostisch wichtigster Schritt in der Therapie maligner Hauttumoren besonders dargestellt. Den Schwerpunkt bilden operative Techniken und Behandlungsstrategien der wichtigsten onkologischen Erkrankungen innerhalb des Fachgebiets, wobei die Wertigkeit aktueller diagnostischer und therapeutischer Neuentwicklungen ebenso wie lang bestehender Kontroversen kritisch diskutiert wird. Neben dem kurativen Ansatz stehen insbesondere auch die Methoden zur ästhetischen und funktionellen Rekonstruktion im Mittelpunkt.

Das Anliegen der Herausgeber ist es, mit diesem Buch einen aktuellen Überblick über die modernen Entwicklungen in der operativen onkologischen Dermatologie zu geben, mit Ausblicken auf neue Trends für die zukünftigen Jahre.

Prof. Dr. med J. Petres

Priv.-Doz. Dr. med. R. Rompel

Inhaltsverzeichnis

I. Entwicklungen der operativen Dermatologie 1

Markierungspunkte in der Entwicklung der operativen Dermatologie
zwischen 1890 und 1990
A. SCHOLZ 3

Operative onkologische Dermatologie: Ein Blick über nationale Grenzen
W. H. C. BURGDORF 12

Stellenwert und Perspektiven der operativen Dermatologie
im Großklinikum
W. SCHÄFER 17

II. Epidemiologie und Prävention 23

Die Prävention des Malignen Melanoms: Beispiele aus Australien
und Deutschland
A. BLUM, G. RASSNER UND C. GARBE 25

Melanom-Screening in Sachsen: Erfahrungen und Ergebnisse
G. SEBASTIAN UND A. STEIN 35

Inzidenzentwicklung des malignen Melanoms:
Aktuelle Daten der Region Kassel
R. ROMPEL, M. DENK UND J. PETRES 41

Epidemiologische Daten zum Berufs- und Freizeitverhalten
von Melanompatienten
P. KASKEL, R. SANDER, I. D'ALESSANDRO, C. A. SANDER, P. KIND,
R. U. PETER UND G. KRÄHN 48

Maligne Melanome in Kindheit und Jugend
A. JANSEN UND M. HUNDEIKER 55

Patient „Medizinische Datenanalyse"
A. LIPPOLD 63

III. Perioperative Aspekte ... 67

Aufklärung und haftungsrechtliche Fragen: Aktuelle Aspekte
G. Krieger ... 69

Operationsvorbereitung, allgemeine und spezifisch
präventive Maßnahmen
G. Sebastian, A. Stein, K. Schubert und I. Hackert ... 75

Lokalanästhesie, Regionalanästhesie, Tumeszenzanästhesie:
Techniken und Indikationen
G. Sattler ... 82

Tumeszenz-Lokalanästhesie: Einsatz im Kopfbereich
L. Kalodikis, B. Hermes und P. K. Kohl ... 86

Leitungsblockaden im Gesichtsbereich
A. Heller und R. Stadler ... 92

IV. Operative Standards und Neuentwicklungen ... 97

Bedeutung ästhetischer Regionen für die Rekonstruktion von
Tumorexzisionsdefekten – Leitstrukturen bei lokalen Lappenplastiken
A. Fratila ... 99

Transpositionslappenplastiken: Techniken und Modifikationen
R. Stadler und A. Heller ... 111

Rekonstruktion der Oberlippe durch Nahlappenplastiken
A. Wlodarkiewicz, E. Wojszwilo-Geppert, W. Placek,
M. Muraszko-Kuzma und J. Staniecwicz ... 115

Die Deckung von Hautdefekten an der Nase mit dem Kaskadenlappen
nach Emmett
T. Wegner und V. Schwipper ... 119

Adjuvante Verfahren in der Rekonstruktion:
Hautexpander und E.T.E.-System
B. Wörle und B. Konz ... 123

Vollhaut-, Spalthaut-, Mesh-Transplantate:
Techniken und Modifikationen
R. Kaufmann ... 130

V. Epitheliale Tumoren der Haut ... 137

Die „Doppelte Flunder" zur Aufarbeitung größerer Tumorexzisate
in Kryostattechnik
A. Stein, L. Büchner, I. Hackert und G. Sebastian ... 139

Sicherheitsabstände bei Exzision von malignen epithelialen Hauttumoren
H. Breuninger, S. Doh und K. Dietz ... 145

Klinische und histologische Merkmale kutaner Plattenepithelkarzinome
mit erhöhtem Metastasierungsrisiko
J. Wehner-Caroli und H. Breuninger ... 150

Das operative Vorgehen bei Basaliomen in Problemregionen
J. Ulrich ... 155

Operatives Vorgehen bei kutanen Plattenepithelkarzinomen
in Problemregionen
J. P. Brodersen ... 161

Operativ-plastische Rekonstruktion der Periorbitalregion
nach Tumorentfernung
A. Wlodarkiewicz, E. Wojszwilo-Geppert, J. Staniecwicz
und J. Roszkiewicz ... 166

Operative Therapie epithelialer Tumoren der Übergangsschleimhäute
im Kopf-Hals-Bereich
A. Dunsche ... 171

Operative Therapie bei Tumoren der anogenitalen Region
M. Hagedorn und S. Rapprich ... 178

VI. Malignes Melanom ... 183

Prognosefaktoren und prognoseorientierte Therapie
R. Rompel ... 185

Diagnostische Exzision – therapeutische Exzision – Rekonstruktion:
Vorgehen und Techniken en detail
U. Hohenleutner ... 199

Der Unterschied zwischen der lokalen subklinischen Ausbreitung von
lentigiösen und anderen Melanomtypen und Behandlungskonsequenzen
H. Breuninger, B. Schlagenhauff und W. Strobel ... 205

Operative Therapie akraler und subungualer Melanome
E. Haneke ... 210

Elektive Lymphknotendissektion
J. Petres und R. Rompel 215

Sentinel-Lymphknoten-Dissektion
J. Koller, D. Gmeiner, J. Kiesler und L. Rettenbacher 226

Lymphatic Mapping und Sentinel Lymph Node Biopsy –
Eine kritische Stellungnahme
H. Winter, E. Dräger, H. Audring und W. Sterry 231

Therapeutische Lymphknotendissektion und Metastasenchirurgie
beim malignen Melanom
R. P. A. Müller, J. Katsch, M. Hundeiker, A. Petres und A. Lippold 239

Zur Metastasierung und zum weiteren Verlauf
des malignen Melanoms der Haut
C. Seebacher, E. Köstler und R. Koch 248

Erfahrungen mit Serum-S100 in der Melanomnachsorge
G. Krähn, P. Kaskel, J. Peireira Waizenhöfer, U. Leiter
und R. U. Peter 253

VII. Lymphome, Sarkome, Adnextumoren 261

Therapiestrategien bei kutanen Lymphomen:
Stellenwert operativer Maßnahmen
R. U. Peter und Th. Fuchs 263

Mikrographische Chirurgie bei kutanen Sarkomen
J. Hafner, K. Schütz, W. Morgenthaler, E. Steiger, B. Müller
und G. Burg 267

Operative Therapie des Merkelzell-Karzinoms:
Eigene Erfahrungen anhand von 15 Fällen
M. Denk, R. Rompel, O. Basten und J. Petres 274

Sachverzeichnis 281

Verzeichnis der Erstautoren

Dr. med. Andreas Blum
Universitäts-Hautklinik Tübingen
Liebermeisterstraße 25, D-72076 Tübingen

Priv.-Doz. Dr. med. Helmut Breuninger
Universitäts-Hautklinik Tübingen
Liebermeisterstraße 25, D-72076 Tübingen

Dr. Jens Peter Brodersen
Hautklinik Linden
Ricklinger Straße 5, D-30449 Hannover

Prof. Dr. Walter H. C. Burgdorf, M. D.
Traubinger Straße 45 A, D-82327 Tutzing

Dr. med. Michael Denk
Hautklinik, Städtische Kliniken Kassel
Mönchebergstraße 41–43, D-34125 Kassel

Dr. Dr. Anton Dunsche
Klinik für Mund-, Kiefer- und Gesichtschirurgie,
Christian-Albrechts-Universität zu Kiel
Arnold-Heller-Straße 16, D-24105 Kiel

Dr. med. Alina Fratila
Friedrichstraße 57, D-53111 Bonn

Dr. med. Jürg Hafner
Dermatologische Klinik und Poliklinik, Universitätsspital Zürich
Gloriastraße 31, CH-8091 Zürich

Prof. Dr. med. Manfred Hagedorn
Hautklinik, Städtische Kliniken Darmstadt
Heidelberger Straße 379, D-64297 Darmstadt-Eberstadt

Prof. Dr. med. Eckart Haneke
Hautklinik, Ferdinand-Sauerbruch-Klinikum
Arrenbergerstraße 20–56, D-42117 Wuppertal

Dr. med. Andreas Heller
Hautklinik, Klinikum Minden
Portastraße 7–9, D-32423 Minden

Priv.-Doz. Dr. Ulrich Hohenleutner
Klinik und Poliklinik für Dermatologie, Klinikum der Universität Regensburg
Franz-Josef-Strauß-Allee 11, D-93053 Regensburg

Dr. med. Angelika Jansen
Fachklinik Hornheide, Universität Münster
Dorbaumstraße 300, D-48157 Münster

Dr. med. Lassos Kalodikis
Abteilung für Dermatologie und Venerologie, Krankenhaus Neukölln
Rudower Straße 48, D-12351 Berlin

Dr. med. Peter Kaskel
Abteilung Dermatologie, Universitätsklinikum Ulm
D-89070 Ulm/Donau

Prof. Dr. med. Roland Kaufmann
Zentrum der Dermatologie und Venerologie,
Klinikum der J. W. v. Goethe-Universität
Theodor-Stern-Kai 7, D-60590 Frankfurt am Main

Dr. med. J. Koller
Abteilung für Dermatologie, Landeskliniken Salzburg
Müllner Hauptstraße 48, A-5020 Salzburg

Dr. med. Gertraud Krähn
Abteilung Dermatologie, Universitätsklinikum Ulm
D-89070 Ulm/Donau

Dr. jur. Gerd Krieger
Krieger & Partner GbR
Uhlandstraße 9, D-79102 Freiburg

Dr. sc. hum. Andrea Lippold
Fachklinik Hornheide
Dorbaumstraße 300, D-48157 Münster

PROF. DR. MED. HABIL. ROLAND P. A. MÜLLER
Chefarzt der Hautklinik
Rintelner Straße 85, D-32657 Lemgo

PROF. DR. MED. R. U. PETER
Abteilung Dermatologie und Venerologie, Universitätsklinikum Ulm (BWK)
Oberer Eselsberg 40, D-89081 Ulm/Donau

PROF. DR. MED. JOHANNES PETRES
Direktor der Hautklinik, Städtische Kliniken Kassel
Mönchebergstraße 41-43, D-34125 Kassel

PRIV.-DOZ. DR. MED. RAINER ROMPEL
Leitender Oberarzt, Hautklinik, Städtische Kliniken Kassel
Mönchebergstraße 41-43, D-34125 Kassel

DR. MED. GERHARD SATTLER
Römheldweg 24, D-64287 Darmstadt

DIPL.-VW. WOLFGANG SCHÄFER
Geschäftsführer, Städtische Kliniken Kassel, gemeinnützige GmbH
Mönchebergstraße 41-43, D-34125 Kassel

PROF. DR. ALBRECHT SCHOLZ
Institut für Geschichte der Medizin, Medizinische Fakultät Carl Gustav Carus
der Technischen Universität Dresden
Fetscherstraße 74, D-01307 Dresden

PROF. DR. MED. GÜNTHER SEBASTIAN
Klinik und Poliklinik für Dermatologie, Universitätsklinikum
der Technischen Universität Dresden
Fetscherstraße 74, D-01307 Dresden

PROF. DR. MED. CLAUS SEEBACHER
Chefarzt der Hautklinik, Krankenhaus Dresden-Friedrichstadt,
Städtisches Klinikum
Friedrichstraße 41, D-01067 Dresden

PROF. DR. MED. RUDOLF STADLER
Hautklinik, Klinikum Minden
Portastraße 7-9, D-32423 Minden

DR. MED. ANNETTE STEIN
Klinik und Poliklinik für Dermatologie, Universitätsklinikum
der Technischen Universität Dresden
Fetscherstraße 74, D-01307 Dresden

DR. MED. JENS ULRICH
Klinik für Dermatologie und Venerologie
Otto-von-Guericke-Universität
Leipziger Straße 44, D-39120 Magdeburg

DR. DR. THORSTEN WEGNER
Abteilung für Mund-, Kiefer- und Gesichtschirurgie
der Fachklinik Hornheide
Universität Münster
Dorbaumstraße 300, D-48157 Münster

DR. MED. J. WEHNER-CAROLI
Universitäts-Hautklinik
Liebermeisterstraße 25, D-72076 Tübingen

PROF. DR. HELMUT WINTER
Universitäts-Hautklinik der Charité
Schumannstraße 20/21, D-10117 Berlin

PROF. DR. MED. ADAM WLODARKIEWICZ
Universitäts-Hautklinik Gdansk
u. Debinki 7, PL-80-211 Gdansk

DR. MED. BIRGIT WÖRLE
Dermatologische Klinik und Poliklinik
Ludwig-Maximilians-Universität München
Frauenlobstraße 9–11, D-80337 München

I. Entwicklungen der operativen Dermatologie

Markierungspunkte in der Entwicklung der operativen Dermatologie zwischen 1890 und 1990

A. SCHOLZ

Die Rückschau auf 100 Jahre dieses Säkulum bestimmende operative Dermatologie soll zwei Tendenzen veranschaulichen: die Integration der operativen Dermatologie in die Dermatologie und das Miteinander von Tradition und Innovation. Einen Hinweis darauf, daß der Wille zum Fortschritt, zu Innovationen, für unsere Fachrichtung bestimmend ist, liefert der Satz von Johannes Rille, den er 1931 bei der Eröffnung und Einweihung der damals größten und schönsten deutschen Hautklinik gesprochen hat „*Das Bekenntnis zum Fortschritt war jederzeit eine Signatur unserer Disziplin*". Diese in der Mitte des zu besprechenden Zeitraumes formulierten Worte sollen als Motto unseren Rückblick begleiten [9].

Zuerst ist der Beweis anzutreten, daß operative Tätigkeit von Anfang an zu dem breit angelegten Spektrum des sich in der 2. Hälfte des 19. Jahrhunderts abgrenzenden Faches Haut- und Geschlechtskrankheiten gehörte. Die Behandlung der beiden häufig vorkommenden Krankheitsbilder Hauttuberkulose und Hauttumoren, für die chirurgische Therapie lange Zeit und immer wieder dominierte, erforderte entsprechende Voraussetzungen. Ein unübersehbares Zeichen war der Bau von Operationseinheiten in den Bauplanungen neuer Hautkliniken oder für die Dermatologie umgestalteter Kliniken. Die 1892 von Albert Neisser (1855–1916) in Breslau eingeweihte Hautklinik war der erste eigenständige für das Fachgebiet errichtete Neubau. In der Raumaufteilung ist der Operationssaal eindeutig zu erkennen [7].

Die Marburger Hautklinik stand seit 1916 unter der Leitung von Alfred Ruete (1882–1951), dessen Hauptanliegen der Bau einer neuen Hautklinik war. In dem Bauplan von 1921, der mit der Eröffnung des Neubaus 1923 realisiert wurde, ist wiederum der Operationsraum als integraler Bestandteil nachweisbar. Für den Neubau der Universitäts-Hautklinik Hamburg-Eppendorf legte Alfred Marchionini 1950 den Grundstein. Sein Nachfolger wurde der als Chemiker und Dermatologe aktive Joseph Kimmig (1909–1976), dessen Freude über den neuen Operationssaal bei der Eröffnung der Klinik 1953 unübersehbar ist [2].

Seit der Gründung der Tübinger Hautklinik 1911 durch Paul Linser gehörte die operative Tätigkeit zum Kennzeichen dieser Einrichtung. Dies ist sowohl an den verschiedenen Bauplänen als auch an den wissenschaftlichen Aktivitäten nachweisbar. Die 1994 nach totaler Sanierung modernisierte Klinik hat einen großzügig, nach modernen Aspekten aufgeteilten und eingerichteten Operationsbereich.

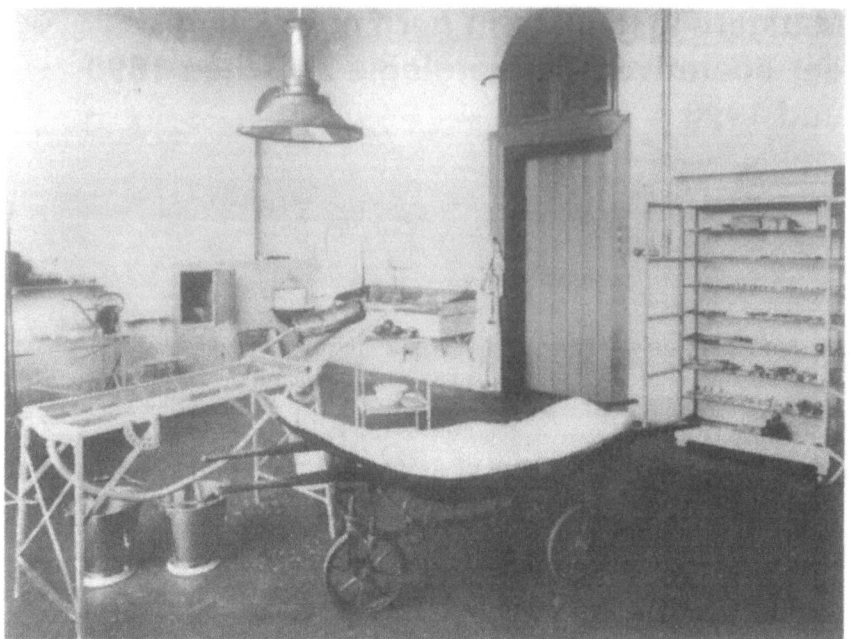

Abb. 1. Operationssaal der Hautklinik Linden in Hannover um 1900

Der Vergleich des Operationsraumes in Hannover 1900 (Abb. 1) und des Operationssaales in Tübingen 1994 zeigt unübersehbar die für den jeweiligen Zeitabschnitt charakteristische Ausstattung, wobei jeder dieser beiden Säle für die Zeit als modern eingeschätzt werden kann [1].

Integration der plastischen Chirurgie in die Dermatologie

Der Vergleich von Operationsbeispielen im Abstand von ungefähr 100 Jahren illustriert die kontinuierliche Anwendung grundsätzlicher Techniken mit vorbildlichen Ergebnissen damals und heute.

Die Operationsbilder aus der 2. Hälfte des 19. Jahrhunderts stammen aus der Sammlung des Medizinhistorischen Instituts Kiel. Es sind kolorierte Zeichnungen, die überwiegend aus den Jahren 1880–1890 stammen und Operationsverläufe und Ergebnisse des Kieler Chirurgen Friedrich von Esmarch (1823–1908) dokumentieren. Es sind überwiegend onkologische Themen, die häufig mit Angaben zum Patienten, zum Befund und der Therapie ergänzt werden [12].

Am 11. 4. 1885 berichtete F. v. Esmarch vor der „Deutschen Gesellschaft für Chirurgie" in Berlin über eine 5jährige Patientin, die er mit „Hautverpflanzung von 2 Lappen aus dem Arme" behandelt habe. Er kann damit als Pionier der Hauttransplantation angesehen werden, denn seine klinischen Erfahrungen

beginnen 1879, 4 Jahre nach R. Wolfe (1824-1904) aus Glasgow und 14 Jahre vor dem Berliner Chirurgen Fedor Krause (1857-1937).
Die kolorierte Bleistiftzeichnung zeigt einen 55 Jahre alten Mann mit einem Narbenkarzinom der rechten Unterkieferregion. Die 1876/77 in Teilschritten erfolgte Operation läßt die Wangenrotationsplastik erkennen und beschreibt die Deckung des Restdefektes mit Spalthautläppchen.
Das Dubreuilh Melanom der linken Wange wurde 1881 mit „Ausschabung und sehr energischer Thermocauterisierung" entfernt. 1½ Jahre später entstand die Zeichnung des Befundes mit angedeutetem Narbenbereich. Der Befund auf der Nasenspitze wird als Operationsergebnis eines behandelten Ulcus rodens, 1886 beschrieben. Es handelt sich am ehesten um eine Defektdeckung mit Vollhaut, da Esmarch hierzu über die erwähnten Erfahrungen verfügte [12].

Operationstechnische Innovationen von Dermatologen

Neben der Nutzung von Operationsmethoden, die sich bewährt haben und die mit verschiedensten Variationen bereichert wurden, ist es für die Dermatologie charakteristisch, daß viele methodisch-apparative Neuerungen in das therapeutische Spektrum immer wieder eingebracht wurden und werden. Der von dem Münchner Medizinhistoriker Werner Leibbrand wegen seiner an Universitäten unüblichen Konsequenz und Geradlinigkeit als „Rebell unter den Dermatologen" gekennzeichnete Ernst Kromayer (1862-1933) war von Halle nach Berlin gewechselt, wo er zwei Privatkliniken leitete, 1901 ein „Repetitorium der Haut- und Geschlechtskrankheiten" verfaßte, das in 12 Auflagen erschien, 1913 ein Lehrbuch über die „Behandlung kosmetischer Hautleiden" veröffentlichte und zwei Erfindungen bekanntgab, die mit seinem Namen verbunden sind [3]. Neben der Erfindung der mit Wasser gekühlten Quecksilberdampflampe beschrieb er 1919 die für Diagnostik und Therapie geeigneten Hautstanzen, die in den skin-biopsy Stanzen der letzten Jahre eine lebhafte Renaissance erfahren haben. In der 8. Auflage seines „Repetitorium" erläuterte er 1919 seine Erfindung. Er wies auf die in der Zahnheilkunde üblichen rotierenden Instrumente hin und sagte: *„Das Wichtigste ist das ‚Zylindermesser', dessen schneidende Fläche das Ende eines geraden Hohlzylinders ist ... bei senkrechter Führung gegen die Haut schneidet es eine Hautscheibe vom Durchmesser des Zylinders heraus, bei paralleler Führung schält es einen mehr oder minder schmalen und dünnen Streifen ab."* (Abb. 2) [4].
Der Neisser-Schüler und Gründer der Tübinger Hautklinik 1911 war Paul Linser (1871-1963). Gerade die Verbindung der Dermatologie mit der Venerologie war hier das befruchtende Element. Die intravenöse Applikation des Sublimat führte in den Kubitalvenen zum Verschluß, die Injektionen in die Beinvenen ebenso. So entstand der Gedanke zum therapeutischen Einsatz bei Varizen. In seinem Aufsatz in der Zeitschrift „Medizinische Klinik" wies Linser darauf hin, daß er die Methode seit 5 Jahren, also seit 1911, anwende und nunmehr über Erfahrungen an 500 Patienten mit mehr als 200 Einspritzungen berichte. Er betonte die ambulante Behandlungsmöglichkeiten und formulierte *„Wir*

6 I. Entwicklungen der operativen Dermatologie

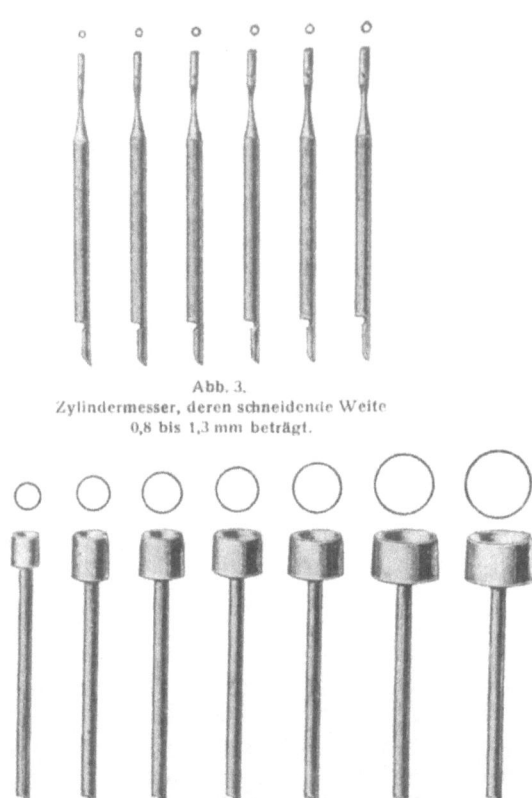

Abb. 3.
Zylindermesser, deren schneidende Weite
0,8 bis 1,3 mm beträgt.

Abb. 4.
Zylindermesser, deren schneidende Weite 2 bis 10 mm beträgt.

Abb. 2. Zylindermesser nach Kromayer. Kromayer, E. Die Behandlung der kosmetischen Hautleiden. Leipzig 1929

haben unsere Patienten fast ausnahmslos ambulant behandelt, auch Frauen mit großen Varizen, die nachher noch längere Zeit über Land nach Hause gehen mußten" [6]. In der an der Tübinger Klinik 1916 verfaßten Dissertation von Camillo Zirn wurden die vor Paul Linser von P. Scharff, 1904, Nathan Brann 1910 sowie R. Fischel und H. Hecht 1914 veröffentlichten Sublimatsklerosierungen erwähnt und analysiert. Unerwünschte Nebenwirkungen (lokale Nekrosen bei paravenöser Injektion und Quecksilberintoxikation) führten zur Suche nach andersartigen Sklerosierungsmitteln. Der mit Paul Linser nicht verwandte Karl Linser (1895–1976) experimentierte an der Tübinger Hautklinik mit verschiedenen Substanzen und berichtete 1924 in der Münchner Medizinischen Wochenschrift über seine positiven Erfahrungen mit hochprozentiger Kochsalzlösung. 1925 stellte das Dresdner Sächsische Serumwerk das erste industriell gefertigte Sklerosierungspräparat „Varicophtin" her, ein Kochsalzpräparat mit Zusatz von

Abb. 3. Kompressionsstiefel nach Linser
zur Varizenbehandlung 1957

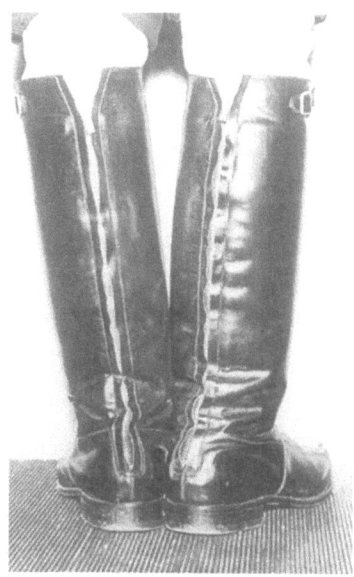

Procain. Der vom niedergelassenen Hautarzt zum Präsidenten der Gesundheitsverwaltung der Sowjetischen Besatzungszone und Klinikdirektor der Charité aufgestiegene Karl Linser blieb Pragmatiker und machte mit klinisch überzeugenden Vorschlägen von sich reden. 1957 berichtete er in der Zeitschrift „Das Deutsche Gesundheitswesen" über einen aufpumpbaren, mit Luft zu füllenden Kompressionsstiefel (Abb. 3). Dieser wurde individuell nach einem Paraffinmodell der Patientenbeine hergestellt und an der Rückseite mit einem Reißverschluß versehen. Die pneumatische Kammer konnte mit einem Gummiballon aufgeblasen werden [5].

Die Bekämpfung der Hauttuberkulose bestand in den ersten Jahrzehnten unseres Jahrhunderts in einer Kombination von Lichttherapie und operativer Behandlung. Parallel zu Wien und Gießen entwickelte sich in Münster eine systematisch organisierte Lupusbekämpfung. 1932 konnte in Hornheide nach einer langen Phase der Vorbereitung eine Klinik eröffnet werden, die sich ausschließlich der Behandlung des Lupus vulgaris widmete. Im gleichen Jahr 1932 veröffentlichte der Privatdozent der Universitäts-Hautklinik Münster Vinzenz Wucherpfennig (1898–1951), den wir auch von seiner Lichttreppe zur Messung der UV-Empfindlichkeit her kennen, sein Buch *„Über das elektrische Schneiden mit der Drahtschlinge in der operativen Dermatotherapie und kleinen Chirurgie unter besonderer Berücksichtigung der Hauttuberkulose"*. Er beschrieb die Formen der Elektroden, die Schnittarten und die Möglichkeiten der Blutstillung mit der Koagulationssonde (Abb. 4). Die ausführlich besprochenen Indikationen betrafen Tumoren und Hauttuberkulose [13]. Die elektrisch schneidenden Schlingen und Messer wurden bis in die 70er und 80er Jahre angewandt. In den 30er und 40er Jahren gehörten Heinrich A. Gottron, Hans-Theodor Schreus und Joseph Vonkennel zu den wissenschaftlich führenden Dermatologen Deutsch-

Abb. 4. Handstück und verschiedene Formen der Elektroden zum „elektrischen Schneiden" nach Wucherpfennig 1932

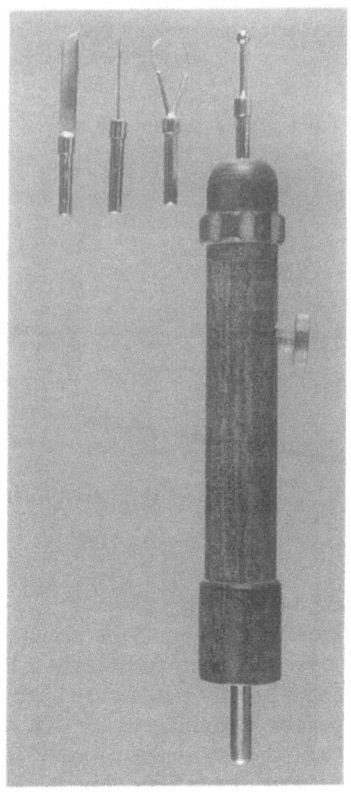

lands. H.-Th. Schreus (1892–1970) leitete mit drei Jahren Unterbrechung nach 1945 die Düsseldorfer Hautklinik von 1930–1960. Einerseits ist sein Name mit der 1950 erfolgten Einführung des Röntgenweichstrahlgerätes „Dermopan" verbunden, andererseits inaugurierte er zwei chirurgische Therapiemethoden. Obwohl Schreus erst 1950 im Zentralblatt für Haut- und Geschlechtskrankheiten darüber berichtete, führte er schon 1942 die später in der Praxis vielseitig angewandte, nach ihm benannte Chlorzink-Schnellätzung in die operative Dermatologie ein. *„Die Krankheitsherde werden mit dem scharfen Löffel vom Zentrum bis zum Rande ausgekratzt. Nach Blutstillung durch Kompression mit Tupfern wird gesättigte Chlorzinklösung aufgetupft und dann mit in Wasser getränkten Tupfern wieder abgewischt".* Diese chemochirurgische Behandlungsmethode gehörte bis in die 70er Jahre zum therapeutischen Behandlungsspektrum beim Basaliom [10].

Der Beginn der Chlorzink-Schnellätzung nach Schreus entspricht mit dem Jahr 1942 der Erstveröffentlichung 1941 von Frederic E. Mohs in den USA, dessen chemosurgery bis in die Gegenwart in den Vereinigten Staaten noch aktuell ist. Die zweite Bereicherung der operativen Therapie durch H.-Th. Schreus war 1949 die Einführung des hochtourigen Schleifens zur Entfernung von Nävi und Tätowierungen. Schreus wies auf Kromayers Nutzung zahnärztlicher Fräsen

1905 und auf K. E. Herlyns Einsatz von Schmirgelpapier 1949 hin, die jedoch unbefriedigend blieben. Schreus hatte in mehrjähriger Entwicklungsarbeit die günstige Tourenzahl von 30 000 Umdrehungen pro Minute erforscht. Er nutzte den Antriebsmotor in der Konstruktion von Dr. Schumann und entwickelte einen hülsenförmigen Überwurf über den Schleifstein als Schutzvorrichtung. In der Reihe „Aesthetische Medizin in Einzeldarstellungen, Band 2" veröffentlichte H.-Th. Schreus 1956 seine Erfahrungen unter dem Titel „*Schleifen und Fräsen der Haut*". Im Vorwort bekannte er sich zu folgender Haltung „*Mit Einzelpublikationen war ich bisher zurückhaltend, weil mir die Sammlung eines gewissen Erfahrungsgutes wichtiger als schnelle oder gar voreilige Publizistik erschien*" [11].

Die Geschichte der Kryotherapie ist ein Beleg, daß Dermatologen immer wieder Methoden aufgriffen und weiterentwickelt haben, die das therapeutische Spektrum bereichern und damit die Auswahl einer individuell auf den einzelnen Kranken zugeschnittenen Therapie ermöglichen. Von 1905 an bis in die 60er Jahre wurde der von dem in Chicago tätigen Dermatologen William A. Pusey eingeführte Kohlensäureschnee in der Dermatologie eingesetzt. 1950 führte der Amerikaner H. Allington das Verfahren ein, Watteträger in flüssigen Stickstoff zu tauchen und auf diesem Wege die Kältewirkung auf das Gewebe zu übertragen. In Deutschland waren es Alois Memmesheimer 1966 und Heinz Egon Kleine-Natrop 1970, die mit ähnlicher Technologie Stickstoff anwandten. Eckhard Breitbart, Albrecht Scholz und Günther Sebastian führten in den 70er Jahren neue Geräte ein, mit denen nunmehr auch Tumoren mit Stickstoff behandelt werden konnten.

Adaptation von Innovationen anderer Fachdisziplinen

Dem einleitenden Überblick entsprechend waren die Dermatologen immer wieder offen für Neuerungen, die aus anderen Disziplinen kamen, jedoch die Therapie unseres Faches erweitern konnten.

Eine der wichtigsten klinisch-onkologischen Neuerungen der Nachkriegszeit war die Einführung der mikrographischen Chirurgie. Von Frederic Mohs in den 40er Jahren und von T. Tromowitch und S. Stegman in den 70er Jahren in den USA begründet, wurde die Methode von Günter Burg 1977 eingeführt und gemeinsam mit Birger Konz weiterentwickelt. Heute gehören die „Münchner Methode" sowie die „Tübinger Torte" von Helmut Breuninger zur Grundvoraussetzung der dermatologischen Tumortherapie, was zu einer deutlichen Verringerung der Rezidivrate mehrerer Tumorarten geführt hat.

Die in den 70er Jahren von den Gynäkologen zur Mamma-Rekonstruktion eingesetzte Expandertechnik wurde von Birger Konz, München, aufgegriffen und für dermatologische Indikationen adaptiert, worüber er 1982 erstmalig berichtete.

Die Laser-Therapie kam aus den USA und wurde an der von Otto Braun-Falco geleiteten Münchner Hautklinik freudig begrüßt. Nach der Sammlung technischer und klinischer Erfahrungen habilitierte sich Michael Landthaler 1984 zum Thema „Laser-Anwendung in der Dermatologie". Heute bestimmen

Dermatologen die differenzierte Entwicklung dieses neuen Bereiches entscheidend mit.

Weitere Aktivitäten wie die Einführung der Tumeszenz-Lokalanästhesie, der endoskopischen Perforantestherapie durch Gerhard Sattler oder des Chemical Peeling durch Alina Fratila können nur erwähnt werden.

Angaben über die Frequenzen operativer Tätigkeit aus der Zeit um 1900 sind so vereinzelt, daß keine verbindlichen Aussagen für den deutschen Raum möglich sind. Der Direktor der Düsseldorfer Hautklinik Carl Maria Otto Stern (1864–1935) hat als einer der wenigen eine exakte Statistik geführt. Daher wissen wir, daß von den im Jahr 1902 behandelten 2065 Kranken 954, also 41 % chirurgische Patienten waren. In Deutschland ist die Situation heute deshalb anders, weil Johannes Petres und Rainer Rompel umfassende Analysen über die Zeit angestellt haben. 1984, 1991 und 1995 wurde eine Umfrage an allen deutschsprachigen Hautkliniken durchgeführt, von der nur wenige Ergebnisse angeführt werden können [8]. Von 1984 bis 1991 hat die Anzahl der operativen Eingriffe um 58 % zugenommen. Hierbei hatten gerade die mittleren und großen Operationen die höchsten Zuwachsraten. Eine andere Tendenz im stationären Bereich bestand darin, daß trotz der insgesamt erniedrigten Bettenzahl der Anteil der operativen Betten auf 30,2 % gestiegen ist. Hautkliniken werden heute also zu einem Drittel durch die operative Arbeit gekennzeichnet. Petres und Rompel haben aus den Daten der deutschen Kassenärztlichen Bundesvereinigung Leistungen der niedergelassenen Kollegen aus dem Zeitraum von 1888 bis 1922 zusammengestellt. Der Bereich Exkochleation, erweitert um Dermabrasion hat bei den Hautärzten im genannten Zeitabschnitt eine Steigerung von 106 % erfahren, während er in den Fachrichtungen Allgemeinmedizin, Chirurgie, HNO-Heilkunde weitgehend konstant blieb. Die Eingriffe mit den Möglichkeiten der Lasertechnik zeigten bei allen Disziplinen Anstiege, bei den Dermatologen jedoch den höchsten. Die durch Hautärzte ausgeführten Lasereingriffe umfassen 70 % der Lasertherapie aller Fachrichtungen. All diese Tendenzen belegen das schon immer hohe Engagement der Hautärzte für die operative Tätigkeit, wobei die Zunahme der Hauttumoren und die aktivere Einstellung der Menschen zu ihrem Körperbild steigende Anforderungen an die operative Dermatologie gebracht haben. Praktische Ausbildung im Rahmen der Weiterbildungsordnung von 1995 in Verbindung mit ständiger Fortbildung in Operationskursen und Live Symposien bei jährlichen VOD-Kongressen sind die Voraussetzungen, um diesen Weg weiter gehen zu können.

Literatur

1. Becker J, Marghescu S (1990) Geschichte der Dermatologie in Hannover. Hautarzt 41: 465–467
2. Jakstat K (1987) Geschichte der Dermatologie in Hamburg. Diesbach Berlin, S 133
3. Kromayer E (1913) Behandlung kosmetischer Hautleiden, Thieme Leipzig
4. Kromayer E (1919) Repetitorium der Haut- und Geschlechts-Krankheiten für Studierende und Ärzte. Fischer Jena
5. Linser K (1957) Ein orthopädischer Kompressions- und Massagestiefel zur Behandlung gefäßbedingter Beinleiden. Dtsch Ges wesen 12: 225–233

6. Linser P (1916) Ueber die konservative Behandlung der Varicen. Med Klin 12: 897–898
7. Neisser A (1894) Die Neue Dermatologische Klinik in Breslau. Braumüller, Wien Leipzig
8. Petres J, Rompel R (1994) Stellenwert der operativen Dermatologie in Klinik und Praxis. Hautarzt 45: 133–139
9. Rille JH (1933) Rede zur Eröffnung der neuen Dermatologischen Klinik in Leipzig. Wien Med Wochenschr 83: 885–888
10. Schreus H Th (1950) Demonstration des Chlorzink-Schnellätzverfahrens in der Dermatologie. Zbl Haut Geschl krht 74: 288
11. Schreus H Th (1956) Schleifen und Fräsen der Haut. Aesthetische Medizin in Einzeldarstellungen. Bd. 2. Hüthig Heidelberg
12. Wolf JH, Härle F (1994) Krankheiten des Gesichts in künstlerischen Illustrationen des 19. Jahrhunderts. Neumünster
13. Wucherpfennig V (1932) Über das elektrische Schneiden mit der Drahtschlinge in der operativen Dermatotherapie und kleinen Chirurgie unter besonderer Berücksichtigung der Hauttuberkulose. Fischer Jena

Operative onkologische Dermatologie: Ein Blick über nationale Grenzen

W. H. C. BURGDORF

Die operative Dermatologie nimmt eine überagende Rolle in den USA ein. In den Universitätshautkliniken werden die größten Geldeinnahmen in der Patientenversorgung mit der operativen Dermatologie erzielt. Im gleichen Maße wie staatliche Zuwendungen und Forschungsgelder ausblieben, nahm die Bedeutung der Geldeinnahmen aus der operativen Dermatologie im akademischen Bereich zu. Im ambulanten Bereich sind die Erlöse aus der operativen Dermatologie schon lange Haupteinnahmeqelle. Weiterhin eröffnet die kosmetische Chirurgie den Dermatologen in Klinik und Praxis die Möglichkeit des zusätzlichen Verdienstes ohne Beschränkungen durch Rahmenbedingungen. In den letzten Jahren entwickelte sich ein starker politischer Druck auf die operative Dermatologie. Ich möchte dies näher erläutern und dabei dem Leser den Vergleich zu der gegenwärtigen Situation in Deutschland überlassen.

Die administrative Kontrolle der operativen Dermatologie erstreckt sich über vier Ebenen:

Ausbildungsvoraussetzungen, „privileging" (Zulassung), Vergütung und berufliche Haftpflicht.

Obwohl wir diese Aspekte unabhängig betrachten werden, sind sie eng miteinander verwoben.

Ausbildungsvoraussetzungen

Amerikanische Assistenzärzte sind verantwortlich für die Erfüllung der Voraussetzungen des American Board of Dermatology. Während viele Fachgesellschaften sich „boards" nennen, ist das American Board of Dermatology eines ursprünglichen boards, welches umfassend verantwortlich ist für die Erteilung der Qualifikation board-zertifizierter Dermatologen. Das American Board of Dermatology überwacht die Ausbildungsprogramme, hilft bei deren Überprüfung im 5-7 jährlichen Turnus, führt jährlich Prüfungen für Assistenzärzte in der Ausbildung durch und bietet insbesondere einmal pro Jahr ein Zertifikations-Examen an. Nur Ärzte, die das Examen bestehen, werden als Board-zertifiziert anerkannt. Seit 1991 ist das Board-Zertifikat für 10 Jahre gültig. Ältere Dermatologen haben eine lebenslange Zertifikation, jüngere Kollegen jedoch müssen sich alle 10 Jahre zertifizieren lassen.

Wie äußert sich das American Board of Dermatology über die operative Dermatologie? Überaschend wenig! Die Assistenzärzte werden aufgefordet jährlich

Tabelle 1. OP-Katalog

Lappenplastiken und Transplantate	Gewebe-Augmentationen
Mohs Surgery	Marsupialisation von Zysten
Operationen am Nagelorgan	Laserchirurgie
Haartransplantationen	operative Therapie des Rhinophyms
Dermabrasion	operative Therapie der axillären Hyperhidrosis
Venensklerosierung	

ihren OP-Katalog wie in Tabelle I angegeben zu dokumentieren. Es gibt keine Forderung für eine Mindestanzahl für Operationsverfahren, weder müssen OP-Berichte eingeschickt werden, noch werden Ausbilder für operative Dermatologie in der Fakultät gefordert. Die Prüfung beinhaltet Fragen zur operativen Dermatologie, jedoch ist allgemein bekannt, daß Multiple-Choice-Fragen wenig über die operativen Fähigkeiten aussagen.

Privileging (Zulassung)

Privileging (Zulassung) mag für deutsche Leser ein verwirrender Begriff sein. Jeder Krankenhaus-assoziierter Arzt beantragt „privileges" für die Arbeit in einem bestimmten Krankenhaus. Er bekommt keine umfassende Genehmigung für seine ärztliche Tätigkeiten; vielmehr werden starke Einschränkungen vorgenommen – dies sind „privileges". Beispielsweise hätte ein typischer Dermatologe das Recht Patienten aufzunehmen, Hautproben zu entnehmen und andere kleine Tätigkeiten durchzuführen. Tätigkeiten darüber hinaus müßten durch entsprechende Nachweise über Ausbildung und Fähigkeiten dokumentiert vorgelegt werden. Dermatologen sind in einer Zwickmühle aus zweierlei Gründen. Erstens wegen der ungenauen Anforderungen des American Board of Dermatology, dies führt zu einer ungenügenden Dokumentation über die operativen Fähigkeiten. Zweitens, nahezu kein dermatologischer Patient wird in den USA im Krankenhaus behandelt, die meisten Dermatolgen haben ein lockeres oder kein Verhältnis zu ihrem Krankenhaus. Operative Dermatologie wird überwiegend ambulant durchgeführt. Viele operative Dermatologen definiereren den Umfang ihrer Tätigkeit mit den Worten „das was außerhalb des Krankenhauses machbar ist".

Andere Fachgruppen und Versicherungen haben diese Schwäche erkannt. In einigen Staaten, als erstes in Kalifornien, haben HNO-Ärzte und Plastische Chirurgen initiiert, daß nur die Ärzte, die „privileges" für bestimmte Tätigkeiten im Krankenhaus haben, auch diese ambulant durchführen dürfen. Falls dies Gesetz wird, würde dies die operative Dermatologie weitreichend beschränken. Einige Haftpflichtversicherungen haben vor, nur ärztliche Tätigkeiten zu versichern, für die „privileges" vorliegen. Dermatologen haben für „privileges" gekämpft, indem sie in Universitätsabteilungen im Gegenzug für klinische Lehrtätigkeit einen Zugang zu diesen erhielten. Andere haben sich ambulanten Operationseinheiten angeschlossen, wo sie „priveliges" erwerben und operieren können.

Vergütung

Geld spielt die Schlüsselrolle bei vielen dieser Probleme. Jede Fachgruppe kämpft für sich. Zum Beispiel kam es vor 20 Jahren bei Plastischen Chirurgen, HNO-Ärzten, Oralchirurgen und operativen Dermatologen nur selten zu Unstimmigkeiten. Der Topf war groß genug für die seltenen überschneidenden Fälle. Heute ist das anders. HNO-Ärzte machen Haartransplantationen, Dermatologen führen Blepharoplastiken durch und plastische Chirurgen korrigieren Aknenarben. Interesse haben sie alle an Laserchirurgie, Peeling, Liposuction und allem anderen, was gewöhnlich vom Patienten bezahlt wird – häufig mit einer Kreditkarte.

Aus guter Tradition wird in den USA die Entfernung von bösartigen Veränderungen besser als die Entfernung einer gleichgroßen gutartigen Veränderung honoriert. Tabelle 2 zeigt den Vergleich zwischen einem Basalzellkarzinom und einem Nävus. Diejenigen Dermatolgen die mehr alte Patienten behandeln oder in einer sonnenreichen Gegend praktizieren, können ein sicheres Einkommen durch die Patienten mit malignen Hautveränderungen erzielen.

In den letzten Jahren führte dies bei einigen Dermatologen zum „Abusus" bei aktinischen Keratosen. In sonnenreichen Gegenden ist es nicht ungewöhnlich, daß bei einem Patienten alle 4–6 Monate 10 oder mehr solcher Läsionen kryotherapiert werden. Wenn nun ein Patient eine Rechnung über die Entfernung von 10 Plattenepithelkarzinomen in situ erhält, die 1 Minute kryotherapeutisch behandelt wurden, ist der Raum für Betrug offensichtlich. Um dies zu unterbinden, hat Medicare (größte staatliche Versicherung, die fast alle über 65 Jahre versichert) erlassen, daß jeder Patient mit aktinischen Keratosen zuerst mit 5-Fluorouracil-Salbe behandelt werden muß. Erst nach dieser dokumentierten Behandlung können Rechnungen eingereicht werden für andere Verfahren

Tabelle 2. Vergütung von Medicare für die operative Entfernung einer 5 mm Läsion im Durchmesser

Verfahren	Läsion	Lokalisation	Vergütung
Exzision	Basalzellkarzinom	Gesicht	$ 107
Kurettage	Basalzellkarzinom	Gesicht	$ 95
Exzision	Nävus	Gesicht	$ 61
Tangentiale Exzision	Nävus	Gesicht	$ 47
Kurettage	Warze	Gesicht	$ 34

Tabelle 3. Vergütung für die Behandlung Aktinischer Keratosen

5-FU Therapie (Erstberatung, 2 Nachkontrollen)		$ 99
Entfernung (Kryotherapie, Kurettage, Exzision od. Laser – andere Behandlungen		
eine Läsion		$ 34
Läsionen 2–14	jede Läsion	$ 9
15 od. mehr	maximal	$ 169

zur Entfernung von therapierefraktären Läsionen. Die meisten Dermatolgen sind sich einig, daß dies weder eine hervorragende medizinische Versorgung, noch eine kosteneffektive Therapie ist, wie Tabelle 3 veranschaulicht. In der Vergangenheit reichte der Vermerk „AKs, Cryo" in die Krankenkarte; heute verlangen viele Gruppen die genaue Dokumentation der einzelnen Läsionen. Dies sind nur wenige Beispiele wie die Vergütung medizinisches Handeln beeinflußt; ganze Bücher wurden darüber geschrieben.

Berufshaftpflicht

Als ich begann diesen Beitrag auszuarbeiten, glaubte ich, daß die gestiegenen Berufshaftpflichtprämien die Tätigkeit der operativen Dermatologie bestimmt. Das war nicht der Fall. Ich konnte Einsicht in vertrauliche Akten einer größeren Versicherungsgruppe nehmen. Dermatologen werden immer noch in erster Linie wegen Fehldiagnosen oder verspäteter Diagnosestellung und Therapiekomplikationen, insbesondere im Zusammenhang mit PUVA-, Methotrexat- und Kortikoidtherapie angeklagt. Offensichtlich sind die Prozesse bezüglich der Beratung, Aufklärung und Operation unserer operativen Patienten nicht das Hauptproblem. 20% der Prozesse der Dermatologen beziehen sich auf unzufriedene operierte Patienten. Als Faustregel gilt, daß ein chirurgisch-aktiver Dermatologe in den meisten Staaten 50% mehr für die Berufshaftpflicht zahlt als ein Kollege, der sich auf einfache Exzisionen beschränkt. Die Versicherungsgesellschaften üben zunehmend Druck aus und fordern Fähigkeitsnachweise und „privileges", wie bereits erwähnt.

Mohs Surgery

Schließlich möchte ich anhand des Mohs Surgery darstellen, wie Dermatolgen in den USA sich selbst Probleme geschaffen haben. Frederic E. Mohs war ein Chirurg an der University of Wisconsin, meiner Ausbildungsstätte. In den 30iger Jahren entwickelte er die „fixierte Gewebetechnik" für die operative Entfernung von experimentell induziertem Hautkrebs an Nagetieren und setzte sie bald bei schwierigen klinischen Fällen ein.

Dr. Mohs bildete viele Dermatologen in dieser Technik aus; er und seine Schüler wechselten in den 60ern und 70ern zu der Gefriergewebe-Technik, die bis heute eingesetzt wird. In den USA ist Mohs surgery sehr bekannt; nicht nur die höchste Wahrscheinlichkeit der Heilung ist mit dieser Technik verbunden, sondern auch die Möglichkeit verschiedene Operationsverfahren und feingewebliche Untersuchungen mit einer Rechnung abzurechnen.

Dr. Mohs gründete die erste größere Gesellschaft für operative Dermatologie 1967; heute ist sie bekannt unter dem Namen American College of Mohs Micrographic Surgery and Cutaneous Oncology (ACMMSCO). Mitglieder müssen mindestens 1 Jahr Ausbildung in Mohs Surgery und anderere operative-dermatologische Eingriffe nachweisen sowie 300 Fälle dokumentieren. Eine zweite Gruppe, die American Society for Mohs Surgery (ASMS) fordert kein formales

Training außer der dermatologischen Weiterbildung, sondern lediglich 75 dokumentierte Fälle und eine zertifizierte Prüfung. Weiter verwirrend ist das American Board of Mohs Micrographic Surgery, welches 1000 Fälle und eine schriftliche Prüfung fordert, allerding ist dies kein anerkanntes Board.

Es bestehen Auffassungsunterschiede zwischen den beiden Mohs Gesellschaften. ACMMSCO vertritt die Meinung, daß Mohs Surgery ein spezialisiertes Gebiet ist, was nur durch intensive Ausbildung gelernt werden kann. Viele der Mitglieder haben mehr als das geforderte Jahr der Ausbildung absolviert und haben sich Kenntnisse in der Dermatopathologie angeeignet und sind meist auch Lehrer. Die ASMS vertritt genau das Gegenteil. Die meisten Mitglieder sind praktizierende Dermatologen und empfinden die Mohs Surgery als einen einfachen Teil der täglichen Arbeit.

ACMMSCO hat neulich in einer Pressemitteilung herausgestellt, daß die ASMS-Mitglieder nicht die gleichen Ergebnisse erzielen wie die Mitglieder der ACMMSCO. Sie riefen die Patienten auf, ihren Arzt zu fragen, ob er Mitglied der ACMMSCO sei. Natürlich verursachte dies erhebliche Empörung bei den ASMS-Mitgliedern. Zur Zeit versucht die American Academy of Dermatology, die Wunden zu schließen, was sich schwierig gestalten wird, weil beide Gruppen um das Geld der gleichen Patienten kämpfen.

Schlußfolgerungen

Was können deutsche operative Dermatologen von den amerikanischen Erfahrungen lernen?

Ich denke es gibt eine Reihe von Lehren. In der Weiterbildung sollte weiterhin Wert auf die Wichtigkeit der operativen Dermatologie gelegt werden, und es sollte die Möglichkeit für die Assistenzärzte bestehen, die verschiedenen Operationsverfahren zu üben. Diese Operationen sollten gut dokumentiert werden. Vielleicht sollten Assistenzärzte zwischen verschieden operativen Zentren wechseln, um auch operative Verfahren kennenzulernen, die an ihrer Ausbildungsstelle nicht durchgeführt werden. Deutsche Dermatologen sollten weiterhin die Patienten operieren, die einen Krankenhausaufenthalt bedürfen, sollten jedoch gleichzeitig aktiv mit den Krankenkassen über eine gerechte Vergütung für ambulante Operationen verhandeln. Es wird für Dermatologen von Vorteil sein, den Trend von stationären zu ambulanten Operationen mitzubestimmen, als dies den staatlichen Stellen und den Versicherungen zu überlassen. Schließlich müssen wir gegenüber den Politikern, Versicherungen und Kollegen betonen, daß wir die Ärzte für die Haut sind und effektiv an dieser operieren können. Es besteht keine Frage, daß ein geübter HNO-Arzt hervorragend eine irritierte seborrhoische Warze oder ein superfiziell spreitendes Melanom, Clark Level III, 0,90 mm Dicke, im Bereich der submandibulären Region entfernen kann, aber weiß dieser um die Bedeutung dieser beiden Diagnosen, die adäquate Beratung und die angemessene Nachsorge? Ich denke nein. Die Notwendigkeit, diese Sichtweise herauszustellen, sehe ich als die vorrangige Herausforderung an, und wir sollten die Patienten auf unsere Seite bringen, für die Möglichkeit der Durchführung der operativen Verfahren in der ganzen Breite, bei angemessener Vergütung.

Stellenwert und Perspektiven der operativen Dermatologie im Großklinikum

W. Schäfer

Rahmenbedingungen und Strukturen

Krankenhäuser sind Dienstleistungsunternehmen und stehen im Wettbewerb eines sich stark verändernden Marktes. Diese bereits seit Jahren gültige Feststellung haben viele Krankenhäuser noch nicht verinnerlicht und dementsprechend sind die notwendigen unternehmerischen Strategieentscheidungen von den Krankenhausleitungen bisher noch nicht getroffen.

Die über 2 000 Krankenhäuser des Bundesgebietes sind ein wesentlicher Teil unseres Gesundheitssystems. Für diesen Teil des Gesundheitssystems wurden nach den Angaben des Statistischen Bundesamtes im Jahre 1994 über 470 Milliarden DM ausgegeben. Auf die medizinische Behandlung entfielen 275 Milliarden DM oder 58,5 % der gesamten Gesundheitsausgaben. Hier bilden die Krankenhäuser mit 106,2 Milliarden DM oder 38,7 % den größten Leistungsbereich.

Angesichts dieser gewaltigen Geldsumme und der Tatsache, daß unser Gesundheitssystem als Teil der viel diskutierten Lohnnebenkosten im wesentlichen durch Beiträge zur gesetzlichen Krankenversicherung finanziert wird, ist die volkswirtschaftliche Bedeutung hinreichend dokumentiert. Die schwierigen Rahmenbedingungen, verbunden mit einer langfristig hohen Arbeitslosigkeit und der Entwicklung zu einer steigenden Inanspruchnahme von Gesundheitsleistungen sowie der medizinische Fortschritt, verdeutlichen den Zwang zu gesundheitspolitischen Reformen und einer Strategieentwicklung eines jeden Krankenhausunternehmens.

Aufgabe des einzelnen Krankenhauses ist es deshalb, in Kenntnis bestehender Systemschwächen und des stärker werdenden Kostendrucks, eine eigene Unternehmensstrategie zu entwickeln und konsequent umzusetzen.

Die Städtischen Kliniken Kassel gem. GmbH (SKK) sind mit 1 261 Betten das größte kommunale Krankenhaus in Hessen und haben mit dem landesplanerischen Auftrag der Maximalversorgung eine besondere Dienstleistungsverpflichtung für Nordhessen, das östliche Westfalen sowie die angrenzenden Gebiete Niedersachsen und Thüringen. In 25 Kliniken und Instituten werden jährlich 40 000 Patienten stationär und 140 000 Patienten ambulant versorgt. Die durchschnittliche Verweildauer beträgt 9,4 Tage und liegt damit erheblich unter dem Bundesdurchschnitt. Berücksichtigt man die Existenz einer 94 Betten umfassenden psychiatrischen Klinik, reduziert sich die Verweildauer auf deutlich unter 9 Tage. Mit rd. 6 000 DM Fallkosten liegt das Klinikum erheblich unter dem nationalen Durchschnitt von 7 500 DM bei Krankenhäusern mit Bettengrößen über 800.

Das Klinikum wird seit 1992 als GmbH geführt und hat sich die unternehmerische Zielsetzung gegeben, eine herausragende Position im Markt von Gesundheits- und Sozialdienstleistungen zu besetzen.

Mit dem Ziel des Gesundheitsreformgesetzes aus dem Jahre 1993 nach Beitragssatzstabilität ohne Qualitätsverlust und Leistungsrationierung wurde spätestens zu diesem Zeitpunkt die Problemstellung von Wirtschaftlichkeit und Versorgungsqualität deutlich. Für das Management galt als neue Zielsetzung, eine steigende Versorgungsleistung bei sinkenden Kosten herzustellen.

Zielvorgabe für das Unternehmen Großkrankenhaus ist die differenzierte und verzahnte Dienstleistungspalette des Gesundheitswesens. Unabhängig von den Finanzierungs- und Ordnungszuständigkeiten soll ein umfassendes Leistungsspektrum angeboten werden.

Die Dienstleistungsbereiche werden im Unternehmensverbund und unter Einbeziehung von privatwirtschaftlichem Management erbracht. Das entwickelte Unternehmensprofil führte zur Auffächerung der bisher überwiegend stationär ausgerichteten Leistungsangebote des Klinikums und zur Gründung von vier Tochtergesellschaften mit neuen Angebotsschwerpunkten:

- Reha-Zentrum gGmbH für physikalische Therapie, ambulante Anschlußheilbehandlung und Prävention
- Seniorenwohnanlagen gGmbH-SWA mit zwei Seniorenzentren und einem ambulanten Pflegedienst
- ökomed GmbH für Serviceleistungen im Verbund mit Küchen- und Reinigungsbetrieb, Energieversorgung, Logistik und Einkauf
- Aescomed als Tochter von ökomed für den Bereich der ästhetischen Chirurgie.

Das Krankenhaus ist in der heutigen Zeit ein Dienstleistungs- und Wirtschaftsunternehmen und steht im Wettbewerb eines sich stark verändernden Marktes. In Zukunft wird es zu Konzentrationsprozessen kommen müssen, der Markt entscheidet über das Versorgungsangebot.

Krankenhäuser können sich nicht mehr auf den Versorgungsvertrag verlassen, sondern müssen zur eigenen Selbstbestimmung ihrer Märkte oder Marktsegmente finden. Hierzu ist die anfangs erläuterte Auffächerung in mehrere Gesellschaften und die Organisation der einzelnen Kliniken als Profit-Center hilfreich.

Bedeutung der Dermatologie an den Städtischen Kliniken Kassel

Das Marktsegment Hautklinik hat in den Städtischen Kliniken Kassel einen nicht unerheblichen Anteil. 8 % der Gesamtbetten (101 von 1 261), 9 % der Gesamtfallzahl (3 500 von 40 000) und 3 % des Budgets – inkl. Basispflegesatz sogar 5,4 % (13,4 Mio. von 250 Mio.) – entfallen auf die Hautklinik.

Das Einzugsgebiet der Hautklinik an den Städtischen Kliniken Kassel hat mit 14 % Belegungsanteil außerhalb Hessens einen großen überregionalen Stellenwert. In den anderen Kliniken der SKK liegt dieser Wert nur bei 9 %. Diesen Belegungsanteil gilt es, dank guter fachspezifischer Reputation, zu halten oder auszubauen.

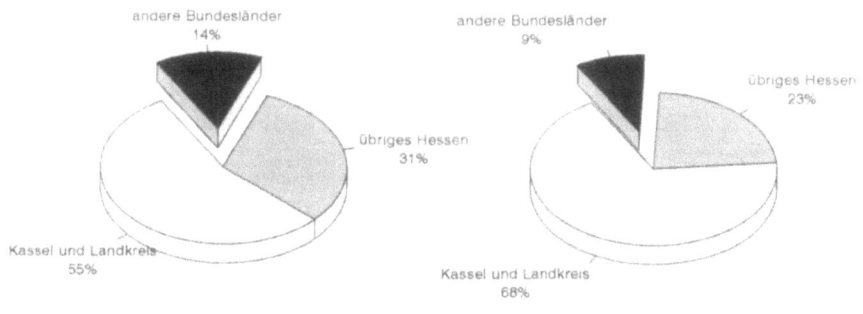

Abb. 1. Einzugsgebiete

Entwicklung der Dermatologie

Die Hautklinik ist von der Patientenzahl her ein ökonomisch wichtiger und interessanter Partner, muß sich aber auf einen Wandel einstellen. In Zukunft wird es einen Anstieg der Hauterkrankungen – insbesondere Hauttumore, Allergien und Altersdermatosen – geben. Dies belegt auch der stärkere Anstieg der Melanome seit 1994 im Vergleich zu den anderen Tumorerkrankungen.

Eine Auswertung des Tumorregisters der SKK zeigt, daß die Dermatologie den stärksten Anstieg bei den Neuerkrankungen verzeichnet.

Entsprechend der demographischen Entwicklung wird der Personenkreis der Menschen, die älter als 40 Jahre sind, steigen und damit auch die Patienten, die zu 2/3 aus dieser Altersgruppe kommen.

Aufgrund der Tatsache, daß konservative Behandlungen zukünftig verstärkt in den ambulanten Bereich verlagert werden, erwarten wir eine starke Verän-

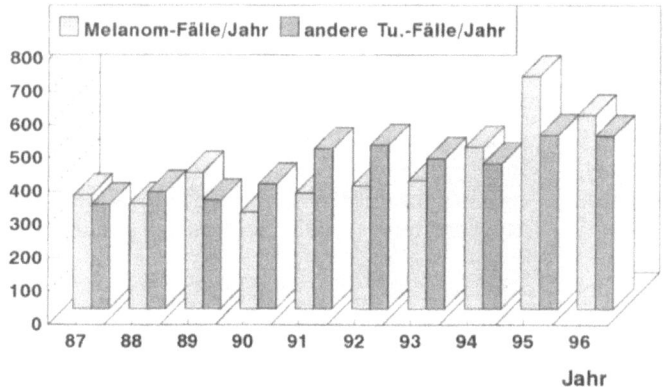

Abb. 2. Fallzahlen der Hautklinik

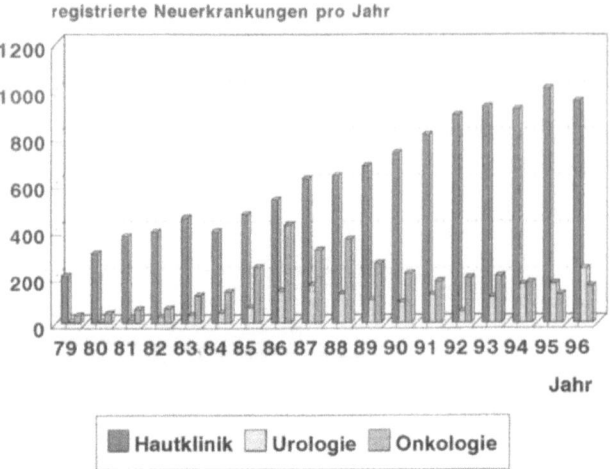

Abb. 3. Tumorregister des onkologischen Zentrums

derung des Marktes und des Einweisungsverhaltens. Auch Psoriasis und Neurodermitis-Erkrankungen werden wohl eher in Spezialkliniken behandelt werden.

Alternative Behandlungsformen

Man muß sich fragen, ob die Patienten, die jetzt noch in der Hautklinik stationär untergebracht sind, auch in Zukunft der stationären Pflege bedürfen oder eher alternative Behandlungsformen in Anspruch nehmen können oder sogar müssen. Müssen diese Patienten nachts anwesend sein, oder reicht auch eine teilstationäre Behandlung? Gibt es Möglichkeiten einer „Hotelunterbringung" für Patienten, die dies wünschen? Dieser Patientenkreis würde dann ambulant oder teilstationär behandelt, hätte aber trotzdem noch für eine gewisse Zeit die sichere Nähe zum Krankenhaus, dies auch gerade bei fehlender häuslicher Betreuung.

Durch zunehmend teilstationäre Behandlungsformen könnten Kapazitäten freigesetzt werden, die dann einem anderen Nutzen zugeführt werden könnten. Gerade die alternativen Behandlungsformen bieten uns auch Marktchancen. Mögliche Kooperationen mit Niedergelassenen Ärzten im Verbund zu einem Gesundheitszentrum können die gewünschte Verzahnung von ambulantem und stationärem Bereich stärken. Voraussetzung hierfür sind jedoch einheitliche Qualitätsstandards.

Strategische Ausrichtung

Um ökonomisch interessant zu bleiben, ist ein breiter Markt mit Unterstreichung des operativen Angebotes in Zukunft notwendig. Die nötigen Voraussetzungen hierfür sind in den SKK gegeben, da bisher schon 2/3 der Patienten operativ behandelt werden. Von 3 400 Patienten wurden 2 200 operiert und 1 200 konservativ behandelt. Der Anteil der onkologischen Patienten lag bei 1 000 Fällen mit einer OP-Quote von 73 %.

Die Strategieentscheidung des Krankenhauses ist enorm wichtig, da auf dem Gesundheitswesen ein enormer Druck liegt. Zum einen, wie in anderen Betrieben auch, die hohen Lohnnebenkosten, zum anderen die Forderung der Krankenkassen nach Bettenabbau bzw. Leistungsreduktion. Der Markt Gesundheit ist ein Markt ohne Sättigung, d.h. es sind Planungsvorgaben des Staates oder der Krankenkassen notwendig.

Krankenhausplanung

Die Weiterentwicklung der Krankenhausplanung in Hessen wurde durch ein Konzept der Landesregierung bereits vorgelegt. Die Anpassung des letzten Krankenhausplanes war nötig geworden, da sich die einzelnen Bedarfsdeterminanten doch anders entwickelt haben, die Verweildauer ist stärker gesunken und die Krankenhaushäufigkeit hat zugenommen.

Um die neue Planungsvorgabe flexibel zu halten, gibt es keine statische Bettenplanung mehr, sondern einen Bettenkorridor. Die Bettenzahl des einzelnen Krankenhauses kann also in gewissen Schwankungsbreiten vom Mittelwert abweichen, sollte aber dann auch begründet werden. Für die Dermatologie der SKK ergibt sich eine Schwankungsbreite von 89 bis 121 Betten um den Mittelwert 104 Betten. Tatsächlich hat die Hautklinik 110 Planbetten.

Für ganz Hessen sieht die Berechnung einen max. Abbau von 97 dermatologischen Betten und 7 560 Betten aller Fachabteilungen vor. Dies liegt noch über dem ursprünglichen Abbauvorschlag der Krankenkassen aus dem Jahre 1997 mit einer Reduzierung von 4 000 Betten.

Da die Bettenzahl der SKK fast dem rechnerischen Mittelwert entspricht, ergibt sich sicher kein Abbaupotential. Wirtschaftlich sinnvoll ist auch nur die Schließung ganzer Abteilungen oder Stationen, der Abbau einzelner Betten führt nicht zu Kosteneinsparungen.

Krankenhaus-Betriebsvergleich

Die Hautklinik der Städtischen Kliniken Kassel steht auch im Vergleich zu anderen Häusern in Hessen gut da, der Abteilungs-Pflegesatz (274 DM) und auch die Fallkosten (2 500 DM) liegen deutlich unter denen vergleichbarer Einrichtungen. Auch die Verweildauer ist mit 9,09 Tagen kürzer.

Die Fallzahl ist über die Jahre hinweg relativ konstant geblieben, so daß die Dermatologie an den SKK auch in Zukunft ein berechenbarer Faktor bleiben wird.

Abb. 4. Fallzahl/Verweildauer-Entwicklung

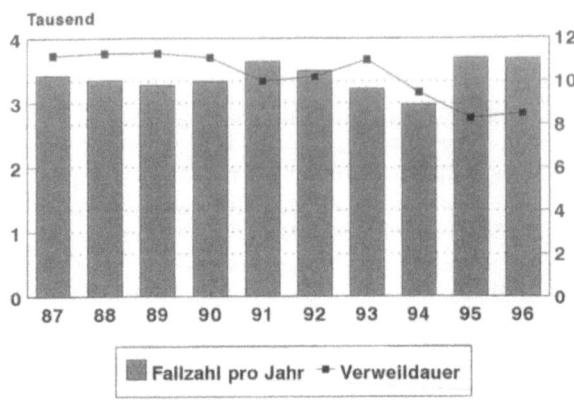

Auch mögliche Fallzahlsteigerungen bei Tumorerkrankungen können sicher zukünftig durch weitere Verweildauerverkürzungen aufgefangen werden.

Im Vergleich zu anderen Hautkliniken in der Bundesrepublik sind die Städtischen Kliniken Kassel in puncto Auslastung mit 83 % durchaus vergleichbar, jedoch bei der Verweildauer mit 9,06 Tagen weit unter dem Durchschnitt von 12,7 Tagen bei Plankrankenhäusern bzw. 10,5 Tagen bei Universitätskliniken. Im Vergleich der Betten- und Fallzahl haben die SKK unter den Plankrankenhäusern eine der größten Hautkliniken in Deutschland.

Fazit

Abschließend kann nur noch einmal wiederholt werden, daß es für die Zukunft wichtig sein wird, ein breites Spektrum an Leistungen vorzuhalten, um flexibel zu bleiben. Hierzu gehört insbesondere auch eine operativ ausgerichtete Dermatologie, die eine breite fachliche Leistungspalette mit großen Einzugsgebieten abdecken kann und auch ein wichtiger ökonomischer „win-bringer" im Dienstleistungsunternehmen Krankenhaus darstellt.

II. Epidemiologie und Prävention

Die Prävention des Malignen Melanoms: Beispiele aus Australien und Deutschland

A. Blum, G. Rassner und C. Garbe

Prävention des malignen Melanom

Dem malignem Melanom kann mit Prävention erfolgreich begegnet werden. Die UV-Strahlung als beitragender exogener, vermeidbarer Risikofaktor ist bekannt [12, 26, 28]. Zudem ist es im frühen Stadium möglich, diesen zumeist pigmentierten Tumor bereits makromorphologisch zu erkennen. Wird das Melanom im Frühstadium rechtzeitig erkannt und mit entsprechendem Sicherheitsabstand exzidiert, müsste fast niemand mehr am malignen Melanom sterben [32].

Unter *primärer Prävention* wird die Vermeidung des Entstehens maligner Melanome verstanden. Dieses Ziel wird im wesentlichen durch Aufklärung der Bevölkerung über die Risikofaktoren der Melanomentstehung zu erreichen versucht [2, 5, 25, 28]. Angestrebt wird dabei, die Sonnenexposition in allen Altersgruppen der Bevölkerung, insbesondere in Kindheit und Jugend, zu reduzieren. Durch die Aufklärung der Bevölkerung kann das Wissen über die Risikofaktoren des malignen Melanoms vermehrt und im Zusammenhang damit Einstellungen sowie Verhalten beeinflußt werden. Langfristig wird damit angestrebt, die Inzidenz des malignen Melanoms zu senken.

Die *sekundäre Prävention* ist als Früherkennung definiert und soll der Tumorprogression und Metastasierung vorbeugen [2, 25, 28]. Maligne Melanome können heute in einer Größe von wenigen Millimeter im Durchmesser als in-situ-Tumor bzw. in der frühinvasiven Phase fast immer erkannt werden [2, 22, 24, 25, 28, 29, 30, 32]. Patienten mit solchen initialen Tumoren werden in der Regel durch eine einfache Exzision mit einem kleinen Sicherheitsabstand (0,5 bis 1 cm) geheilt.

Im folgenden werden Beispiele unterschiedlicher Strategien und Ergebnisse von Präventionskampagnen aus Australien und Deutschland dargestellt und ihre möglichen Perspektiven diskutiert.

Australien

Epidemiologische Situation

Die in der Welt höchste Inzidenz des malignen Melanoms existiert in Queensland/Australien. 1966 waren 17/100.000 Einwohner betroffen, 1977 32,7/100.000 und zu Beginn der 90er Jahre mehr als 50/100.000 [9, 28, 33]. In den Jahren von 1931 bis 1985 zeigte sich ein kontinuierlicher Anstieg der Melanommortalität in Australien. Seit 1985 hingegen ist ein Plateau zu beobachten [13].

Präventionskampagnen

Australien war das erste Land der Welt, in dem Ärzte Früherkennungs- und Aufklärungskampagnen entwickelten und seit mehr als drei Jahrzehnten in unterschiedlicher Art umgesetzt haben [9, 28]. „Public and Professional Melanoma Detection" war die erste Früherkennungskampagne der Welt, initiiert 1963 durch den Chirurgen Neville Davis aus Brisbaine (Queensland) [9]. Das Ziel dieser Aktion war es, Ärzte für die Früherkennung des malignen Melanoms zu sensibilisieren und fortzubilden, und die Aufmerksamkeit in der Bevölkerung für dieses Thema zu erhöhen. Die Öffentlichkeit wurde durch Vorträge, Zeitungsartikel, Radio, Fernsehen und Broschüren über pigmentierte Tumoren der Haut unterrichtet. Mit Hilfe von Broschüren, Vorträgen und Veröffentlichungen in vorwiegend australischen wissenschaftlichen Zeitschriften wurde die Fortbildung der Ärzte und Studenten gefördert. „Besser eine große Narbe als ein kleiner Grabstein", so lautete damals das Motto der australischen Ärzte. Seit 1963 wurden alle neuen Melanom-Erkrankungsfälle Queenslands in Brisbane gemeldet, so daß man erste epidemiologische Analysen durchführen konnte. Von 1966 bis 1977 verdoppelte sich ihre Häufigkeit beinahe. In Gesamt-Australien verzeichnete man eine deutliche Zunahme der Mortalität des Melanoms (von 2,8 auf 3,6 pro 100.000 Einwohner und Jahr) [8,9].

Im Bundesland Victoria wurde in den frühen 80er Jahren die erste Aufklärungskampagne, „Slip! Slop! Slap!", über das Fernsehen ausgestrahlt und weiter fortgeführt (Tabelle 1) [28]. In einem 30 Sekunden-Spot bediente man sich dieses leicht zu merkenden Mottos. 1988 waren 89 % der Bevölkerung in der Lage, den Slogan richtig zu zuordnen – dies gilt auch heute noch in sehr hohem Maße, obwohl dieser zu Beginn der 90er Jahre in „SunSmart" (frei übersetzt: „Vernünftiger Umgang mit der Sonne") umgewandelt wurde [27]. Seit den 80er Jahren zielen diese Kampagnen auf strukturelle Veränderungen ab. Dazu gehö-

Tabelle 1. Slip! Slop! Slap!: Slogan in Australien zu Beginn der 80er Jahre in Australien [41, 42]

• *Slip* on a shirt!	• Zieh ein *Hemd* an!
• *Slop* on sunscreen!	• Trag ein *Sonnenschutzmittel* auf!
• *Slap* on a hat!	• Setz einen *Hut* auf!

ren „Schatten-schaffen" durch Anpflanzung von Bäumen an Stränden, Badeanstalten und anderen Freizeiteinrichtungen, die zeitliche Umorganisation von beruflichen und sportlichen Aktivitäten außerhalb der sonnenintensivsten Zeit, sowie die Reduktion der Steuer auf Sonnenschutzmittel und deren Verkauf zu niedrigeren Preisen. Einen wichtigen Bestandteil dieser Programme stelle die Einbeziehung von Kindergärten, Vorschulen und Schulen dar. Sowohl Lehrer als auch Schüler organisieren eine Art „Sonnenpolizei", die ungeschützte Kinder auf ihr Verhalten aufmerksam macht. Die Schuluniformen sind mit einem Hut bzw. einer Kappe inklusive Nackenschutz ausgestattet. Wer diesen Sonnenschutz vergessen hat, darf an Aktivitäten, die in der direkten Sonne stattfinden, nicht teilnehmen. Originelle Ideen und gute Umsetzung prämiert außerdem der jeweilige lokale Krebsverband. Sofern es die finanziellen Mittel zulassen, werden Sportvereine bzw. Gruppen, die ein Teil des öffentlichen Lebens darstellen (z. B. „Life guards" an den Stränden), finanziell unterstützt und tragen somit zur Aufklärung bei. Die Erfahrungen aus solchen Programmen bildeten die Grundlage für eine landesweite Aufklärungskampagne, die in Australien jeden Frühsommer durchgeführt wird [27,28].

Ergebnisse

In Australien konnte man zuerst nachweisen, daß sich das Wissen und die Einstellung zum Melanom, zum Sonnenlicht und zur Hautbräunung verändert hat. Ebenso wurde eine Änderung des Verhaltens, gemessen am deutlichen Rückgang der Sonnenbrände innerhalb eines Jahres und nach sonnenreichen Wochenenden, festgestellt [17, 18]. Die Anzahl der Sonnenbrände sank von 11 % über 10 % auf 7 % im Rahmen des SunSmart-Programms Anfang der 90er Jahre. Sonnencreme wurde in zunehmendem Maße von der Bevölkerung als Schutzmöglichkeit angewendet (Anstieg von 12 % auf 21 %). Auch wurde signifikant häufiger ein Hut als Sonnenschutz getragen (Anstieg von 19 % auf 29 %) [17]. Eine intensive und betont emotionale Art der Aufklärung beeinflußte das Verhalten der Bevölkerung in puncto Sonnenschutzmaßnahmen. Sie war der Anstoß für häufigere Früherkennungsuntersuchungen [35]. Im Rahmen einer populären Fernsehsendung („60-minutes-program") behandelte man von 1987 bis 1989 jeweils einmal pro Jahr das Schicksal eines bestimmten jungen Mannes mit einem metastasierenden Melanom. Kurz vor seinem Tod heiratete er. Schon 1987 stieg nach der Sendung die Anzahl der neu diagnostizierten Melanome an, bei einer im Durchschnitt deutlich geringeren Tumordicke. Im Bundesstaat Victoria wurde geschätzt, daß von den 4,1 Millionen Menschen der Gesamtbevölkerung mehr als 200.000 Menschen daran gedacht hatten, einen Arzt aufzusuchen. Von diesen gingen tatsächlich ungefähr 27.000 in den nächsten vier Wochen nach der Sendung zur Beurteilung pigmentierter Hautmale zum Arzt [35].

Zudem zeigte die Tumordicke bei erster Diagnose kutaner Melanome einen kontinuierlichen Rückgang in den letzten 30 Jahren in Australien: von 1960 bis 1980 nahm der Median von 2,5 mm auf 1,1 mm ab [1]. In Westaustralien nahm die mediane Tumordicke im Zeitraum von 1975/76 bis 1980/81 von 1,29 mm auf

0,77 mm ab [16]. Im Bundesstatt Victoria nahm diese von 1983 bis 1995 von 1,05 mm auf 0,70 mm ab [persönliche Mitteilung von G. Giles und D. Hill]. Allgemein zeigt sich in Australien weiterhin ein Inzidienzanstieg, hingegen läßt sich in jüngeren Geburtenkohorten ein leichter Inzidenzabfall nachweisen [14]. Möglicherweise ist der allgemeine Inzidenzanstieg der letzten zehn Jahre in Australien auch durch die intensiven Früherkennungskampagnen mitbedingt [6]. In der Mortalität ist seit 1985 ein Plateau zu beobachten [13].

Deutschland

Epidemiologische Situation

Zu Beginn der 70er Jahre betrug die Inzidenz des Melanoms in Deutschland 3/100.000 Einwohner und Jahr. In den 90er Jahren stieg sie auf 10–12/100.000 Einwohner [2, 11]. Ebenfalls zeigte sich ein kontinuierlicher Anstieg der Mortalität des Melanoms. Die Daten der offiziellen Todesursachenstatistik in den alten Bundesländern zeigten einen Anstieg der Fallzahlen von ca. 900/Jahr zu Beginn der 70er Jahre auf mehr als 1600/Jahr zu Beginn der 90er Jahre. Es zeigte sich ebenfalls ein deutlicher Anstieg der altersstandardisierten Mortalitätsrate für Männer von ca. 1,7 (zu Beginn der 70er Jahre) auf 2,6 Fälle/100.000 Einwohner (zu Beginn der 90er Jahre) und bei Frauen von 1,4 auf 1,7 Fälle/100.000 Einwohner. Analog wurde ein Anstieg in Ostdeutschland, der ehemaligen DDR, in den 70er und 80er Jahren beobachtet [11].

Präventionskampagnen

An den Universitätskliniken Gießen gründeten Dermatologen und Chirurgen Ende der 70er Jahre die „Gießener Melanom-Gruppe" zum Zwecke der Optimierung von Therapieverfahren nach internationalem Standard [22]. Ihre Resultate beim metastasierenden Melanom waren ernüchternd, so daß der Schluß gezogen wurde, Fortschritte seien eher durch systematische Verbesserung der Früherkennung und Frühbehandlung als durch Therapiemodifikationen zu erreichen. Hierbei mußte auch die nicht einschlägig medizinisch gebildete Bevölkerung mit einbezogen werden. 1980 wurden an der Univ.-Hautklinik Gießen wenig mehr als 30 % der Melanome im Frühstadium erkannt. Bei Ärzten und in der Bevölkerung war die Ansicht „noli me tangere" in Bezug auf das Melanom noch weit verbreitet. In Anlehnung an das Queensland Melanoma Education Project und dem „Mole Booklet" von Redman aus New Mexico konzipierten Illig und seine Mitarbeiter vier Flugblätter, die in hoher Auflage verteilt wurden [22]. Als Stichwort und Blickfang wählten sie die Bezeichnung „Der Schwarze Krebs". Die Flugblätter wurden 1982 den Wochenendausgaben der beiden Gießener Tageszeitungen beigefügt und konnten auf diesem Wege ca. 50.000 Haushalte erreichen. Zudem berichteten die Medien (Rundfunk, Fernsehen, Gazetten) über die Aufklärungsaktion. Die Resonanz in der Bevölkerung war unerwartet groß. Die Melanom-Inzidenz der ersten 1000 Beratungen lag bei 6%. Insgesamt wurden 61 Melanome entdeckt, die im Vergleich zu den Vorjahren prognostisch günstiger waren.

Die erste flächendeckende Aufklärungskampagne in Deutschland wurde von der „Kommission zur Früherkennung und Prävention von Hautkrebs" der Deutschen Dermatologischen Gesellschaft (DDG) im Juni 1989 unter der Leitung von E.W. Breitbart durchgeführt [5]. Es wurden Broschüren und Plakate, deren Finanzierung durch die Deutsche Krebshilfe ermöglicht wurde, in einer Gesamtauflage von über 900.000 verteilt. Ziel war es, das Thema Früherkennung in das öffentliche Bewußtsein zu tragen („Wie schützen Sie sich vor dem schwarzen Hautkrebs?"). Im Sommer 1989 fanden im gesamten Bundesgebiet Informationsveranstaltungen zum Thema Hautkrebs statt. Von der Kommission der DDG (später: Arbeitsgemeinschaft Dermatologische Prävention [ADP]) wurden 1990-92 im Sommer weitere Aktionen unter dem Thema „Achtung Sonne" und „Kind und die Sonne" von 1993 bis 1995 durchgeführt [4, 36]. Das Sonnenschutzverhalten der Bevölkerung sollte verbessert, Risikogruppen gezielt informiert und frühe Anzeichen von Hautkrebs, insbesondere dem schwarzen Hautkrebs, zum Bestandteil medizinischer Allgemeinkenntnisse werden.

Im Anschluß an die großen bundesweiten Kampagnen zu Beginn der 90er Jahre fanden verschiedene mehr regional begrenzte Aktivitäten statt. So wurde beispielsweise eine umfangreiche Aufklärungskampagne im Ruhrgebiet mit Unterstützung der Landesregierung unter dem Motto „Rette Deine Haut" durchgeführt. Im Rahmen dieser Untersuchungen wurden mehrere 10.000 Personen auf Hautkrebs untersucht, bei 1-2,5% der teilnehmenden Personen konnte Hautkrebs histologisch nachgewiesen werden [19]. Auch in Baden-Württemberg wurde 1996 eine landesweite Aufklärungs- und Früherkennungskampagne in Angriff genommen. Eine Arbeitsgemeinschaft aus dem Krebsverband Baden-Württemberg e.V., allen Hautkliniken und niedergelassenen Hautärzten initiierten die Aktion „Sonne mit Vernunft – Im Schatten ist die Sonne am schönsten" [3]. Weitere Aktivitäten wurden in anderen Bundesländern durchgeführt.

Ergebnisse

In einer 1989 bzw. 1991 durchgeführten Umfrage in drei Regionen (Hamburg, München, Würzburg) konnte gezeigt werden, daß die Zahl der Personen, die sich gezielt der Sonne aussetzten um braun zu werden, abgenommen hatte (von 53% auf 44%) [4]. Der Anteil derer, die den Begriff „Gesunde Haut" spontan mit brauner oder gebräunter Haut assoziierten, sank von 35% auf 19%. Die Zahl der Solariumnutzer ging um fast 20% zurück. Der regelmäßige Gebrauch von Sonnenschutzmitteln stieg von 37,7% auf 49,9%. Das Wissen über Anzeichen für möglichen Hautkrebs stieg signifikant von 19,4% auf 28,3%. Innerhalb der Ärzteschaft gaben 60% der Ärzte an, daß seit 1989 eine höhere Bereitschaft zu gezielter Hautkrebsfrüherkennung zu verzeichnen sei. Insgesamt zeigte sich große Zustimmung (mehr als 90%) unter der Ärzteschaft, daß die Inspektion der gesamten Haut für eine rechtzeitige Erkennung des Hautkrebses wichtig sei [4,5,36].

Auch in Deutschland zeigte sich bei der Tumordicke ein stetiger Rückgang in den letzten 15 Jahren, von der medianen Tumordicke 1,3 mm (1983) auf 0,8 mm (1995) [2]. Die Abnahme der Tumordicke erfolgte kontinuierlich, ohne daß ein sicherer Bezug zu einzelnen Aufklärungskampagnen hergestellt werden konnte. Hingegen zeigte sich auch in Deutschland ein deutlicher Inzidenz- als auch Mortalitätsanstieg [11]. Nachdem 1989 und 1990 überregionale Aufklärungskampagnen stattfanden, verlagerten sich diese seitdem stärker auf regionale Ebene. In der Bevölkerung war zu Beginn der 90er Jahre das Wissen in Bezug auf Sonne und Haut sehr gut, hingegen spiegelte sich dies nicht entsprechend in der Einstellung und insbesondere nicht im Verhalten wider [3].

Besprechung

Durch Aufklärungskampagnen (primäre Prävention) und durch Früherkennungsuntersuchungen (sekundäre Prävention) wird versucht, die Inzidenz und die Mortalität zu senken [2, 5, 25, 28]. Dabei verfolgte man in den verschiedenen Ländern teils ähnliche, teils unterschiedliche Präventions-Strategien, was die differenten Gesundheitssysteme teilweise widerspiegelt.

In *Australien* wurde die erste Präventionskampagne von Chirurgen initiiert und heute gemeinsam mit Dermatologen unter Einbeziehung von Hausärzten und weiteren Gesundheitsberufen getragen. Die primäre Prävention steht in Australien im Vordergrund [28]. In dem Land mit der weltweit höchsten Inzidenz des malignen Melanoms wird jeden Frühsommer eine Aufklärungskampagne landesweit durchgeführt, ergänzend werden regionale Aktionen realisiert. Die Präventionskampagnen werden gezielt auf die Kinder und Risikogruppen konzipiert [28]. Kampagnen für die sekundäre Prävention fanden bisher nur auf regionaler Ebene statt. Früherkennungsuntersuchungen, die die gesamte Bevölkerung umfasst, stießen eher auf Ablehnung, da der größte Teil der australischen Bevölkerung einer Risikogruppe angehört [6, 28]. Daher forderten die Ärzte und die Australischen Krebsverbände die Bevölkerung auf, die Untersuchung der eigenen Haut regelmäßig selbst durchzuführen und bei Auffälligkeiten ihren Arzt, meist der Hausarzt, aufzusuchen. Des weiteren wurde empfohlen, daß die Hausärzte bei ihren Patienten jährlich das gesamte Integument untersuchen sollten. Für Hausärzte gibt es regelmäßige Angebote zur Fortbildung in der Frühdiagnose des Melanoms.

In *Deutschland* fand die erste Aufklärungs- und Früherkennungskampagne, initiiert von Dermatologen in Gießen Anfang der 80er Jahre [22], auf Grund der negativen Färbung und des Schlagwortes „Schwarzer Hautkrebs" unter den Dermatologen nur eine begrenzte Akzeptanz und es gab in den folgenden Jahren nur wenige Nachahmer. Im breiterem Maßstab wurde die Melanomaufklärung erst ab Ende der 80er Jahre aufgenommen. Ab 1989 setzte die Kommission zur Früherkennung und Prävention von Hautkrebs mit Hilfe der Deutschen Krebshilfe bundesweite Aufklärungskampagnen zu verschiedenen Themen um [4, 5, 36]. Danach wurden Aufklärungsaktionen und Früherkennungsuntersuchungen auf die regionale Ebene verlagert [z.B. 3, 20, 21]. In Zukunft sollte die bundesweite Aufklärung mit regionalen Früherkennungsuntersuchungen gekoppelt und in Risikogruppen gezielt angesprochen werden.

Trotz des Inzidenzabfalls in Australien in jüngeren Geburtenkohorten [14] ist es bis zum jetzigen Zeitpunkt noch unklar, ob und in welchem Ausmaß Aufklärungsaktionen und Hautkrebsfrüherkennungsuntersuchungen die Inzidenz und Mortalität senken [2, 15, 23, 28]. Die Kosteneffektivität der Hautkrebsfrüherkennungsuntersuchung wurde zudem in Frage gestellt, zumal sie nicht alle Teile der Bevölkerung erreichen würde [15]. In Trentino (Italien) wurde die Kosteneffektivität einer Früherkennungskampagne analysiert. In dem Zeitraum von 1977 bis 1985 wurde errechnet, daß 22,3 Leben durch eine Präventionskampagne gerettet wurden. Somit sparte das Gesundheitswesen umgerechnet fast eine halbe Million US-Dollar ein. Hingegen hatte die Früherkennungskampgne nur $70.800 gekostet, so daß ein gerettetes Leben pro Jahr $400 Wert war [7]. Nur randomisierte kontrollierte Untersuchungen könnten aufzeigen, inwieweit primäre und sekundäre Präventionskampagnen die Inzidenz und Mortalität des Melanoms (und weitere Hauttumoren) zu senken vermögen [10, 31, 34]. Es stellt sich jedoch die Frage, ob solche Studien aus praktischer und ethischer Sicht durchführbar sind.

Zusammenfassend kann festgestellt werden, daß die Aktivitäten zur Früherkennung und zur Prävention des malignen Melanoms das Bild dieser Krankheit verändert haben. In erster Linie sind erhebliche Fortschritte in der Früherkennung des Tumors gemacht worden. Heute kommt der größte Teil der Patienten mit dünnen malignen Melanomen und einer günstigen Prognose zur ersten Diagnose. Die Fortschritte in der primären Prävention sind unterschiedlich zu bewerten. Die größten Veränderungen dürften für Australien feststellbar sein, wo am frühesten mit den Aufklärungsmaßnahmen begonnen wurde. Hier hat sich das Verhalten in der Bevölkerung deutlich verändert und Sonnenschutzmaßnahmen werden von der überwiegenden Zahl der Bevölkerung befolgt. In Deutschland ist dieser Trend noch uneinheitlicher und es werden sicherlich noch langjährige Bemühungen erforderlich sein, um zu ähnlichen Ergebnissen zu kommen. In Australien wurde inzwischen über eine Stabilisierung der Mortalitätsraten berichtet [13], ein weiterer Anstieg war in den letzen Jahren nicht zu verzeichnen. Desweiteren gibt es in Australien bereits erste Anzeichen für eine Stabilisierung der Inzidenz in den jüngeren Geburtskohorten [14]. Es ist anzunehmen, daß die Aufklärungsbemühungen wahrscheinlich einen größeren Einfluß auf die Verbesserung der Prognose von Melanompatienten gehabt haben als alle Fortschritte in der Therapie.

Schlußfolgerungen

Mit einer Änderung im Verhalten der Bevölkerung darf man erst in langen Zeiträumen rechnen. Das Wissen über die Gefahren von UV-Exposition in der Bevölkerung ist hoch, was sich aber noch zu wenig in der Einstellung und kaum im Verhalten niederschlägt. Somit sollten primäre Präventionskampagnen über weitere Wissensvermittlung eine Veränderung in der Einstellung und insbesondere im Verhalten der Bevölkerung gegenüber der Sonne zu erreichen versuchen.

Tabelle 2. Sonne mit Vernunft: Empfehlungen für den vernünftigen Umgang mit der Sonne

1. **Meidung der direkten Sonne zwischen 11 und 15 Uhr**
2. **Schatten aufsuchen, Schatten schaffen und schützende Kleidung tragen**
3. **Sonnenbrille tragen**
4. **Ergänzend Sonnenschutzmittel (SPF > 15) einsetzen**

- Aufklärungskampagnen sollten negativ gefärbte Slogans vermeiden, sondern den vernünftigen Umgang mit der Sonne aufzeigen (Tabelle 2).
- Aufklärungskampagnen sollten regelmäßig durchgeführt werden.
- Unterschiedlich thematisierte Schwerpunkte könnten die Orginalität solcher Kampagnen unterstützen, um so die Information für die Bevölkerung attraktiv zu gestalten.
- Ein Nachholbedarf besteht in strukturellen Veränderung, wie z.B. Schaffung von Schattenplätzen in Schwimmbädern, häufig frequentierten Spielplätzen, Sportveranstaltungen u.v.m.
- Der Sonnenschutz kann durch die Einführung neuer Kleidung mit hohem Sonnenschutzfaktor gefördert werden.
- Hautkrebsfrüherkennungsuntersuchungen scheinen in den meisten Regionen in Deutschland durch Hautärzte gut abgedeckt zu sein. Durch zusätzliche Screeningsmaßnahmen werden kaum noch zusätzliche Melanome entdeckt.
- Die Eigenuntersuchung der Haut mit dem Ziel der Erkennung atypischer Pigmentmale und der nachfolgenden Vorstellung bei Dermatologen sollte in der Bevölkerung gefördert werden.
- Besondere Risikogruppen, die sich bisher der Früherkennung entziehen, sollten gezielt angesprochen werden (z.B. ältere Männer).
- Eine besonders nachhaltige Wirkung scheint die Kombination zentraler Aufklärungskampagnen und lokaler Aktivitäten zu haben.

Danksagung. Wir danken Professor McCarthy (Sydney Melanoma Unit, Sydney), Dr. D. Hill, Dr. R. Borland, C. Sinclair und G. Giles (Anti-Cancer Council of Victoria, Melbourne) und Professor Dr. L. Illig und Professor Dr. E. Paul (ehemals Univ.-Hautklinik Gießen) für die zahlreichen Hinweise.

Literatur

1. Balch CM, Soong SJ, Milton GW, et al. (1983) Changing trends in cutaneous melanoma over a quarter century in Alabama, USA, and New South Wales, Australia. Cancer 52:1748–1753
2. Blum A, Ellwanger U, Garbe C (1996) Das Maligne Melanom der Haut. Analyse der Daten des Zentralregisters Malignes Melanom der Deutschen Dermatologischen Gesellschaft, 1983–1995. Krebsverband Baden Württemberg e. V.
3. Blum A, Wohland-Braun B, Rassner G, Garbe C (1998) Aktion Sonne mit Vernunft: Hautkrebs-Präventionskampagne in Baden-Württemberg. FORUM 3: 148–155
4. Breitbart EW, Eberl A, Flatten G, Heidbreder G, Jung EG, Kemick W, Kirschner W, Kölmel K, Landthaler M, Paul E, et al. (1992) Ziele und Ergebnisse der Hautkrebskampagne. Deutsches Ärzteblatt 89: 1211–1214

5. Breitbart EW, Roser M (1989) Früherkennung und Prävention des malignen Melanoms der Haut. HÄB 4: 136–139
6. Burton RC (1995) Analysis of public education and the implications with regard to nonprogressive thin melanomas. Curr Opin Oncol 7: 170–174
7. Cristofolini M, Bianchi R, Boi S, DeCarli A, Hanau C, Micciolo R, Zumiani G (1993) Analysis of the cost-effectiveness ratio of the health campaign for the early diagnosis of cutaneous melanoma in Trentino, Italy. Cancer 71: 370–374
8. Davis NC (1971) Sunlight and melanomas. Lancet 1: 803
9. Davis NC, Herron JJ (1966) Queensland melanoma project: organization and a plea for comparable surveys. Med J Aust 1: 643–644
10. Dobes WL, Jr. (1995) Melanoma skin cancer screenings. A how-to approach. Cancer 75: 705–706
11. Garbe C. Epidemiologie des Hautkrebses. In: Garbe C, Dummer R Kaufmann R, Tilgen W (Hrsg.) Dermatologische Onkologie, Springer Verlag, Berlin, Heidelberg, New York, 1997, 40–56
12. Garbe C (1995) Risikofaktoren für die Entwicklung maligner Melanome und Identifikation von Risikopersonen im deutschsprachigen Raum. Hautarzt 46: 309–314
13. Giles GG, Armstrong BK, Burton RC, Staples MP, Thursfield VJ (1996) Has mortality from melanoma stopped rising in Australia? Analysis of trends between 1931 and 1994. BMJ 312: 1121–1125
14. Giles GG, Thursfield VJ (1996) Trends in skin cancer in Australia. Cancer Forum (Special Edition) 20: 188–191
15. Healsmith MF, Graham Brown RA, Osborne JE, London SP, Fletcher A (1993) Further experience of public education for the early diagnosis of malignant melanoma in Leicestershire. Clin Exp Dermatol 18: 396–400
16. Heenan PJ, English DR, Holman CD, Armstrong BK (1991) Survival among patients with clinical stage I cutaneous malignant melanoma diagnosed in Western Australia 1975/1976 and 1980/1981. Cancer 68:2079–2087
17. Hill D, White V, Marks R, Borland R (1993) Changes in sun-related attitudes and behaviours, and reduced sunburn prevalence in a population at high risk of melanoma. Eur J Cancer Prev 2: 447–456
18. Hill D, White V, Marks R, Theobald T, Borland R, Roy C (1992) Melanoma prevention: behavioral and nonbehavioral factors in sunburn among an Australian urban population. Prev Med 21: 654–669
19. Hoffmann K (1996) Recent results of German skin cancer campaigns „Laß dem Hautkrebs keine Chance" and „Rette Deine Haut". Melanoma Res 6 (Suppl 1): 12
20. Hoffmann K, Matthes U, Stücker M, Segerling M, Altmeyer P (1990) Aufklärungsaktion malignes Melanom Bochum 1989. Öffentl Gesundheitswes 52: 9–13
21. Illig L, McCann-Roos U, Klaubert EW, Kunze J, Lacner K, Müller H, Schneider C, Scharfe C, Zimmer S (1989) Öffentliche Erziehung zur Melanomerkennung. Z Hautkr 64: 537-8, 543-6, 551–63
22. Illig L, Paul E, Hundeiker M (1983) „Public and Professional Melanoma Education." Ein deutsches Modell zur Verbesserung der Melanom-Früherkennung bzw.-Erfassung mit publizistischen Methoden auf dem Boden korrigierter Vorstellungen uber Melanom und Naevus. Z Hautkr 58: 73–112
23. Koh HK, Geller AC, Miller DR, Lew RA (1991) Can screening for melanoma and skin cancer save lives? Dermatol Clin 9: 795–803
24. Koh HK, Norton LA, Geller AC, Sun T, Rigel DS, Miller DR, Sikes RG, Vigeland K, Bachenberg EU, Menon PA, et al. (1996) Evaluation of the American Academy of Dermatology's National Skin Cancer Early Detection and Screening Program. J Am Acad Dermatol 34: 971–978
25. Kölmel KF (1996) Prävention des malignen Melanoms der Haut. Onkologe 2: 428–440
26. MacKie RM, Freudenberger T, Aitchison TC (1989) Personal risk-factor chart for cutaneous melanoma. Lancet 2: 487–490
27. Marks R (1990) Skin cancer control in the 1990's, from slip! Slop! Slap! To sun smart. Australas J Dermatol 31: 1–4

28. Marks R, Hill D (eds) (1992) The public health approach to melanoma control. Prevention and early detection. International Union Against Cancer (UICC).
29. Melia J, Cooper EJ, Frost T, Graham Brown R, Hunter J, Marsden A, Du Vivier A, White J, Whitehead S, Warin AP, et al. (1995) Cancer Research Campaign health education programme to promote the early detection of cutaneous malignant melanoma. II. Characteristics and incidence of melanoma. Br J Dermatol 132: 414–421
30. Melia J, Cooper EJ, Frost T, Graham Brown R, Hunter J, Marsden A, Du Vivier A, White J, Whitehead S, Warin AP, et al. (1995) Cancer Research Campaign health education programme to promote the early detection of cutaneous malignant melanoma. I. Work-load and referral patterns. Br J Dermatol 132: 405–413
31. Miller DR, Geller AC, Wyatt SW, Halpern A, Howell JB, Cockerell C, Reilley BA, Bewerse BA, Rigel D, Rosenthal L, et al. (1996) Melanoma awareness and self-examination practices: results of a United States survey. J Am Acad Dermatol 34: 962–970
32. Orfanos CE, Jung EG, Rassner G, Wolff HH, Garbe C (1994) Stellungnahme und Empfehlungen der Kommission malignes Melanom der Deutschen Dermatologischen Gesellschaft zur Diagnostik, Behandlung und Nachsorge des malignen Melanoms der Haut. Stand 1993/94. Hautarzt 45: 285–291
33. Parkin DM, Muir CS, Whelan SL, Gao YT, Ferlay J, Powell J, (eds) (1992) Cancer Incidence in Five Continents. Internatinal Agency of Research on Cancer (IARC), Sientific Publication N° 120, Vol VI, Oxford University Press, New York
34. Streetly A, Markowe H (1995) Changing trends in the epidemiology of malignant melanoma: gender differences and their implications for public health. Int J Epidemiol 24: 897–907
35. Theobald T, Marks R, Hill D, Dorevitch A (1991) „Goodbye Sunshine": effects of a television program about melanoma on beliefs, behavior, and melanoma thickness. J Am Acad Dermatol 25: 717–723
36. Weichental M, Breitbart M, Ebert A, Kirschner W, Christophers E, Breitbart EW (1996) Evaluation of nation white skin cancer education compains in Germany (1989-1993). In: Environmental UV-Radiation, Risk of Skin Cancer and Primary Prevention, Gustav Fischer Verlag, Stuttgart, Jena, Lübeck, Ulm 34: 428

Melanom-Screening in Sachsen: Erfahrungen und Ergebnisse

G. SEBASTIAN UND A. STEIN

Hintergründe

Die Inzidenz des malignen Melanoms der Haut weist für Europa in den letzten 20 Jahren eine jährliche Steigerungsrate von drei bis sieben Prozent auf. Im Gegensatz zu Australien ist noch keine Plateauphase erreicht [1]. Entscheidend für die Prognose des malignen Melanoms ist trotz neuer adjuvanter Immuntherapieansätze der Zeitpunkt der Primärdiagnose. Früherkennung und -behandlung bedeuten in mehr als 90% die definitive Heilung. Das Melanom ist als „pigmentierte Läsion" für die Früherkennung (sekundäre Prävention) aus verschiedenen Gründen hervorragend geeignet:

1. Erfahrene Dermatologen erreichen mit rein morphologischen Kriterien (ABCD-Regel) und unter Hinzuziehen der Auflichtmikroskopie bei der klinischen Diagnosestellung eine Sensitivität von 90% [1].
2. Die variablen klinischen Bilder und Frühformen lassen sich gut in Massenmedien (Presse, Fernsehen) darstellen.
3. Risikofaktoren für eine erhöhte Gefahr der Melanomentstehung (z.B. 50 und mehr erworbene melanozytäre Nävi, 5 und mehr atypische melanozytäre Nävi, viele aktinische Lentigines) dürften bei Ganzkörperinspektionen von anderen Fachärzten erkannt und dem Patienten die Vorstellung beim Dermatologen empfohlen werden [5, 6].

Vor diesem Hintergrund wurden in verschiedenen Bundesländern, so auch in Sachsen, sekundäre Präventionsprogramme initiiert [4].

Zielsetzungen

Nach dem ersten von Hautärzten im Jahr 1994 in Sachsen durchgeführten Hautkrebs-Screening (Teilnahmeumfang des auf drei Monate begrenzten Screenings von AOK-Versicherten ab dem 20. Lebensjahr: 42139 Personen) sollten in einem 2. Screening von Oktober bis Dezember 1996 u.a. folgende Fragen beantwortet werden:

1. Eruierung des Umfangs möglicher Melanom-Risikogruppen in einer Personengruppe ab dem 20. Lebensjahr, die freiwillig und selbstausgewählt als AOK-Versicherte am Screening teilnahmen.

2. Auswertung der während des Screenings entdeckten und histologisch gesicherten Melanome, die zweifelsfrei dem Primärdokumentationsbögen zuzuordnen waren. Gegenüberstellung ausgewählter Melanomcharakteristika mit den 1996 im Zentralen Melanomregister der Deutschen Dermatologischen Gesellschaft (DDG) erfaßten Melanomerkrankungen der neuen Bundesländer.

Methoden

In einem zweiten, als HAUT-CHECK '96 deklarierten, Screening wurden vom 01.10.–31.12.1996 von den praktizierenden Dermatologen Sachsens mehr als 84000 AOK-Versicherte auf der Basis einer self selection bias ab dem 20. Lebensjahr befragt, untersucht und die Ergebnisse dokumentiert. Von 60634 zufällig ausgewählten anonymisierten Patientenbefragungs- und Untersuchungsbögen wurden die Daten computergestützt erfaßt, in das Analyseprogramm SPSS eingelesen und verschiedene Fragestellungen und Hypothesen formuliert. Für eine notwendige dermatohistopathologische Abklärung wurde eine Anschlußdokumentation (sog. histologischer Anschlußbogen) vorbereitet. Sie war vordergründig epithelialen und melanozytären Tumoren vorbehalten.

Ausgewählte Ergebnisse

Häufigkeit möglicher Melanomrisikogruppen

Schwere Sonnenbrände vor dem 18. Lebensjahr

Besonders zahlreiche, schwere Sonnenbrände vor dem 18. Lebensjahr gelten als Melanomtrigger [6]. In unseren Untersuchungen gaben 3401 Personen an, mehr als fünf schwere Sonnenbrände (länger als 2 Tage mit anschließender „Schälung" der Haut) vor dem 18. Lebensjahr erlitten zu haben. Das bedeutet einen Anteil von 5,6% aller untersuchten Personen.

Häufigkeit erworbener Nävuszellnävi

In der untersuchten Population waren 6,1% Träger vieler Nävi, 4,7% (n = 2852) hatten 51–100 Nävi, 1,4% (n = 873) mehr als 100 Nävi. Frauen wiesen in unseren Untersuchungen im Median in allen Altersgruppen eine etwas geringere Zahl an Nävuszellnävi auf.

Häufigkeit atypischer (dysplastischer) Nävi

Unabhängig vom Geschlecht (bei Männern wurde der klinische Verdacht auf atypische Nävi häufiger kodiert) wurde in der untersuchten Population bei

12,1 % (n = 7 335) ein bis vier atypische Nävi, bei *1,3* % (n = 789) fünf und mehr beobachtet.

Häufigkeit aktinischer Lentigines

Viele aktinische Lentigines als Zeichen einer unangepaßten UV-Belastung der Haut wurden bei *15,9* % (n = 9 636) der Untersuchten kodiert, wobei sie an der Haut des Rückens bei Männern, bei Frauen an den Armen am häufigsten auftraten.

Charakteristika histopathologisch gesicherter und der Primärdokumentation zugeordneter Melanome der Haut

Methodisches Vorgehen

In der Datenbank eingegeben wurden alle eingereichten histopathologischen Anschlußbögen (n = 3 495). Endgültig den Primärdokumentationsbögen zuzuordnen waren 2 469 Histologiebögen (gleiche Patientennummer wie auf dem Dokumentationsbogen). Unter diesen fanden sich 50 Patienten mit 50 primären Melanomen (13 Melanome in situ und 37 invasive Melanome). Die histopathologische Nachbefundung erfolgte im histologischen Referenzlabor der Universitäts-Hautklinik Dresden (Direktor: Prof. Dr. med. M. Meurer). Die im folgenden dargestellten Ergebnisse und Vergleiche sind in Anbetracht der kleinen Melanomfallzahl kritisch zu hinterfragen.

Ausgewählte Charakteristika der 50 Melanompatienten im Vergleich zu allen Screening-Teilnehmern

Teilnahmegrund und Teilnahme an vorausgegangenen Screenings. Unter den vier möglichen Teilnahmegründen wurde von den Melanompatienten mit 40 % (n = 20) am häufigsten der Grund „wegen auffälliger Hautveränderungen" angegeben. Im Gesamtmaterial gaben nur 12,3 % der Untersuchten diesen Grund an. Der prozentuale Anteil der an vorausgegangenen Screenings teilgenommenen Melanompatienten entspricht mit 20 % dem aller Untersuchten.

Häufigkeit von Risikofaktoren. Unter den Melanomträgern war der prozentuale Anteil der Patienten mit mehr als 50 erworbenen Nävuszellnävi fast doppelt so groß wie im Gesamtmaterial. Deutlich häufiger wurden bei ihnen in der Vergangenheit „Pigmentmale" exzidiert (24 % gegen 15,3 % bei allen Untersuchten).

Beim Vergleich der Häufigkeit atypischer Nävi fällt auf, daß 62 % aller Melanomerkrankten klinisch 1–4 atypische Nävi hatten (bei allen Untersuchten 12,1 %). 30 % der Melanompatienten hatten viele aktinische Lentigines (bei allen Untersuchten 15,9 %).

Ausgewählte Charakteristika der 50 histopathologisch gesicherten Melanome im Vergleich zu großen Melanomstatistiken

Mit dem Haut-Check '96 wurde es erstmals möglich, im Rahmen eines Massen-Screenings eingeschränkte Aussagen zur Charakteristik der entdeckten und histopathologisch aufgearbeiteten malignen Melanome der Haut in Sachsen zu machen. Von den ausgewerteten Charakteristika dieser 13 in situ Melanome und 37 invasiven Melanome wie Patientengeschlecht, Altersverteilung, Tumorlokalisation und die histopathologischen Charakteristika Melanomtyp, Tumoreindringtiefe (Clark-Level) und Tumordicke werden an dieser Stelle ausschließlich die Häufigkeiten der Melanomtypen, der Clark-Level und die Tumordicken mit den Ergebnissen des Zentralregisters Malignes Melanom der Deutschen Dermatologischen Gesellschaft [2] und den Auswertungen der Hautkrebs-Screenings der American Academy of Dermatology [3] verglichen.

Häufigkeit der Melanomtypen. Auffällig ist beim Vergleich der Melanomtypen, daß in unserem Material oberflächlich spreitende Melanome (n = 35), darunter 9 ganz frühe Formen häufiger als im Vergleichsmaterial auftraten (Tabelle 1). Das betrifft ebenfalls die Lentigo maligna (n = 4) bzw. das Lentigo maligna Melanom (n = 5).

Melanomeindringtiefe nach Clark-Level. Neben der Tumordicke gilt die von Clark herausgestellte Tumoreindringtiefe nach wie vor als ein wichtiger prognostischer Marker. Früherkennung ist mit einer geringen Eindringtiefe, der sog. frühen horizontalen Wachstumsphase, gekoppelt.

Beim Vergleich unserer beim Screening 1996 entdeckten Melanome mit dem Melanomcharakteristikum „Clark-Level" der 1996 im Zentralregister Malignes Melanom für die „neuen" Bundesländer erfaßten Melanome wird das doppelt so häufige Auftreten der „dünnen" Clark-Level I und II Melanome in unserem Material deutlich (Tabelle 2).

Tabelle 1. Häufigkeit der Melanomtypen

Melanomtypen	Haut-Check '96 Sachsen		Gesamtauswertung Zentralregister Malignes Melanom DDG	
	abs.	rel. [%]	abs.	rel. [%]
Lentigo maligna/Lentigo maligna Melanom	9	18	3 286	8,8
Oberflächlich spreitendes Melanom	35	70	21 338	57,1
Noduläres Melanom	5	10	7 854	21
Akral lentiginöses Melanom	1	2	1 498	4
Sonstige maligne Melanome	–	–	3 410	9,1
Summe	**50**	**100**	**37 386**	**100**

Tabelle 2. Clark-Level Häufigkeiten

Melanom- charakteristikum Clark-Level	Haut-Check '96 Sachsen		Auswertung 1996 „neue" Bundesländer Zentralregister Malignes Melanom DDG	
	abs.	rel. [%]	abs.	rel. [%]
I	13	26	72	10,3
II	23	46	182	26
III	6	12	235	33,5
IV	7	14	177	25,2
V	1	2	35	5
Summe	50	100	701	100

Tabelle 3. Tumordickenhäufigkeiten

Melanom- charakteristikum Tumordicke [mm]	Haut-Check '96 Sachsen		Auswertung 1996 „neue" Bundesländer Zentralregister Malignes Melanom DDG	
	abs.	rel. [%]	abs.	rel. [%]
$\leq 0{,}75$	38[a]	76	290	44,5
0,76–1,5	5	10	175	26,8
1,51–4	6	12	129	19,8
>4	1	2	58	8,9
Summe	50	100	652	100

[a] Einschließlich 13 Melanome, bei denen wegen der oberflächlichen Wuchsform (Melanoma in situ) keine Tumordickenbestimmung erfolgte.

Tumordicke nach Breslow. Die Tumordicke nach Breslow wird als führender prognostischer Melanom-Marker für die pT-Klassifikation vor der Clark-Eindringtiefe verwendet. Da „dünne" Melanome bis 0,75 mm Tumordicke eine fast 100%ige Heilungschance mit der Exzision in toto haben, war für eine Aussage zur Effizienz des Screenings die Erfassung der Tumordicken notwendig. Tabelle 3 zeigt die Häufigkeitsverteilung der verschiedenen Tumordicken im Melanommaterial des Screenings und der 1996 dokumentierten Melanomdicken im Zentralen Melanomregister der DDG für die „neuen" Bundesländer. Das Ergebnis spricht u. E. trotz der kleinen Fallzahl von 50 Melanomen für die Notwendigkeit von Früherkennungsmaßnahmen. Dünne Tumoren wurden häufiger exzidiert. Werden bei den Auswertungen nur die 37 invasiven Melanome (13 sog. Melanoma in situ Tumoren ohne Tumordickenbestimmung bleiben unberücksichtigt) mit dem Material von Screenings der American Academy of Dermatology (AAD) verglichen, fällt die gute Übereinstimmung der Tumordickenverteilung auf (Tabelle 4). Die Effizienz des Screenings in Sachsen 1996 wird beim Vergleich der Tumordicken „invasiver" Melanome mit dem Material 1996 des Zentralregisters Malignes Melanom der DDG für die „neuen" Bundesländer ebenfalls deutlich.

Tabelle 4. Tumordickenhäufigkeiten invasiver Melanome im Rahmen von Hautkrebs-Screenings

Melanom- charakteristikum	Haut-Check '96 Sachsen		AAD-Screenings	
Tumordicke [mm]	abs.	rel. [%]	abs.	rel. [%]
≤ 0,75	25	67,6	126	61,2
0,76–1,5	5	13,5	54	26,2
1,51–4	6	16,2	22	10,7
> 4	1	2,7	4	1,9
Summe	37	100	206	100

Ausblick

Mit dem HAUT-CHECK '96 in Sachsen, an dem alle praktizierenden Dermatologen beteiligt waren, konnten mehr als 84 000 AOK-Versicherte in drei Monaten (also 4,6 % aller AOK-Versicherten Sachsens) befragt, untersucht, beraten und im Bedarfsfall behandelt werden. Erstmals konnten Aussagen über den Umfang möglicher Melanom-Risikogruppen bei einem gesundheitsbewußten Teil der Bevölkerung gemacht und 50 Melanome histopathologisch charakterisiert werden. Die Ergebnisse untermauern die Forderung für eine kontinuierliche primäre und sekundäre Prävention. Für sie sollte der Dermatologe in enger Kooperation mit anderen Fachärzten verantwortlich zeichnen.

Literatur

1. Garbe C (1998) Weltkonferenz zum Melanom in Sydney vom 10.–14. Juni 1997. Hautarzt 49: 231–236
2. Garbe C (1998) Gesamtauswertung des Zentralregisters Malignes Melanom der Deutschen Dermatologischen Gesellschaft. Stand März 1998. Tübingen – Universitäts-Hautklinik
3. Koh HK, Norton LA, Geller AC, Ting S, Rigel DS et al (1996) Evaluation of the American Academy of Dermatology's national skin cancer early detection and screening program. J Am Acad Dermatol 34: 971–978
4. Kölmel KF (1996) Prävention des malignen Melanoms der Haut. Onkologe 2: 428–440
5. Mc Carthy JT (1998) Melanoma. Cutis 61: 180
6. Robinson JK, Rigel DS, Amonette RA (1998) What promotes skin self-examination? J Am Acad Dermatol 39: 752–757

Inzidenzentwicklung des malignen Melanoms: Aktuelle Daten der Region Kassel

R. Rompel, M. Denk und J. Petres

Einleitung

Die Inzidenz des malignen Melanoms zeigte in den letzten beiden Dekaden in Europa eine jährliche Steigerung von 3–7 % [6, 12, 16–19, 24, 33]. Das Melanom hat somit die höchste Inzidenzsteigerung aller Krebsarten und die zwischenzeitlich höhere Inzidenzsteigerung des Lungenkarzinoms bei Frauen wieder überholt [5, 30, 34]. Höchste Inzidenzraten in den 80er Jahren in Europa betreffen Skandinavien, die Niederlande, Großbritanien und Irland, während in den mediterranen Ländern deutlich niedrigere Inzidenzen verzeichnet wurden [2, 12, 26, 28, 36]. Für die Bundesrepublik Deutschland wurden altersstandardisierte Inzidenzraten zwischen 5 und 9 pro 100.000 Einwohner pro Jahr in den 80er Jahren angegeben [16, 17, 22, 24, 35]. Anfang der 90er Jahre lag die jährliche Inzidenz in Europa bei etwa 10–12 pro 100.000 Einwohner pro Jahr [4, 30].

Regionäre Faktoren, die für eine unterschiedliche Inzidenz in der weißen Bevölkerung verantwortlich zeichnen, sind bekannt. So nimmt zum Beispiel die Inzidenz mit der Nähe des Wohnortes zum Äquator zu [8, 9, 11, 23], und die höchsten Raten wurden in Australien (bis > 50) und den Südstaaten der USA registriert [21, 31, 32]. Demgegenüber zeigt sich ein umgekehrtes Verhältnis in Europa, mit einem auffälligen Nord-Süd-Gefälle [17]. Als protektive Faktoren werden der dunklere Hauttyp mediterraner Populationen und andere Gewohnheiten der Sonnenexposition diskutiert [8, 17]. Ferner zeigen sich Unterschiede der Inzidenz für Stadt- und Landbevölkerung in einigen europäischen Staaten [1, 13].

Methodik

Die vorliegende Untersuchung basiert auf offiziellen Populationsstatistiken der Stadt Kassel und des Landes Hessen, dem Patientenkollektiv der Hautklinik und des Tumorregisters des onkologischen Zentrums der Städtischen Kliniken Kassel im Zeitraum 1979–1996. Die Region Kassel (Stadt- und Landkreis) stellt ein wohl definiertes Einzugsgebiet dar mit einer Bevölkerungszahl von 408.150 (in 1984), d.h. 184.997 in der Stadt und 223.153 im Landkreis Kassel. Das Tumorregister umfaßte für den genannten Zeitraum insgesamt 2106 Patienten mit malignem Melanom.

Die Berechnung der Inzidenz und Mortalität erfolgte altersstandardisiert entsprechend der europäischen Standardbevölkerung, um eine internationale Vergleichbarkeit zu gewährleisten [39]. Die Berechnungen erfolgten gemäß der Formel: Inzidenz$_{(standardisiert)}$ = $\sum$ Inzidenz$_{(Altersklasse)}$ × Standardpopulation der Altersklasse/100.000 [39]. Die prozentualen jährlichen durchschnittlichen Inzidenzsteigerungen wurden entsprechend den jeweiligen Trendkurven berechnet.

Ergebnisse

Die altersstandardisierte Inzidenz im gesamten Beobachtungszeitraum von 1979–1996 lag bei 9,34 pro 100.000 pro Jahr für das untersuchte Gesamtgebiet. Die Unterschiede zwischen Männern (9,52 pro 100.000 pro Jahr) und Frauen (9,33 pro 100.000 pro Jahr) waren unwesentlich. Es zeigte sich im Gesamtzeitraum ein exponentieller Anstieg der Inzidenz gemäß der Formel I=0,185*10e(0,044*X) (I=Inzidenz, X=Jahr). Dies entspricht einer durchschnittlichen jährlichen Inzidenzzunahme von 5,3 % (Abb. 1). Auffallend waren die Unterschiede der Inzidenzzunahmen im Geschlechtsvergleich. Bei Frauen zeigte sich lediglich ein linearer Anstieg der Inzidenz gemäß I=-14,23+0,27*X entsprechend einem durchschnittlichen jährlichen Plus von 3,8 %. Hingegen lag bei Männern ein logarithmischer Anstieg von I=10e1,58*Xe5,54 vor, entsprechend einem jährlichen Anstieg von durchschnittlich 6,5 % (Abb. 2). In der Betrachtung von 6-Jahresintervallen zeigten sich generelle Zunahmen von 19,7 % bzw. 25,3 % (Tabelle 1). Innerhalb der letzten 6-Jahresperiode (1991–1996) lag die durchschnittliche Inzidenz bei 11,37 pro 100.000 pro Jahr (Männer: 12,17, Frauen: 10,82).

Vergleicht man die Inzidenzen in Stadt- und Landbevölkerung, so fällt eine höhere Inzidenz von 9,74 in der Stadt gegenüber 8,94 im Landgebiet auf. Dies

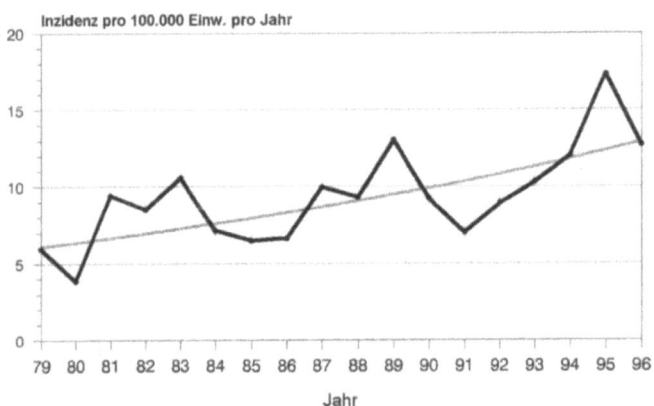

Abb. 1. Graphische Darstellung der Entwicklung der altersstandardisierten Inzidenz im Gebiet Kassel-Stadt und -Landkreis. Exponentieller Anstieg mit einer durchschnittlichen jährlichen Steigerung von 5,3 %

entspricht einem Quotienten von 1,09:1. Nach Geschlechtern getrennt, fand sich ein exakt gleichartiger Quotient jeweils auf seiten der Stadtbevölkerung (Tabelle 2).

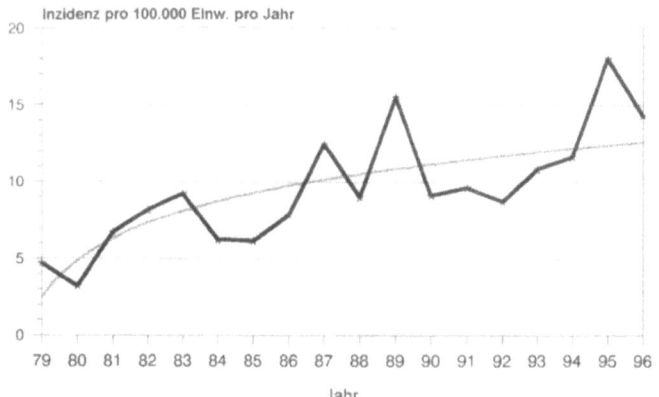

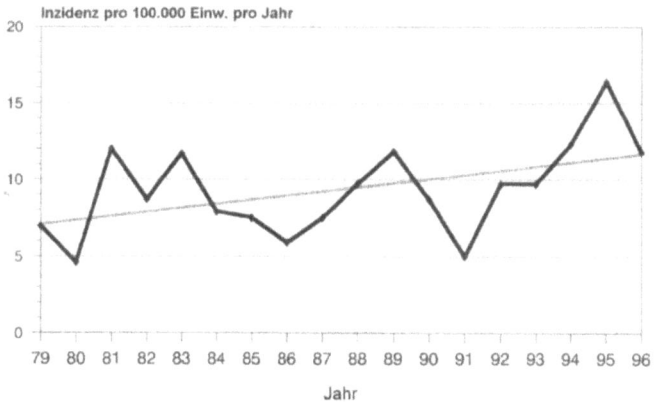

Abb. 2. Entwicklung der altersstandardisierten Inzidenz geschlechtsbezogen für das Gesamtgebiet Kassel-Stadt und -Landkreis. Oben: logarithmische Steigerung bei der männlichen Bevölkerung (durchschnittlich +6,5 % pro Jahr). unten: linearer Anstieg für die weibliche Bevölkerung (durchschnittlich +3,8 % pro Jahr)

Tabelle 1. Entwicklung der altersstandardisierten Inzidenz in 6-Jahresintervallen im Gebiet Kassel-Stadt und -Landkreis (jeweils im Durchschnitt pro 100.000 und Jahr)

	Gesamt	Männer	Frauen
1979–1984	7	6,4	8,7
	+19,7 %	+56,3 %	−2,3 %
1985–1990	9,1	10,0	8,5
	+25,3 %	+22,0 %	+27,1 %
1991–1996	11,4	12,2	10,8

Tabelle 2. Durchschnittliche Inzidenz für das Gebiet Kassel-Stadt und -Landkreis im Gesamtzeitraum 1979–1996 und Quotient Stadt/Land

	Inzidenz Kassel-Stadt	Inzidenz Kassel-Land	Quotient Stadt/Land
gesamt	9,74	8,94	1,09:1
Männer	9,98	9,14	1,09:1
Frauen	9,75	8,93	1,09:1

Diskussion

Die Ergebnisse der vorliegenden Untersuchung bestätigen frühere Daten, die für das maligne Melanom eine Inzidenz von 5–9 pro 100.000 Einwohner pro Jahr in der Bundesrepublik Deutschland in den 80er Jahren aufzeigten [16, 22, 35, 37]. Ferner fand sich ein jährlicher Inzidenzanstieg von durchschnittlich 5,3 % in dem von uns untersuchten Gesamtgebiet, wie dies in vergleichbaren Zeiträumen in der Bundesrepublik Deutschland und auch in anderen europäischen Staaten zu verzeichnen war. Auffallend ist der Kurvenverlauf, der gegenwärtig noch immer einem exponentiellen Anstieg entspricht. Diese aktuellen Daten belegen, daß die Inzidenzsteigerung der letzten Dekaden noch keine Plateauphase erreicht hat und mit weiteren markanten Steigerungen der Erkrankungszahlen des malignen Melanoms für die Zukunft gerechnet werden muß.

Unsere Daten für die 90er Jahre zeigen vergleichbare Inzidenzen mit aktuellen Untersuchungen in Europa, wobei die Inzidenz mit etwa 10–12 beziffert wird (Tabelle 3). Auffallend ist jedoch, daß entsprechend unserer Daten in den 90er Jahren ein Geschlechtsverhältnis von etwa 1:1 vorliegt, wie dies in den USA schon seit den 80er Jahren beobachtet wird [6, 25, 34]. McKie et al. sowie Baccard et al. wiesen für 1994 in Schottland bzw. Frankreich jeweils höhere Inzidenzen für die weibliche Bevölkerung nach [4, 30]. Differenziert nach Alter und Geschlecht zeigten McKie et al. jedoch eine zunehmende Abflachung der Inzidenz für das weibliche Geschlecht in der höheren Altersgruppe auf, bei etwa gleichbleibender Inzidenzsteigerungsrate bei Männern [30]. Dies könnte auf einen Trend zu ausgeglichenen geschlechtsbezogenen Inzidenzen deuten, was die jetzigen Kasseler Daten sowie die Inzidenzverhältnisse in den USA erklärt.

Auffallend war eine höhere Inzidenz im Stadtgebiet mit 9,74 gegenüber 8,94, entsprechend einem Verhältnis von 1,09:1. Diese Unterschiede der Inzidenz in

Tabelle 3. Vergleich der Inzidenz laut unseren Daten mit aktuellen europäischen Literaturangaben für 1994

	Gesamt	Männer	Frauen
Schottland 1994 [30]	10,0	7,8	12,1
Paris, Frankreich 1994 [4]	9,93	7,6	12,1
Kassel 1994	12,0	11,6	12,3

Stadt und Land werden allgemein bei vielen Krebserkrankumngen beobachtet. Eine Übersicht von Doll erbrachte eine höhere Inzidenz in der Stadtbevölkerung bei 23 von 26 Krebsarten [10]. Dieses Phänomen wird als „urbaner" Faktor beschrieben und läßt sich bei einigen Tumoren wie Lungenkarzinomen und Oropharynxkarzinomen auf unterschiedliche Verhaltensgewohnheiten, wie z. B. Rauchen, Alkoholkonsum oder Ernährungsgewohnheiten in der Stadtbevölkerung zurückführen [10]. Auch das maligne Melanom wies entsprechend dieser Übersicht ein Verhältnis zugunsten der Stadtbevölkerung von durchschnittlich 1,13 : 1 bei Männern und 1,08 bei Frauen auf. Der höchste Quotient fand sich in der männlichen Bevölkerung in Norwegen mit 1,41 : 1 [2, 10]. In unserem Untersuchungsgebiet fanden sich gleichartige Quotienten bei Männer und Frauen von jeweils 1,09 : 1. Der urbane Faktor wurde für das maligne Melanom nachfolgend untersucht in Dänemark, wobei die Hauptstadt Kopenhagen und mehrere Großstädte mit den ländlichen Gebieten verglichen wurden, wiederum mit einem deutlichen Überwiegen der Inzidenz in der urbanen Bevölkerung (1,42 : 1 bei Männern, 1,24 : 1 bei Frauen) [13]. Der urbane Faktor bezieht sich beim malignen Melanom auf die stets nachweisbare höhere Inzidenz. Als Erklärung käme eine andersartige Sonnenexposition in der Stadtbevölkerung zum tragen. Der höhere Anteil an Menschen höherer sozioökonomischer Schichten und jener, die als In-door-Arbeiter tätig sind, ist mit einem anderem Urlaubs- und Sonnenexpositionsverhalten verbunden [11, 13]. Dementsprechend häufiger kommt es zu intermittierten Sonnenexpositionen ungebräunter Haut und u. a. auch häufiger zu schweren Sonnenbränden, nicht zuletzt bei den angehörenden Kindern [14, 15, 27]. Andererseits wird in der Landbevölkerung im Zuge eines häufigeren beruflichen oder privaten Aufenthalts im Freien eine stetigere Sonnenexposition angenommen und demnach als protektiver Faktor zur Erklärung der niedrigeren Inzidenz des Melanoms diskutiert [3, 17]. Auch Fernreisen mit akuter Sonnenbelastung sind in der Landbevölkerung seltener.

Für die Zukunft bleibt abzuwarten, inwieweit sich Vorsorgemaßnahmen und Aufklärungskampagnen auf die Inzidenzentwicklung auswirken. Die international zu verzeichnende stete Inzidenzzunahme hat bislang noch keine Plateauphase erreicht [1, 7, 20, 25, 30, 31, 38]. Auch unsere Daten spiegeln den noch bestehenden Trend einer exponentiellen Inzidenzzunahme wider. Geht man von der UV-Exposition im Kindes- und Jugendalter als wichtigstem exogenen Risikofaktor aus, so ist in Anbetracht des mittleren Erkrankungsalters von etwa 50–55 Jahren mit einer zumindest nicht unbeträchtlichen Latenz zu rechen, die das Erreichen einer Plateauphase bezüglich der Inzidenz noch verzögert.

Literatur

1. Aase A, Bentham G (1996) Gender, geography and socio-economic status in the diffusion of malignant melanoma risk. Soc Sci Med 42: 1621–1637
2. Andersen A, Dahl T, Hansen S, Langmark F, Lie L, Thoresen S (1987) Cancer incidence in Norway 1978-82. In: Muir C, Waterhouse J, Mack T, Powell J, Whelan S (Hrsg) Cancer incidence in five continents. Vol. 5. IARC Scientific Publication 78, IARC, Lyon

3. Ashton JF, Laura RS (1993) Environmental factors and the etiology of melanoma. Cancer Causes Control 4: 59–62
4. Baccard M, Havard S, Souques M (1997) Prospective study of the incidence of melanoma in the Paris region in 1994. Melanoma Res 7: 335–338
5. Beamis JF Jr, Stein A, Andrews JL Jr (1975) Changing epidemiology of lung cancer. Increasing incidence in women. Med Clin North Am 59: 315–325
6. Brozena SJ, Fenske NA, Perez IR (1993) Epidemiology of malignant melanoma, worldwide incidence, and etiologic factors. Semin Surg Oncol 9: 165–167
7. Burton RC, Armstrong BK (1994) Recent incidence trends imply a nonmetastasizing form of invasive melanoma. Melanoma Res 4: 107–113
8. Cascinelli N, Marchesini R (1989) Increasing incidence of cutaneous melanoma, ultraviolet radiation and the clinician. Photochem Photobiol 50: 497–505
9. Di Schino M, Merouze F, Huerre M, Grimaldi F, Lorthioir JM, Breda Y, Merrien Y (1989) Les melanomes malins cutanes en Nouvelle-Caledonie. Etude du Registre des Cancers (1977–1987). Med Trop 49: 271–276
10. Doll R (1991) Urban and rural factors in the aetiology of cancer. Int J Cancer 47: 803–810
11. Eklund G, Malec E (1978) Sunlight and incidence of cutaneous malignant melanoma. Effect of latitude and domicile in Sweden. Scand J Plast Reconstr Surg 12: 231–241
12. Franceschi S, La Vecchia C, Lucchini F, Cristofolini M (1991) The epidemiology of cutaneous malignant melanoma: aetiology and European data. Eur J Cancer Prev 1: 9–22
13. Friis S, Storm HH (1993) Urban-rural variation in cancer incidence in Denmark 1943-1987. Eur J Cancer 29: 538–544
14. Garbe C (1992) Sonne und malignes Melanom. Hautarzt 43: 251–257
15. Garbe C (1995) Risikofaktoren fur die Entwicklung maligner Melanome und Identifikation von Risikopersonen im deutschsprachigen Raum. Hautarzt 46: 309–314
16. Garbe C, Bertz J, Orfanos CE (1986) Malignes Melanom: Zunahme von Inzidenz und Mortalitat in der Bundesrepublik Deutschland. Z Hautkr 61: 1751–1764
17. Garbe C, Orfanos CE (1989) Epidemiologie des malignen Melanoms in der Bundesrepublik Deutschland im internationalen Vergleich. Onkologie 12: 253–262
18. Garbe C, Orfanos CE (1992) Epidemiology of malignant melanoma in central Europe: risk factors and prognostic predictors. Results of the Central Malignant Melanoma Registry of the German Dermatological Society. Pigment Cell Res (Suppl 2): 285–294
19. Garbe C, Thiess S, Nürnberger F, Ehlers G, Albrecht G, Lindlar F, Bertz J (1991) Incidence and mortality of malignant melanoma in Berlin (West) from 1980 to 1986. Acta Derm Venereol 71: 506–511
20. Geddes M, Balzi D, Tomatis L (1994) Progress in the fight against cancer in EC countries: changes in mortality rates, 1970-90. Eur J Cancer Prev 3: 31–44
21. Green A, Siskind V (1983) Geographical distribution of cutaneous melanoma in Queensland. Med J Aust 1: 407–410
22. Illig L (1987) Epidemiologic aspects of malignant melanoma. Anticancer Res 7: 1309–1313
23. Isaacson C, Spector I (1987) Malignant melanomas in the Eur-African-Malay population of South Africa. Am J Dermatopathol 9: 109–110
24. Jung HD (1982) Epidemiologie des malignen Melanoms in der Deutschen Demokratischen Republik und der Bundesrepublik Deutschland. Hautarzt 33: 636–639
25. Koh HK, Geller AC, Miller DR, Lew RA (1995) The early detection of and screening for melanoma. International status. Cancer 75(2 Suppl): 674–683
26. Lundberg I, Gustavsson A, Holmberg B, Molina G, Westerholm P (1993) Mortality and cancer incidence among PVC-processing workers in Sweden. Am J Ind Med 23: 313–319
27. Lynch HT, Fusaro RM (1986) Hereditary malignant melanoma: a unifying etiologic hypothesis. Cancer Genet Cytogenet 20: 301–304
28. Mac Kie RM, Hunter JA (1982) Cutaneous malignant melanoma in Scotland. Br J Cancer 46: 75–80
29. MacKie RM (1995) Melanoma prevention and early detection. Br Med Bull 51: 570–583

30. MacKie RM, Hole D, Hunter JAA, Rankin R, Evans A, McLaren K, Fallowfield M, Hutcheon A, Morris A (1997) Cutaneous malignant melanoma in Scotland: incidence, survival, and mortality, 1979-94. BMJ 315: 1117-1121
31. Mac Lennan R, Green AC, McLeod GR, Martin NG (1992) Increasing incidence of cutaneous melanoma in Queensland, Australia. J Natl Cancer Inst 84: 1427-1432
32. McCredie M, Coates M, Churches T, Taylor R (1991) Cancer incidence in New South Wales, Australia. Eur J Cancer 27: 928-931
33. Osterlind A (1992) Epidemiology on malignant melanoma in Europe. Acta Oncol 31: 903-908
34. Parkin DM, Pisani P, Ferlay J (19 1) Estimates of the worldwide incidence of eighteen major cancers in 1985. Int J Cancer 54: 594-606
35. Rauh M, Paul E, Illig L (1987) Incidence of malignant melanoma in Central Hesse, Germany. Anticancer Res 7: 447-448
36. Rubio Ruiz J, Gimenez Garcia R, Naveiro Rilo J, Salcedo Joven V, Diez Estrada M, Mayoral Gomez A (1991) Estudio epidemiologico y clinico del melanoma maligno cutaneo en el area sanitaria de Leon. Med Clin 97: 693-696
37. Seebach HB von, Tille MM, Bahmer F (1985) Das maligne Melanom der Haut im Krebsregister des Saarlandes 1968-1981. Der Pathologe 6: 231-241
38. Setlow RB, Woodhead AD (1994) Temporal changes in the incidence of malignant melanoma: explanation from action spectra. Mutat Res 307: 365-374
39. Waterhouse J, Muir C, Shanmugaratnam K, Powel J (1982) Cancer incidence in five continents. JARC Scientific Publications 42, International Agency for Research on Cancer, Lyon

Epidemiologische Daten zum Berufs- und Freizeitverhalten von Melanompatienten

P. Kaskel, R. Sander, I. D'Alessandro, C. A. Sander, P. Kind, R. U. Peter und G. Krähn

Einer aktuellen Studie aus den USA zufolge machen Hauttumoren ein Drittel aller diagnostizierten Krebserkrankungen (32 000 Melanome und 500 000 Basalzellkarzinome und Plattenepithelkarzinome vom spinozellulären Typ) aus [2]. Für 1997 werden die Gesamtkosten für die Behandlung neu diagnostizierter maligner Melanome in den USA auf 563 Millionen Dollar, gut 1 Milliarde Mark geschätzt [20]. Für Deutschland liegen genaue Daten nicht vor. Es ist aber anzunehmen, daß Hautkrebs hierzulande eine der Situation in den USA vergleichbare große Bedeutung für das Gesundheitssystem und die damit verbundenen volkswirtschaftlichen Konsequenzen hat. Die oft einschneidenden, nicht selten tödlichen Folgen für die Patienten und ihre Familien bleiben leider oft unerwähnt. Neben der molekularbiologischen Forschung [13, 14] hat auch die epidemiologische Forschung in den letzten Jahren Hinweise erbracht, daß ein Zusammenhang zwischen der UV-Exposition und Hautkrebs besteht.

Epidemiologische Daten zu UV-Exposition und kutanem malignen Melanom (MM)

1996 wurde in den USA von gut 40 000 neuen MM-Erkrankungen und 7 300 Melanom-verursachten Todesfällen berichtet [12]. Das Münchner Tumorregister [11] (sämtliche folgenden Inzidenzdaten beziehen sich auf 100 000 Einwohner) weist für 1993 für Frauen eine Inzidenz von 14,2, für Männer von 14,4 auf. Das Tumorregister des Saarlandes gibt Inzidenzen von 7,7 für Frauen und 7,9 für Männer an [11]. Regionale Unterschiede scheinen demnach groß zu sein. Da es keinen Grund gibt, von einem unterschiedlichen genetischen Hintergrund auszugehen, müssen exogene Faktoren dieses Phänomen hervorrufen. Der bisher interessanteste Ansatz zur Klärung exogener ätiologischer Faktoren ist der Einfluß von Sonnenlicht oder künstlicher UV-Strahlung auf die Pathogenese des MM. Möglich erscheinen auch unterschiedliche sozioökonomische Faktoren, die sich in einem veränderten Beruf- und Freizeitverhalten mit entsprechend veränderter UV-Exposition widerspiegeln könnten. So sind höhere sozioökonomische Schichten häufiger von MM betroffen [18], was mit ihrem Freizeitverhalten, wie Urlaubsaufenthalte in den Tropen oder häufigen Solarienbesuchen erklärt werden könnte [9].

Für das MM scheint eher die intermittierende Exposition von Bedeutung zu sein. Insbesondere scheint starke, kurzfristige Sonnenexposition, wie sie in den

Industrienationen in Form von relativ kurzen Fernreisen und Badeurlauben üblich ist, das Risiko zu heben, an einem Melanom zu erkranken [7]. Für Deutschland gibt es hierzu bisher keine Erkenntnisse.

Eine Reihe von fallkontrollierten Studien konnten eine Assoziation der Anzahl der Sonnenbrände, besonders im Kindesalter und der Inzidenz des MM belegen [6]. Sonnenexposition in den ersten zehn Lebensjahren scheint ebenfalls von Bedeutung zu sein [6]. Entscheidend ist die Berücksichtigung individueller prädisponierender Faktoren. Hierzu gehört in erster Linie der Hauttyp [1, 8]. Patienten, die häufig Sonnebrände bekommen und keine „Sonnenbräune" entwickeln haben ein höheres Risiko an MM zu erkranken [1]. Zudem gibt es Hinweise für eine erhöhte Inzidenz bei Hellhäutigen [1]. Intermittierend sonnexponierte Körperteile sind häufiger betroffen [1], bei Frauen vor allem Stamm und Extremitäten, bei Männern der Stamm [12]. Ferner finden sich melanozytäre Nävi häufiger an gelegentlich sonnenexponierten Stellen [15].

Ätiologische Faktoren, die nicht UV-abhängig sind, wurden bisher nur schlecht untersucht. Es gibt Hinweise [16] auf ein erhöhtes Risiko bei Arbeitern in der Petrochemie, der Elektronik, der Farben- und Gummiherstellung und bei Chemikern und Feuerwehrleuten.

Ziel dieser Studie war die retrospektive Erhebung des UV-Verhaltens vor und nach Diagnose und Therapie bei Melanompatienten. Dies wurde im Hinblick auf eine mögliche Assoziierung mit der Erkrankung untersucht. Hierfür wurden Melanompatienten mit Nicht-Haut-Patienten als Kontrollkollektiv verglichen. Neben der Sonne wurde auch nach künstlichen UV-Quellen gefragt. Es gibt Anhaltspunkte dafür, daß es zu einem wenn auch geringen Anstieg der Melanomrate bei Benutzern von UV-Lampen und Solarien kommt [10]. Darüber hinaus wurde in einem Maustiermodell [3] mit Quartz-Halogenlampen (UVB und UVC-Strahlen) Melanome induziert.

Material und Methoden

Von Juni 1996 bis Mai 1997 wurden an der Dermatologischen Klinik, Klinikum Innenstadt der LMU 455 zufällig ausgewählte MM-Patienten mit Hilfe eines 315 Faktoren umfassenden standardisierten Fragebogens zu ihrem UV-Verhalten in Beruf und Freizeit befragt. Zwischen Melanom-Operation und Befragung wurde wegen des in der Diagnose begründeten psychologischen Stresses ein Mindestabstand von sechs Monaten eingehalten. Patienten, deren Operation mehr als fünf Jahre zurücklag, wurden nicht mehr befragt. Zeitgleich wurde eine Ganzkörperinspektion durchgeführt und die Krankheitsdaten wurden eruiert. Es wurden alle UICC-Stadien und in-situ-Melanome eingeschlossen, eine histologisch bestätigte Diagnose mußte vorliegen. Das Kontrollkollektiv bestand aus 315 Patienten ohne Hautkrebs oder akute bzw. chronische Hauterkrankung. Diese wurden zufällig ausgewählt und von denselben Ärzten nach gleichem Schema befragt und untersucht. In der Zwischenzeit wurden die Daten in Zusammenarbeit mit der Abteilung Biometrie und Medizinische Dokumentation der Universität Ulm mittels geeigneter Testverfahren ausgewertet. Für die fallkontrollierte Auswertung wurden Patient-Kontroll-Paare nach

Bundesland (Bayern), Alter (plus/minus fünf Jahre) und Geschlecht gebildet. Hierfür wurde anhand der vorliegenden retrospektiv erhobenen univarianten Ergebnisse ausgehend von der Krankheit das Relative Risiko indirekt geschätzt. Dieses mit „Chancen-Verhältnis" übersetzbare Produkt wird Odds Ratio (OR) genannt. Für die Odds Ratio gilt anzumerken, daß für Werte bis 0,8 eher von einem Nutzen auszugehen ist, im Falle des Melanoms also eher von einem protektiven Effekt. Von 0,9 bis 1,1 ist kein Effekt anzunehmen. Höhere Werte sprechen eher für einen Schaden, sind also Hinweise für einen fördernden Effekt [19]. Der Vollständigkeit halber sei erwähnt, daß in prospektiven Studien statt der Odds Ratio das Relative Risiko direkt geschätzt und als solches angegeben wird.

Ergebnisse

237 befragte Melanompatienten waren männlich, 218 weiblich. Bei 5,2 % lag ein in-situ-Melanom, bei 48,1 % ein oberflächlich spreitendes MM, bei 23,3 % ein noduläres Melanom vor. Lentigo-maligna-Melanome machten 4,4 %, akrolentiginöse Melanome 3,7 % aus. In 8,4 % war der Primärtumor ein Melanom auf Nävus. In 6,8 % der Fälle lag keine Festlegung des Typs vor. Der Hauttyp (HT) nach Fitzpatrick teilte sich auf in 16,7 % HT I, 56 % HT II, 23,5 % HT III und 2,6 % HT IV. 72,5 % waren keine Atopiker. Iatrogene Exposition gegenüber radioaktiver Strahlung gaben 1,5 %, gegenüber UV-Strahlung 1,1 % an. 7,3 % der Befragten gaben an, an der Stelle des Melanoms ein Trauma erlitten zu haben. 51,9 % waren Nicht-, 44,4 % Zigaretten-, 1,8 % Zigarren-/Pfeifenraucher. 9,7 % aller befragten MM-Patienten gaben an, hauptberuflich Landwirt zu sein (20,9 % nebenberuflich). 37,8 % aller befragten MM-Patienten erklärten, daß sie beruflich nicht UV-exponiert seien, 28,8 % waren „wenig", 18,7 % „mittel", 13,2 % „stark" sonnenexponiert.

11,9 % der Melanompatienten gaben an, nach Diagnosestellung ihr berufliches UV-Expositionsverhalten gehändert zu haben. Für den privaten Bereich gaben nach Diagnosestellung 73,4 % an, nicht sonnenzubaden, während vor Diagnose retrospektiv betrachtet zwischen 18 und 30 J. nur 22,6 % und zwischen 12 und 18 J. nur 27 % keine Sonnenbäder genommen hatten.

In die fallkontrollierte Auswertung wurden 262 Paare aufgenommen. Hinsichtlich der Schulbildung zeigte sich, daß 55 % der MM-Patienten und 66 % der Nicht-Haut-Patienten einen Hauptschulabschluß besaßen, 21 % vs. 19 % hatten Mittlere Reife, 16 % vs. 12 % die allgemeine Hochschulreife. Zum Zeitpunkt der Befragung waren 39 % der MM-Patienten bzw. 32 % der Nicht-Haut-Patienten Angestellte/Beamte, 26 % vs. 29 % Rentner und 14 % vs. 19 % Arbeiter. Auslandsaufenthalte über ein Jahr gaben 28,2 % der MM-Patienten und 26,7 % der Nicht-Haut-Patienten an, beruflich waren 18,3 % vs. 17,9 % im Ausland gewesen. Im direkten Vergleich waren 28,7 % der MM-Patienten vs. 35,5 % der Nicht-Haut-Patienten in der Landwirtschaft tätig. In der univarianten Auswertung fand sich für die Einschätzung der beruflichen Sonnenexposition insgesamt bei Betrachtung „keine/wenig" vs. „mittel/viel" eine Odds Ratio von 1,0 [95 % Konfidenz-Intervall 0,64 bis 1,56].

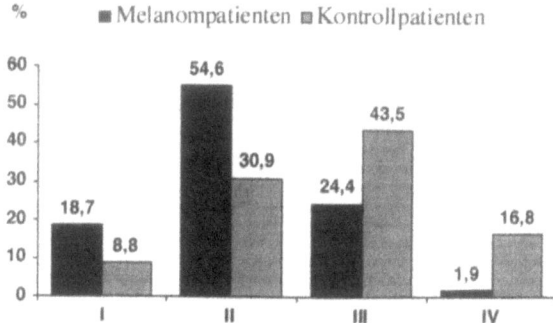

Abb. 1. Verteilung des Hauttyps in % bei 262 nach Bundesland, Alter und Geschlecht zugeordneten Paaren (Melanompatienten vs. Kontroll-Patienten)

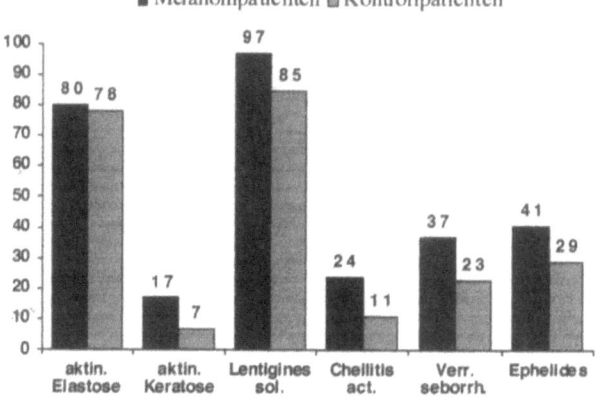

Abb. 2. Befunde der Ganzkörperinspektion in % bei 262 nach Bundesland, Alter und Geschlecht zugeordneten Paaren (Melanompatienten vs. Kontroll-Patienten)

Was die Ergebnisse der Ganzkörperinspektion angeht, so wird auf Abb. 1 und 2 verwiesen. Beim Freizeitverhalten war die häufigste Sportart Wandern/Spazierengehen: 80,9 % aller MM-Patienten im Alter von > 30 Jahren bzw. 85,9 % zwischen 18 und 30 J., gefolgt von Schwimmen im Freien (75,4 %/> 30 J. bzw. 81,8 %/18-30 J.). Auffallend häufig wurden auch Bergsteigen (52,2 %/> 30 J., 50,1 %/18-30 J.) und Wintersport (41,8 %/> 30 J.; 44,6 %/18-30 J.) angegeben. Golf, Segeln, Tennis werden seltener genannt. Zwischen 41,3 % (im Alter von 12-18 J.) und 54,8 % (im Alter von über 30 J.) der Melanompatienten beschäftigten sich mit Gartenarbeit. Solarienbesuche gaben 8,1 % der Patienten mehr als 10x/Jahr an, 3,7 % 5-10x/J. Extreme Sonnenexposition in der Freizeit gaben 46,6 % nach dem 30. Lebensjahr an, 59,1 % für die Jahre zwischen 18 und 30, 68,4 % für die Jahre zw. 12 und 18 J. und 68,4 % für < 12 J.

Die univarianten Vergleichsuntersuchungen der angegebenen Freizeitaktivitäten bei den Melanompatienten nach dem 30. Lebensjahr vor Diagnosestellung vs. Kontroll-Patienten nach dem 30. Lebensjahr ergab für Bergsteigen eine Odds Ratio (OR) von 1,15 (95 % Konfidenzintervall/95 % KI 0,75 bis 1,78). Für Wintersport lag die OR bei 1,46 (95 % KI 0,92–2,33), für Radfahren 1,44 (95 % KI 0,92–2,29). Die OR für Segeln betrug 1,21 (95 % KI 0,62–2,36), für Sonnenbaden 1,19 (95 % KI 0,81–1,78). Zu dem genannten Lebensabschnitt retrospektiv angegebenes häufiges Sonnenbaden, von normalerweise über einer Stunde Dauer erbrachte fallkontrolliert eine OR von 2,5 (95 % KI 1,13–5,68). Für den Zeitabschnitt Kindheit (< 12. Lebensjahr) lag die OR bei 1,64 (95 % KI 0,72–3,76). Die OR für Sonnenbrände in der Kindheit lag bei 2,27 (95 % KI 1,08–5,25). Eine OR kleiner 1 für Freizeitbeschäftigungen in der Kindheit fand sich für Fußball, Hokkey etc. im Freien (OR 0,67; 95 % KI 0,41–1,08), Gartenarbeit (OR 0,84; 95 % KI 0,56–1,41) und die Mitarbeit in der Landwirtschaft (OR 0,76; 95 % KI 0,47–1,17).

Diskussion

Einleitend sei gesagt, daß der Anteil der Melanom-Subtypen früheren Studien [5] entspricht. Allerdings wird an unserer Klinik das Melanom auf Nävus, meist oberflächlich spreitend als eigene Entität geführt. Für die Fallkontrollstudie fanden sich ähnliche (Aus-) Bildungsgrade, wobei unter den Melanompatienten der Anteil der vorwiegend in geschlossenen Räumen arbeitenden höher war als bei den Kontrollpersonen. Dies mag in der Tendenz eine These von Elwood et al. bestätigen [6]. Diese fanden ein leicht erhöhtes Melanom-Risiko bei höherem Bildungsgrad.

Was die Ergebnisse der körperlichen Untersuchung angeht, so konnten wir fallkontrolliert bestätigen, daß bei Melanompatienten häufiger ein sonnenempfindlicher Hauttyp vorliegt. Außerdem finden sich univariant Hinweise darauf, daß bei Melanompatienten häufiger sonneninduzierte Hautschäden zu finden sind. In der Literatur werden insbesondere Ephelides mit einem erhöhten Melanomrisiko assoziiert [15] und teilweise sogar als unabhängiger Risikofaktor für das Melanom beschrieben. Ob diese Alterationen allerdings wie diskutiert [15] im Sinne eines Markers für die indirekte Messung der Reaktion der Haut auf Sonnenexposition zu verstehen sind oder ob ein eigenständiger Risikofaktor vorliegt, kann anhand der hier präsentierten Daten nicht gesagt werden.

Was die Einschätzung der beruflichen Tätigkeit im Freien angeht, so fand sich in der fallkontrollierten Auswertung kein Effekt für die Entstehung des Melanoms. Vielmehr bestätigen die Daten Ergebnisse anderer Gruppen [5, 6, 17], wonach eine kontinuierliche berufliche Tätigkeit im Freien eher von protektivem Effekt ist. Interessanterweise berichten Østerlind et al. von einem Relativen Risiko von 0,7 für im Sommer im Freien arbeitende Männer, mit Betonung auf Beginn der Tätigkeit in jungen Jahren und Dauer von mindestens zehn Jahren [17]. Unsere Daten scheinen dies zu bestätigen, liegt die Odds Ratio für Mitarbeit in der Landwirtschaft vor dem 12. Lebensjahr doch bei 0,76. Gartenarbeit im selben Lebensabschnitt mag nicht so protektiv wirken (OR 0,84). Es ist umgekehrt zu diskutieren, ob nicht Schreibtischarbeit mit einem erhöhten Melanomrisiko einhergeht [18]. Der erhöhte Anteil Angestellter und Beamter in der Melanomgruppe könnte als Hinweis hierfür dienen.

Was das Freizeitverhalten angeht, so stellt häufiges Sonnenbaden von üblicherweise mehr als einer Stunde Dauer nach dem 30. Lebensjahr den härtesten Faktor im Zusammenhang mit der Melanomentstehung dar. Die Werte lagen sogar über denen in der Kindheit. Diese univariant ausgewerteten fallkontrollierten Daten bestätigen vorhergehende Publikationen, nach denen eine positive Assoziierung des Melanomrisikos mit der Zunahme der intermittierenden Sonnenexposition während Erholungs- und Urlaubs-Aktivitäten im Freien festzustellen ist [15]. Von besonderem Interesse sind auch häufiges Radfahren und Wintersport nach dem 30. Lebensjahr. Weniger deutliche Hinweise fanden sich für Segeln, Sonnenbaden oder Bergsteigen. Die multivariante Auswertung muß zeigen, ob sich dies bestätigen läßt.

Folgt man der Literatur, dann ist der mutmaßliche Zusammenhang von Sonnenbränden und Melanomrisiko und die Aussage, daß Sonnenbrände in der Kindheit ein erhöhtes Melanom-Risiko mit sich bringen, aufgrund der widersprüchlichen Datenlage bislang nicht erwiesen [15]. Kritiker bemerken insbesondere, daß die Erinnerung an Sonnenbrände in der Kindheit nicht sehr akkurat sein kann und eher durch die Erinnerung an exzessive Sonnenexposition hervorgerufen wird, ohne daß diese zwingend in Sonnenbrände mündete [15]. Hinzu kommt der vergleichsweise hohe Aufklärungsgrad der Bevölkerung. Für unsere Daten gilt, daß Ärzte ihre Probanden persönlich befragten. Es gilt festzuhalten, daß nach unseren Daten Sonnenbrände vor dem 12. Lebensjahr mit einem erhöhten MM-Risiko assoziiert zu sein scheinen. Diesen wäre demnach mehr Bedeutung beizumessen als häufigem exzessiven Sonnenbaden in der Kindheit an sich, was oben genannte Einwände teilweise entkräften mag.

Interessanterweise finden sich Hinweise für einen protektiven Effekt durch Fußballspielen im Freien in der Kindheit. Ein solcher ist bisher nicht beschrieben worden. Wir sehen dies vergleichbar der Mitarbeit in der Landwirtschaft (siehe oben). Die multivariante Auswertung wird zeigen, in wie weit dies eine unabhängige Variable darstellt.

Diese Ergebnisse, legt man die persönliche Einschätzung der UV-Exposition durch Patienten aus Bayern zugrunde weisen darauf hin, daß das Melanom eher mit dem Freizeitverhalten als mit dem Beruf zusammenzuhängen scheint. Basierend auf den Angaben zu den ausgeübten Sportarten sollten insbesondere Radfahrer und Windersportler Zielgruppen für präventive Maßnahmen sein. Es ist an der Zeit, längst notwendige Aufklärungskampagnen regional sinnvoll und effektiv zu gestalten, und diese auf die geographischen und sozioökonomischen Verhältnisse abzustimmen. Dies wäre ein wichtiger, erfolgversprechender Weg bei der Prävention von Hauttumoren, die zunehmend bei jüngeren Patienten auftreten und neben den meist gravierenden Folgen für die betroffenen Patienten und ihre Familien und Freunde nicht nur den Krankenkassen, sondern der gesamten Volkswirtschaft große Kosten verursachen [12, 15, 19].

Danksagung. Die Autoren danken Frau Silvia Sander, Abteilung Biometrie und Medizinische Dokumentation der Universität Ulm (Direktor: Prof. Dr. med. W. Gaus) sehr herzlich für die statistische Beratung.

Literatur

1. Balch C, Karakousis C, Mettlin C (1984) Management of cutaneous melanoma in the United States. Surg Gynecol Obstet 158: 311-318
2. Boring C, Squires T, Tong T, Montgomery S (1994) Cancer Statistics. CA 44: 7-26
3. de Flora S, D'Agostini F (1993) UVB- and UVC-dependent genotoxicity and carcinogenicity of halogen lamps. Melanoma Res 3 (suppl. 1): 58
4. Eklund G, Malec E (1978) Sunlight and incidence of cutaneous malignant melanoma. Effect of latitude and domicile in Sweden. Scand J Plast Reconstr Surg 12: 231-241
5. Elwood J, Gallagher R, Davison J, Hill G (1985) Pigmentation and skin reaction to sun as a risk factor for cutaneous melanoma: the Western Canadian Melanoma Study. Br J Cancer 51: 543-549
6. Elwood J, Gallagher R, Hill G, Pearson J (1985) Cutaneous melanoma in relation to intermittent and constant sun exposure: The Western Canada Melanoma Study. Int J Cancer 35: 427-443
7. Elwood J (1993) Recent developments in melanoma epidemiology, 1993. Melanoma Res 3: 149-156
8. Fitzpatrick T (1975) Soleil et peau. J Méd Esthétique 2: 33
9. Gallagher R (1982) Cancer mortality by occupation and social class. IARC Sci. Publ. 36. in: Studies on medical and population subjects. London: HMSO and IARC, 44: 1-253
10. Gallagher R, Elwood J, Threlfall W (1987) Socioeconomic status, sunlight exposure and risk of malignant melanoma: the Western Canada Melanoma Study. J Natl Cancer Inst 79: 647-652
11. Hölzel D, Klamert A, Schmidt M (1996) Krebs: Häufigkeiten, Befunde und Behandlungsergebnisse. Perspektiven für die Krebsdiskussion und eine quantitative klinisch-epidemiologische Onkologie aus dem Tumorregister München. München Bern Wien New York: W. Zuckschwerdt Verlag
12. Johnson T, Dolan O, Hamilton T, Lu M, Swanson N, Lowe L (1998) Clinical and histologic trends of melanoma. J Am Acad Dermatol 38: 681-686
13. Kamb A (1996) Human Melanoma Genetics. J Invest Dermatol 1: 177-182
14. Kraehn G, Schartl M, Peter R (1994) Human Malignant Melanoma. A Genetic Disease? Cancer 75: 1228-1237
15. Katsambas A, Nicolaidou E (1996) Cutaneous malignant melanoma and sun exposure: Recent developments in epidemilogy. Arch Dermatol 132: 444-450
16. Nelemans P, Verbeek A, Rampen F (1992) Nonsolar factors in melanoma risk. Clin Dermatol 10: 51-63
17. Østerlind A, Tucker M, Stone B, Jensen O (1988) The danish case-control study of cutaneous malignant melanoma: Importance of UV-ligh exposure. Int J Cancer 42: 319-324
18. Pion I, Rigel D, Garfinkel L, Silverman M, Kopf A (1995) Occupation and the risk of malignant melanoma. Cancer Suppl 75: 637-644
19. Sachs L (1997) Angewandte Statistik: Anwendung statistischer Methoden. Berlin Heidelberg: Springer, 8. Auflage
20. Tsao H, Rogers G, Sober A (1998) An estimate of the annual direct cost of treating cutaneous melanoma. J Am Acad Dermatol 671: 669-680

Maligne Melanome in Kindheit und Jugend

A. Jansen und M. Hundeiker

Einleitung

Die in den letzten Jahren beobachtete weltweite deutliche Zunahme der malignen Melanome betrifft vor allem Erwachsene. Der Gipfel der Erkrankungshäufigkeit liegt zwischen dem 40. und 60. Lebensjahr. Als eine wahrscheinliche Ursache dafür wird die im Vergleich zu früheren Generationen viel stärkere UV-Exposition der jetzt Erwachsenen in der Kindheit und Jugend diskutiert [11]. In einigen Staaten scheint sich die Inzidenz allerdings zu stabilisieren [21]. In der Kindheit selbst können sich während dieser Altersphase solche tumorinduzierenden Faktoren naturgemäß noch kaum auswirken. Die Tumorentwicklung erfordert Zeit [28]. Dementsprechend treten maligne Melanome auch heute unterhalb des 20. Lebensjahres selten auf, sie machen ungefähr 1–3% aller Tumoren im Kindesalter und nur ungefähr 1% aller malignen Melanome aus. Nach dem Schrifttum hat ihre Inzidenz nicht zugenommen [3, 44].

Ziel dieser Arbeit ist, aus dem relativ großen Material der Fachklinik Hornheide weiterführende Hinweise darauf zu gewinnen, was bei Melanomen im Kindes- und Jugendalter anders ist als im Erwachsenenalter, vor allem hinsichtlich ihrer Entstehung und Assoziation mit möglichen Grundkrankheiten.

Patienten und Methoden

Im Zeitraum von Mai 1967 bis Januar 1998 wurden an der Fachklinik Hornheide insgesamt 11 221 Patienten mit malignen Melanomen erfaßt, davon waren bei Diagnosestellung 139 unter 21 Jahre alt.

9 Fälle konnten aufgrund individueller Besonderheiten nicht in alle Auswertungen einbezogen werden. Hiervon waren 6 ursprünglich als Spitz-Nävi fehldiagnostiziert worden, 2 Patienten hatten Lymphknotenmetastasen ohne auffindbaren Primärtumor und 1 Patient ein Choroideamelanom.

Die Krankenunterlagen dieser Patienten wurden ausgewertet und alle zugehörigen Histologien nachuntersucht.

Die Darstellung der Befunde muß zwangsläufig deswegen weitgehend deskriptiv bleiben, weil das vorliegende Material zwar das nach Berg und Lindelöf [3] bisher zweitgrößte ist, die Zahlen in den einzelnen Teilgruppen aber gleichwohl für die Anwendung statistischer Methoden zu gering sind.

Ergebnisse

Altersverteilung. Wenn man die 139 Melanompatienten in 3 große Altersgruppen zusammenfaßt, waren 99 (71%) 16–20 Jahre alt, 30 (22%) 11–15 Jahre, nur 10 (7%) waren 10 Jahre und jünger. Teilt man auch diese Gruppe noch wie die anderen weiter auf, entfallen nur 2 (1,4%) auf die ersten 5 Lebensjahre.

Geschlechtsverteilung. Bei den unter 10jährigen überwiegen die Mädchen mit 8:2, ab 10 Jahre ist das Verhältnis mit 65:64 ausgeglichen.

Verteilung der Tumortypen. 130 der 139 ausgewerteten Melanome konnten nach histologischen Tumortypen klassifiziert werden. SSM stellten mit 50% den größten Anteil, gefolgt vom NMM mit 23%. Der Anteil der ALM mit 6% war deutlich niedriger und das LMM fehlte. 23% der Melanome waren UCM.

Lokalisation. Von 130 Melanomen waren 54 (42%) am Rumpf, 36 (28%) an den Beinen, 15 (11%) an den Armen und 25 (19%) am Kopf und Hals lokalisiert. Bei Mädchen waren die Extremitäten mit 36 von 70, bei Jungen der Rumpf mit 33 von 60 stärker betroffen.

Angeborene Melanome, wie in der Literatur vereinzelt beschrieben, haben wir nicht beobachtet. 5 Melanome sind auf kongenitalen Pigmentzellnävi vom tiefen Typ entstanden, davon 3 bei Kindern unter 10 Jahren. Diese 5, alle unter 15 Jahre, waren bei Diagnosestellung im Stadium IV. Nur eines überlebte. Melanome auf kongenitalen Pigmentzellnävi vom superfiziellen Typ, überwiegend superfiziell spreitende Melanome vom Rande des Nävus beginnend, haben wir

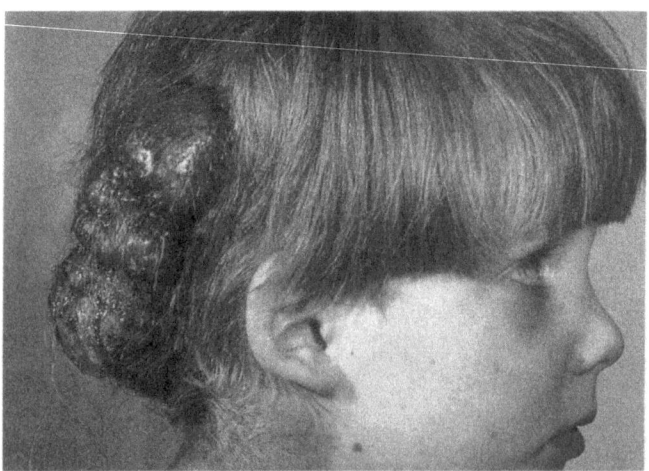

Abb. 1. 5jähriges Mädchen mit unklassifiziertem Melanom (Level V, TD unbekannt) auf congenitalem Pigmentzellnävus vom tiefen Typ am Hinterkopf. Lymphknotenmetastasen occipital und jugulär. 4 Monate nach Diagnosestellung verstorben

erst ab dem 10. Lebensjahr beobachtet, davon 10 nach dem 15. Lebensjahr und nur 6 zwischen 10 und 15 Jahren.

Viermal waren Patienten mit Xeroderma pigmentosum betroffen, im Alter von 7, 8, 11 und 12 Jahren. Assoziation mit dysplastischen Nävi kam in der Gruppe bis 10 nicht vor, dreimal bei den 11–15jährigen und fünfmal bei den 16–20jährigen.

Assoziation mit gewöhnlichen, ungewöhnlich zahlreichen Nävuszellnävi kam bis zum 10. Lebensjahr viermal, zwischen dem 11. und 15. Lebensjahr dreizehnmal und bei den 16–20jährigen achtzigmal vor, – also bei den 11–15jährigen dreimal soviel und zwanzigmal soviel bei den 16–20jährigen.

Diskussion

Dem Eindruck, daß Melanome bei Kindern nicht häufiger geworden seien [3, 44] entspricht die Entwicklung im Material unserer Klinik nicht: hier scheinen Kinder an der Zunahme der Inzidenz maligner Melanome proportional beteiligt zu sein. Während in den ersten 15 Berichtsjahren, also 1967 bis 1982, unter den 2 500 Melanompatienten nur 34 unter 21 Jahren waren, mußten von 1983 bis 1997 105 Kinder und Jugendliche behandelt werden. Trotz dieser weitaus höheren Zahl von 105 ist der relative Anteil an den gesamten Patienten mit etwas mehr als einem Prozent in beiden Zeiträumen fast der gleiche, denn 1983 bis 1997 war auch die Gesamtzahl an Patienten um das ca. 3,6fache gestiegen.

Melanome im Kindes- und Jugendalter lassen sich aufgrund bestimmter Risikofaktoren in 5 Gruppen unterteilen:

1. *Diaplazentar übertragene und intrauterin entstandene maligne Melanome* sind bisher nur in jeweils wenigen Fällen beschrieben worden [36].

2. *Melanome auf dem Boden kongenitaler Pigmentzellnävi:* Bei 21 unserer Patienten waren die Tumore in Assoziation mit kongenitalen Pigmentzellnävi entstanden [18, 19, 32, 40]. Dies entspricht einem Anteil von 15 % an den 139 Melanomen.

Die auf retrospektiven Untersuchungen beruhenden Angaben zur Entartungshäufigkeit kongenitaler Pigmentzellnävi schwanken zwischen 2,5 % [35], 3,8 % [44], 10 % [14], 31 % [40] bis zu 40 % [9], mit einem wahrscheinlichen Durchschnitt von 8 % [12]. Die diskrepante Beurteilung des Melanomrisikos ist die Folge nicht einheitlicher Definition und unterschiedlicher Krankenkollektive. Oft werden auch heute noch Nävi statt nach ihrem Aufbau nach Größe bezeichnet [14, 20, 24]. Kopf [24] bezeichnet als „Giantnaevi" Male mit über 20 cm Durchmesser, als mittelgroße solche zwischen 1,5–20 cm und als kleine solche unter 1,5 cm Durchmesser. Durchmesserangaben geben jedoch keinen ausreichenden Eindruck der Fläche, die durchaus genauer bestimmt werden kann [2]. Auch das ändert aber nichts daran, daß der Nävustyp und nicht die Fläche wesentlich für die Prognose ist.

Die bei unseren Patienten relativ frühzeitige Entartung der kongenitalen Pigmentzellnävi vom tiefen Typ, alle vor dem 15. Lebensjahr, wurde auch von Quaba [37], Boddie [4] und Kaplan [20] beobachtet. Dies bestätigt, daß das

Risiko zur Entwicklung eines Melanoms in einem solchen Riesenpigmentzellnävus zwar in jedem Lebensalter gegeben, aber im Kindesalter am größten ist. Reed et al fanden mehr als 60 % der Melanome im 1. Lebensjahrzehnt, 10 % im 2. und insgesamt 30 % danach [40].

Übereinstimmung herrscht bei der Mehrheit der Autoren, daß die Prognose der sich in Riesenpigmentzellnävi entwickelnden Melanome als sehr ungünstig zu beurteilen ist, da sie häufig als unklassifizierte Melanome in der Tiefe der Nävi entstehen und infolgedessen erst im fortgeschrittenen Stadium erkannt und behandelt werden. Unsere Untersuchungsergebnisse mit 4 von 5 verstorbenen Patienten bestätigen dies.

Die beste Therapie ist die von den meisten Autoren empfohlene frühzeitige prophylaktische Exzision [20, 42]. Die mehrfach publizierte Vorstellung, daß die Nävuszellen kurz nach der Geburt von der Junktion in das Korium abtropfen und deshalb durch frühzeitiges Fräsen bleibend und folgenarm zu beseitigen seien, trifft für die kongenitalen Nävi nicht zu. Oberflächliche Methoden wie Dermabrasio, Laser- oder Kryotherapie sind keine Alternative [18].

Nur wenige Arbeiten nehmen zur Frage des malignen Potentials kleinerer und mittlerer kongenitaler Pigmentzellnävi Stellung [19, 43], dabei sind sie mit einer Incidenz von ≈ 1 % in verschiedenen Studien sehr viel häufiger als Riesenpigmentzellnävi [5, 50]. Rhodes et al. [43] kalkulieren anhand ihrer Studie von 234 Melanomen das Melanomrisiko für kleine kongenitale Pigmentzellnävi zwischen 0,8 und 4,9 % bis zum 60. Lebensjahr. In der von Illig et al. [19] publizierten retrospektiven histopathologischen Untersuchung fand sich ein Melanomrisiko von 2,8 % nach dem 10. Lebensjahr.

Unsere Ergebnisse mit 10 Melanomen auf kongenitalen Pigmentzellnävi vom superfiziellen Typ erst nach dem 15. Lebensjahr und nur 6 zwischen 10 und 15 Jahren, bestätigen die Aussage, daß das Melanomrisiko erst ab dem 10. Lebensjahr und im wesentlichen erst mit der Pubertät beginnt.

Vor allem amerikanische Autoren schätzen die Gefahr eines meist in Lokalanästhesie durchführbaren Eingriffs als geringer als das Risiko einer Melanomentwicklung ein [1, 42, 48]. Andere Autoren vertreten die Auffassung, daß bei kleinen und mittleren kongenitalen Pigmentzellnävi sorgfältige klinische Kontrollen zu rechtfertigen sind und eine Excision bis zum frühen Erwachsenenalter zurückgestellt werden kann [20, 22, 23, 29]. Elder hält eine sorgfältige Beobachtung für eine völlig ausreichende Alternative zur Exzision [7].

3. Melanome bei Kindern mit kongenitaler Prädisposition zu Hauttumoren:
Unsere Ergebnisse können das häufig beschriebene frühzeitig erhöhte Melanomrisiko bei Xeroderma pigmentosum bestätigen. Kraemer et al. [26] berichten aufgrund von Untersuchungen an 132 Xeroderma pigmentosum-Patienten, daß bei 8 von 77 Patienten unter 20 Jahren ein Melanom auftrat. Sowohl bei Kraemer [26] als auch bei English [8] war der Kopf und Hals der häufigste Entstehungsort des Melanoms. Dies entspricht unseren Beobachtungen, die aber aufgrund der geringen Patientenzahl nicht sehr repräsentativ sind und nur eingeschränkt mit den Angaben im Schrifttum verglichen werden können.

Eine Assoziation zwischen dysplastischen Nävi und Melanomen konnten wir bei 8 (6 %) unserer Patienten finden. Dies unterstreicht die Bedeutung dysplastischer Nävi zur Identifizierung von Personen mit erhöhtem Melanomrisiko [15, 16, 25]. Nach Tucker et al. [49] und Kraemer et al. [25] entwickeln Kinder mit Nävusdysplasiesyndrom dysplastische Nävi in der Regel erst mit dem Eintritt in die Pubertät oder im frühen Erwachsenenalter. Im Säuglings- und Kleinkindesalter haben sie gewöhnlich Nävi, deren Zahl zwischen 5 und 9 Jahren rasch ansteigt.

Untersuchungen von Tucker et al. [49], Goldstein et al. [13] und Novakovic [34] zeigten bei Patienten mit Nävusdysplasiesyndrom ein Melanomrisiko von ≈ 10 % vor dem 20. Lebensjahr.

Unsere Ergebnisse mit 3 Melanomen bei Kindern zwischen 11 und 15 Jahren sowie 5 Melanomen bei Jungendlichen zwischen 16 und 20 Jahren liegen etwas darunter.

4. *Melanome assoziiert mit multiplen gewöhnlichen Nävi:* Bei 97 (70 %) unserer Patienten mit zahlreichen Nävi entwickelten sich die Melanome in bereits bestehenden Nävi, aber im wesentlichen erst mit der Pubertät. In einer Studie von MacKie et al. [29] ließen sich noch bei 44 % der Melanome bei jungen Erwachsenen Nävusanteile nachweisen.

In zahlreichen Studien wurde der zahlenmäßige Einfluß melanozytärer Nävi auf das Melanomrisiko detailliert untersucht. Holly et al. [17] beschreiben bei Patienten mit 11–25 Nävi ein relatives Melanomrisiko von 1,6 %, bei 26–50 Nävi erhöht es sich auf 4,4 % um auf bis 9,8 % für mehr als 100 Nävi anzusteigen. Zu ähnlichen Ergebnissen ist auch Swerdlow [46] gekommen.

In einer Studie von Rampen et al. [38] wurde der Einfluß von Sonnenexposition auf die Entstehung von Nävi untersucht. Es zeigt sich, daß die Zahl der melanozytären Nävi bei Kindern und Jugendlichen höher an den intermittierend der Sonne ausgesetzten Körperstellen als an den konstant oder minimal exponierten Arealen ist. Entsprechende Ergebnisse fanden sich in einer kanadischen Studie von 1145 Kindern im Alter von 6–18 Jahren [10]. Gallagher [10] konnte weiterhin zeigen, daß bei Knaben die Mehrzahl der melanozytären Nävi am Stamm und bei den Mädchen an der unteren Extremität vorkommen. Diese Verteilung korreliert mit der geschlechtsspezifischen Prävalenz der Melanome und könnte eine mögliche Erklärung dafür sein, daß Melanome vornehmlich in den Körperregionen entstehen, wo in Kindheit und Jugend durch kurzzeitige intensive Sonnenexposition melanozytäre Nävi induziert werden und nicht in Körperregionen mit der größten kumulativen Sonnenexposition. Unsere Untersuchungsergebnisse mit 29 Melanomen am Rumpf bei Jungen gegenüber 17 bei Mädchen und 21 Melanomen an der unteren Extremität bei Mädchen gegenüber 11 bei Jungen können dies nur bestätigen.

5. *Isolierte Tumoren auf unauffälliger Haut:* Wir konnten kein „de novo"-Melanom beobachten. Jedoch können offenbar Melanome bei Kindern und Jugendlichen auch ohne bekannte prädisponierende Faktoren entstehen [30, 27].

Nach heutiger Kenntnis ist die Prognose des Melanoms bei Kindern und Jugendlichen mit der bei Erwachsenen vergleichbar [30, 47]. Die 5-Jahres-Überlebensrate in unserem Kollektiv mit 80 % ist vergleichbar mit der aus anderen Literaturberichten. MacKie [29] ermittelte eine 5-Jahres-Überlebensrate von

75 %, Davidoff [6] von 76 %, Spatz [45] von 84 %, Tate [47] von 77 % und Reintgen [41] von 76 %. Beim Melanom im Erwachsenenalter wird sie mit rund 85 % angenommen.

Die Tumordicke nach Breslow erweist sich als wichtigster prognostischer Faktor. Studien von Rao [39], Reintgen [41], Melnik [30], Moss [31], Naasan [33] belegen die hohe Korrelation zwischen Prognose und Tumordicke und unterstreichen die Wichtigkeit der Früherkennung. Die Ergebnisse dieser Arbeit können dies nur bestätigen. Kinder und Jugendliche mit dünnen Melanomen (TD < 1,5 mm) zeigten dieselbe günstige Prognose wie Erwachsene mit dünnen Melanomen. Die 10-Jahres-Überlebensrate ergab bei einer TD unter 1,5 mm über 90 %, 78 % für TD 1,5 bis 3,0 mm und 56 % für TD über 3 mm.

Trotz allem wird der unberechenbare Verlauf des Melanoms durch eine Patientin im Alter von 17 Jahren unterstrichen, die auf einem kongenitalen Pigmentzellnävus ein superfiziell spreitendes Melanom mit einem Breslow-Index von nur 0,57 mm entwickelte und nach 66 Monaten an Lungenmetastasen verstarb.

Literatur

1. Alper JC (1985) Congenital nevi: The controversy rages on. Arch Dermatol 121: 734–735
2. Bahmer FA (1986) Measurement and figure in dermatology. Arch Dermatol 122: 501
3. Berg P, Lindelöf B (1997) Differences in malignant melanoma between children and adolescents. Arch Dermatol 133: 295–297
4. Boddie AW Jr, Smith JL, McBride CM (1978) Malignant melanoma in children and young adults: effect of diagnostic criteria on staging and results. South med J 71: 1074–1078
5. Castilla EE, Dutra MDG, Orioli-Parreiras IM (1981) Epidemiology of congenital pigmented naevi: I. Incidence rates and relative frequencies. Br J Dermatol 104: 307–315
6. Davidoff AM, Cirrincione C, Hilliard F, Seigler F (1994) Malignant melanoma in children. Ann Surg Oncol 1: 278–282
7. Elder DE (1985) The blind men and the elephant: Different views of small congenital nevi. Arch Dermatol 121: 263–265
8. English JSC, Swerdlow AJ (1987) The risk of malignant melanoma, internal malignancy and mortality in xeroderma pigmentosum patients. Br J Dermatol 117: 457–461
9. Fish J, Smith EB, Canby JP (1966) Malignant melanoma in childhood. Surgery 59: 309–315
10. Gallagher RP, McLean DI, Yang CP, Coldman AJ, Silver HKB, Spinelli JJ, Beagrie M (1990) Anatomic distribution of acquired melanocytic nevi in white children. A comparison with melanoma: The Vancouver mole study. Arch Dermatol 125: 466–471
11. Garbe C (1992) Sonne und malignes Melanom. Hautarzt 43: 251–257
12. Gari LM, Rivers JK, Kopf AW (1988) Melanomas arising in large congenital nevocytic nevi: A prospective study. Pediatr Dermatol 5: 151–158
13. Goldstein AM, Fraser MC, Clark WH, Tucker MA (1994) Age at diagnosis and transmission of invasive melanoma in 23 Families with cutaneous malignant melanoma/dysplastic nevi. J Natl Cancer Inst 86: 1385–1390
14. Greeley PW (1965) Incidence of malignancy in giant pigmented naevi. Plast Reconstr Surg 36: 26–37
15. Greene MH, Clark WH Jr, Tucker MA, Kraemer KH, Elder DE, Fraser MC (1985) High risk of malignant melanoma in melanoma-prone families with dysplastic nevi. Ann Intern Med 102: 458–465

16. Halpern AC, Du Pont Guerry IV, Elder DE, Clark WH, Synnestvedt M, Norman S, Ayerle R (1991) Dysplastic nevi as risk markers of sporadic (nonfamilial) melanoma. Arch Dermatol 127: 995-999
17. Holly EA, Kelly JW, Shpall SN, Chiu SH (1987) Number of melanocytic nevi as a major risk factor for malignant melanoma. J Am Acad Dermatol 17: 459-468
18. Hundeiker M (1987) Diagnose und Therapie der kongenitalen Pigmentzellnaevi. Dtsch med Wschr 112: 807-809
19. Illig L, Weidner F, Hundeiker M, Gartmann H, Biess B, Leyh F, Paul E (1985) Congenital Nevi ≤ 10 cm as precursors to melanoma: 52 cases, a review, and a new conception. Arch Dermatol 121: 1274-1281
20. Kaplan EN (1974) The risk of malignancy in large congenital naevi. Plast Reconstr Surg 53: 421-428
21. Katsambas A, Nicolaidou E (1996) Cutaneous malignant melanoma and sun exposure. Recent developments in epidemilogy. Arch Dermatol 132 (4): 444-450
22. Keipert JA (1985) Giant pigmented naevus: the frequency of malignant change and indications for treatment in prepubertal children. Aust J Dermatol 26: 81-85
23. Konz B (1980) Melanome im Kindesalter. Dermatologia 161: 62-73
24. Kopf AW, Bart RS, Hennessey P (1979) Congenital nevocytic nevi and malignant melanomas. J Am Acad Dermatol 1: 123-130
25. Kraemer KH, Greene MH, Tarone R, Elder DE, Clark WH Jr, Guerry DN (1983) Dysplastic naevi and cutaneous melanoma risk. Lancet 2: 1076-1077
26. Kraemer KH, Lee MM, Scotto J (1987) Xeroderma pigmentosum: cutaneous, ocular, and neurologic abnormalities in 830 published cases. Arch Dermatol 123: 241-250
27. Lartigau E, Spatz A, Avril MF, Bailly C, Lemerle J, Terrier-Lacombe MJ, Margulis A, Prade M (1995) Melanoma arising de novo in childhood: experience of the Gustave-Roussy-Institute. Melanoma Res 5: 177-122
28. Lippold A, Hundeiker M (1991) Alter und Tumordicke bei Melanompatienten. Z. Hautkr. 66 (7): 639-640
29. MacKie RM, Watt D, Doherty V, Aitchison T (1991) Malignant melanoma occuring in those aged under 30 in the west of Scotland 1979-1986: a study of incidence, clinical features, pathological features and survival. Br J Dermatol 124: 560-564
30. Melnik MK, Urdaneta LF, Al-Jurf AS, Foucar E, Jochimsen PR, Soper RT (1986) Malignant melanoma in childhood and adolescence. Am Surg 52: 142-147
31. Moss ALH, Briggs JC (1986) Cutaneous malignant melanoma in the young. Br J Plast Surg 39: 537-541
32. Müller RPA, Hundeiker M (1991) Congenitale Pigmentzellnaevi-Therapiekonzepte. In: Meigel W (Hrsg.): Diagnostik und Therapie maligner Melanome. Diesbach Verlag, Berlin S 21-29
33. Naasan A, Al-Nafussi, A, Quaba A (1996): Cutaneous malignant melanoma in children and adolescents in Scotland, 1979-1991. Plast Reconstr Surg 98: 442-446
34. Novakovic B, Clark WH Jr, Fears TR, Fraser MC, Tucker MA (1995) Melanocytic nevi, dysplastic nevi, and malignant melanoma in children from melanoma-prone families. J Am Acad Dermatol 33 (4): 631-636
35. Pers M (1963) Neavus pigmentosus giganticus: Indikationer for operative behandling. Ungeskr Laeger 125: 613-619
36. Potter JF, Schoeneman M (1960): Metastasis of maternal cancer to the placenta and fetus. Cancer 25: 392-397
37. Quaba AA, Wallace AE 1986) The incidence of malignant melanoma (0 to 15 years of age) arising in "large" congenital nevocellular nevi. Plast Reconstr Surg 78: 174-179
38. Rampen FHJ, van der Meeren HLM, Boezeman JBM (1986) Frequency of moles as a key to melanoma incidence? J Am Acad Dermatol 15: 1200-1203
39. Rao BN, Hayes FA, Pratt CB, Fleming ID, Kumar APM, Lobe T, Dilawari R, Meyer W, Parham D, Custer MD (1990): Malignant melanoma in children: its management and prognosis. J Pediatr Surg 25 (2): 198-203
40. Reed WB, Becker SW Sr, Becker SW Jr, Nickel WR (1965) Giant pigmented naevi, melanoma, and leptomenigeal melanocytosis. Arch Dermatol 91: 100-119

41. Reintgen DS, Vollmer R, Seigler HF (1989) Juvenile malignant melanoma. Surg Gynecol Obstet 168: 249-253
42. Rhodes AR (1986) Melanocytic precursors of cutaneous melanoma. Estimated risks and guidelines for management. Med Clin North Am 70: 3-37
43. Rhodes AR, Sober AJ, Day CL, Melski JW, Harrist TJ, Mihm MC, Fitzpatrick TB (1982): The malignant potential of small congenital nevocellular nevi: an estimate of association based on a histological study of 234 primary coutaneous melanomas. J Am Acad Dermatol 6: 230-241
44. Ruiz-Maldonado R, Orozco-Covarrubias M (1997): Malignant melanoma in children. Arch Dermatol 133: 363-371
45. Spatz A, Ruiter D, Hardmeier T, Renard N, Wechsler J, Bailly C, Avril MF, Kwee H, Bastian BC, Hill C, De Potter C, Prade M (1996): Melanoma in childhood: an EORTC-MCG multicenter study on the clinico-pathological aspects. Int J Cancer 68 (3): 317-324
46. Swerdlow AJ, English J, MacKie RM (1986) Benign melanocytic moles as a risk factor for malignant melanoma. Br Med J 292: 1555-1559
47. Tate PS, Ronan SG, Feucht KA, Eng AM, Das Gupta TK (1993) Melanoma in childhood and adolescence: clinical and pathological features of 48 cases. J Pediatr Surg 28: 217-222
48. The management of congenital nevocytic nevi [Symposium] (1984) Pediatr Dermatol 2: 143-156
49. Tucker MA, Crutcher WA, Hartge P, Sagebiel RW (1993) Familial and cutaneous features of dysplastic nevi: a case-control study. J Am Acad Dermatol 28: 558-564
50. Walton RG, Jacobs AH, Cox AJ (1976) Pigmented lesions in newborn infants. Br J Dermatol 95: 389-396

Patient „Medizinische Datenanalyse"

A. Lippold

Einleitung

„Trau keiner Statistik, die Du nicht selbst gefälscht hast!"
Diesen Spruch bekommt man als Biometriker häufig zu hören, und je länger man sich in der medizinischen Datenanalyse aktiv und passiv betätigt, desto kritischer wird man tatsächlich. Manch kranke Exemplare statistischer Auswertung tummeln sich in medizinischen Fachzeitschriften und Dissertationen. Daher wollen wir uns dem Patienten „Datenanalyse" in klassisch medizinischer Vorgehensweise nähern.

Anamnese

Jenen vielzitierten Satz möchte ich abwandeln in:
„Trau keiner Statistik, deren Hintergründe Du nicht kennst!"
Zu den Hintergründen gehören in erster Linie die Daten. Bei multizentrischen Studien sind fast immer abweichende Definitionen festzustellen: was bedeutet radikale Lymphknotenausräumung? Wann beginnt die erscheinungsfreie Zeit?
Penibel müssen all diese Fragen in Protokollen festgelegt werden. Ebenso wie bei menschlichen Patienten ist auch beim Patienten „medizinische Datenanalyse" die Anamnese nicht leicht zu erheben. Erinnerungslücken lassen wesentliche Details im Dunkeln: Die Vorgehensweise bei der Beurteilung der Todesursache ist in Survival-Studien so entscheidend und wird dabei so selten veröffentlicht. Über Bewertungsmaßstäbe bei qualitativen Daten wird schnell hinweggegangen, von Beobachtereinflüssen ganz zu schweigen.

Befunde

Studien mit 3–5 Patienten scheuen sich nicht, Survival-Analysen zu präsentieren. Kleine Fallzahlen werden durch große Prozentangaben verschleiert. Ursprünglich große Kollektive werden durch beträchtlichen Anteil „missing values" plötzlich ziemlich dezimiert, und ein N von 2000 schrumpft durch diverse Ausschluß-Kriterien, deren Quantität lieber nicht genannt wird.

Eine schwammig oder gar nicht formulierte Hypothese ist ein häufiger Befund bei Dissertationen. Mit der Aufforderung „Schauen Sie sich einmal die Basaliome der letzten 10 Jahre an" werden Doktoranden gelegentlich in den Archivkeller geschickt. Dann ist es Aufgabe des Biometrikers, durch Nachfrage die Konkretisierung der Fragestellung und die Formulierung einer Hypothese zu erreichen. Schließlich muß er später auch die Betreuung und statistische Beratung durchführen und hat daher eine ganz spezielle Motivation zur Präzisierung, die der Arbeit zugute kommt. Allerdings kann diese Rolle nur übernommen werden, wenn auch tatsächlich vor Beginn der Datenerhebung ein Gespräch stattfindet, an dem ein Methodiker beteiligt ist.

Immer noch ist nicht bei jeder Veröffentlichung klar, ob als Zähleinheit Patienten oder Tumoren zählen, das ist aber wichtige Voraussetzung für unabhängige Versuchseinheiten. Eine Altersverteilung sollte sich auf Individuen beziehen, nicht auf multiple Tumoren. Dieser trivial erscheinende Grundsatz wird leider immer wieder mißachtet. Die Bezugsgröße für Raten, Wahrscheinlichkeiten, Verteilungen muß klar definiert und logisch nachvollziehbar sein. Wovon sind 60 % der Behandelten rezidivfrei geblieben? Wie wird mit Patienten, die mehr als einen Tumor haben, statistisch umgegangen? Multimorbidität ist in der heutigen Zeit eher die Regel als die Ausnahme. Daher kommt diesen Fragen wachsende Bedeutung zu.

Bei der Auswertung leidet unser Patient überwiegend an der freien Verfügbarkeit und leichten Anwendbarkeit von statistischen Verfahren. Wildes Testen führt zu falschen Resultaten: Voraussetzungen werden nicht geprüft, multiple Tests erhöhen die Wahrscheinlichkeit, irgendwann doch noch einen Unterschied zu finden. Modeverfahren wie z. Zt. das Proportional Hazard Modell genannt „Cox" werden allzu gerne multifaktoriell angewendet, obwohl die Annahme über den Hazard-Anteil nie geprüft wurde. (Zur Erinnerung: Das Hazard-Verhältnis von einem Fall zum anderen darf sich über die Zeit nicht ändern)

Bei der Interpretation von Ergebnissen wird nur auf Unterschiede abgehoben, obwohl doch die Nullhypothese ein ebenso spannendes und wichtiges Ergebnis darstellen kann. Ein Beispiel: die Aussage „es besteht kein Unterschied in der Rezidivwahrscheinlichkeit von Melanom-Patienten behandelt mit 3 oder 5 cm Sicherheitsabstand" hatte in den achziger Jahren einen großen Einfluß auf die Lebensqualität der Patienten. Und es war doch gar keine „Signifikanz" festgestellt worden! Dieses in der medizinischen Statistik am häufigsten mißbrauchte Wort heißt übrigens lediglich „wichtig" oder „bedeutsam". Das damit eigentlich gemeint ist „nicht mehr dem Zufall zuzuschreiben oder überzufällig", ist ebenso unbekannt wie die Bedeutung des statistischen Fehlers oder des Signifikanzniveaus.

Therapie

Wenn in der Medizin-Ausbildung an allen Universitäten die Biomathematik-Einführung als Pflichtfach mit den in Mainz definierten Lernzielen durchgeführt würde, müßte sich dieser Kenntnisstand erheblich verbessern lassen.

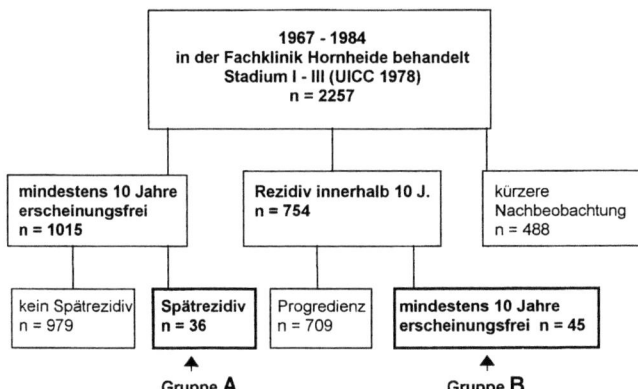

Abb. 1. Beispiel eines Datenbaums zur vollständigen Beschreibung des Kollektivs

Diese Lernziele sind: Kennenlernen und Gewöhnen an statistische Denkweisen und Terminologien; die Fähigkeit, medizinische Publikationen mit statistischen Komponenten adäquat lesen zu können; Erkennen, was Statistik leisten kann und was nicht. Krummenauer (1) fordert zu Recht: „Nach dem Kurs sollte klar sein, wann im Rahmen medizinischer Forschung ein Statistiker konsultiert werden sollte, und nicht, welches SAS-Statement konkret den unverbundenen Wilcoxon-Test ausführen läßt."

Die beste Therapie ist bekanntlich (und auch bei unserem Patienten) die Prävention: statistische Beratung vor Studienbeginn durch einen Methodiker bewahrt vor den meisten der oben aufgeführten Befunde.

Ist eine Dissertation oder Studie noch nicht abgeschlossen, kann man versuchen, durch Datenbäume mehr Klarheit in die verwirrende Vielzahl von Gruppen zu bringen. Vorteil dieser Darstellung ist neben der Übersichtlichkeit die Überprüfung der Logik und Vollzähligkeit: auf jeder Ebene muß die Quersumme wieder die Gesamtfallzahl ergeben. So gehen keine Fälle in dunklen Datensenken verloren.

Vor Beschuß der Daten mit potenten statistischen Prozeduren erhalte man sich sein Augenmaß und mache einen Auswertungsplan, der wie eine Medikation streng zu befolgen ist!

Nach Anwendung der indizierten Verfahren muß man die Ergebnisse akzeptieren. Man kann „die Nullhypothese nicht verwerfen", d.h. einen Unterschied nicht nachweisen oder „muß die Alternativhypothese annehmen", d.h. ein sichtbarer Unterschied ist auch statistisch nicht dem Zufall zuzuschreiben. Schon allein der sprachliche Umgang mit statistischen Inhalten macht die Qualität der Logik evident. Etwaige Nachbesserungsversuche fallen dem kundigen Leser unangenehm auf.

Epikrise

Zusammenfassend ist Besserung der Situation möglich, wenn in Veröffentlichungen mehr Transparenz gezeigt wird und bei Studien Hypothesen und Auswertungspläne vor Beginn der Datensammlung formuliert werden. Eine Verbesserung des Biomathematik-Unterrichts in Richtung des Verständnisses von statistischen Prinzipien ist dringend an allen Universitäten anzustreben.

Die Ergebnisse nach adäquater Auswertung sind offen und ohne Verschleierung und Beschönigung darzustellen, zu diskutieren und auch zu akzeptieren. Überlegungen zu Art, Umfang und Organ einer mögliche Publikation sind erst dann anzustellen, wenn der Wert der Ergebnisse sichtbar geworden ist.

Literatur

1. Krummenauer F, Hommel G, Michaelis J (1998) Unterstützung des Biomathematik-Unterrichts mit SAS – Ein Erfahrungsbericht. Informatik, Biometrie und Epidemiologie in Medizin und Biologie 29 (2): 153–163

III. Perioperative Aspekte

Aufklärung und haftungsrechtliche Fragen: Aktuelle Aspekte

G. KRIEGER

Die menschliche Ebene als Grundlage des juristischen Aufklärungsgespräches

Das Hauptthema ist die Aufklärung bei Krankheiten mit geringen oder keinen Heilungschancen. Demgegenüber wurde im vergangenen Jahr in München die Aufklärung unter kosmetischen Gesichtspunkten behandelt. Es ist festzustellen, daß wesentliche Unterschiede bei Form und Inhalt des Aufklärungsgespräches vorhanden sind.

Zu Beginn zwei Beispiele:

Erstes Beispiel. Ein pensionierter Förster plant gerade den Umbau seines Hauses mit einem Aufwand von etwa einer halben Million DM und vielen Eigenleistungen. Beiläufig erzählte er vor einigen Tagen, daß die Krankheit, die er seit etwa einem Jahr hat und die auch sichtbare Spuren hinterlassen hat, ein Plasmozytom sei. Die Ärzte hätten ihm aber gesagt, er solle sich weiter keine Gedanken machen, obwohl die Lebenserwartung nur noch bei drei Jahren liegen dürfte und abzusehen ist, daß sein Knochengerüst die schwere Eigenleistungen, die er am Bau erbringen will, nicht mehr aushält. Von der geringen Lebenserwartung und der Schwächung des Knochengerüstes wurde ihm, offensichtlich aus falsch verstandenem Mitleid, von den behandelnden Ärzten nichts gesagt.

Zweites Beispiel. Peter Nock war Professor für Strafrecht an der Universität Zürich. 1982 starb er im Alter von 56 Jahren an den Folgen von Blasenkrebs. Als ihm nach der Röntgenuntersuchung und einer Zytoskopie sein Urologe den Krebsverdacht mitteilte und genauere Untersuchungen sowie ggfs. eine Operation empfahl, lehnte er diese Untersuchungen und eine Operation ab, ohne sich weiter auf eine Diskussion über das Für und Wider einer Operation einzulassen. In seiner Lebenserinnerung schreibt er: *„Ich will nicht in die chirurgisch-urologisch-radiologische Maschine hineinkommen, weil ich dann Stück um Stück meine Freiheit verliere".* In voller Kenntnis seiner schweren Erkrankung stirbt Peter Nock nach einer intensiv erlebten Zeit sieben Monate später. (Zit. nach Reiter-Theil, Forum DKG (12) 1997, S. 132).

In beiden Fällen überrascht die Sprachlosigkeit, beim Förster die Sprachlosigkeit des Arztes, bei Professor Nock die des Patienten. In beiden Fällen hat keine Aufklärung stattgefunden, beim Förster m.E. aus Versagen des Arztes, bei dem Professor aufgrund der Abwehrhaltung des Patienten.

Scholz (hautnah 1994, S. 338) weist darauf hin, daß es bei der Patientenaufklärung verschiedene Ebenen gibt, und zwar *„die menschliche Ebene und die wissenschaftliche Ebene".* Vor allem auf der menschlichen Ebene werden bei der Aufklärung über unheilbare Erkrankungen besondere Anforderungen an den behandelnden Arzt gestellt. Er muß leider während des Studiums nicht gelehrte besondere Fähigkeiten zur Aufklärung entwickeln. Ritschl (DÄ 1994 C 927) hat bei einem onkologischen Patientenforum darauf hingewiesen, daß richtig aufzuklären eine große Kunst sei, die eine tragfähige Beziehung zwischen Arzt und Patient voraussetzt. Um diese aufzubauen, fehle den Ärzten oft die Zeit. Außerdem hätten sie in der medizinischen Ausbildung meistens nicht gelernt, wie man die nötige Sensibilität für eine Aufklärung entwickelt. Hierzu gehöre vor allem auch, daß bei dem Patienten Probleme auftauchen können, weil er mehr oder weniger oder anderes hört, als ihm gesagt worden ist. Bei einer Evaluation von Aufklärungsgesprächen zeigte sich, daß von 80 befragten Krebspatienten sich über ein Drittel an kein einziges von neun genannten Risiken des operativen Eingriffs erinnern konnte, obwohl alle angaben, mit der Aufklärung zufrieden gewesen zu sein (Meran, Forum DKG (12) 1997, S. 114).

Die Aufklärung ist keine einmalige Handlung, sondern ein kontinuierlicher Prozeß. Der Arzt muß dabei eine Palette von Aufklärungsformen zu Krankheitsbild, Einflußfaktoren, Therapieformen und Therapiedurchführung sowie Prognose beherrschen und auf die individuelle Situation des Patienten bezogen anwenden. Das Einzelgespräch steht im Vordergrund. *„Bei voller Sprechstunde und dem Gespür der Notwendigkeit eines länger dauernden Gespräches muß ein Termin vereinbart werden, bei dem in einem vorher abgesteckten Zeitrahmen Zusammenhänge zwischen Hauterkrankung und auslösenden Faktoren besprochen werden können. Außer der naturwissenschaftlich orientierten Therapie braucht der Melanomkranke beständig Zuwendung und Aufklärung über den Verlauf seiner Krankheit. Wir müssen bereit sein, uns auf den existentiellen Kummer eines Menschen einzulassen, der meist schockartig eine neue Lebenssituation zu bewältigen hat. Er entwickelt ein besonderes Informationsbedürfnis, und wir sollten zum Gespräch bereit sein, wo wir können",* so Scholz (a. a. O.).

Nicht nur bei dem konkreten Aufklärungsgespräch des Arztes mit seinem Patienten muß es „stimmen", es muß vielmehr auch das Praxispersonal bzw. das Pflegepersonal mit einbezogen werden (Arndt, Forum DKG (12) 1997, S. 123).

Sicherlich stellt sich die Frage, was diese Ausführungen mit der juristischen Ebene des Aufklärungsgespräches zu tun haben. Reiter-Theil gibt hierfür die Antwort: *„Es ist augenfällig, daß es vor allem das Recht war, welches der Information zu ihrer prominenten Position im Gespräch zwischen Arzt und Patient verholfen hat".*

Die juristische Aufklärung

Rechtliche Grundlagen der Aufklärung

Die Musterberufsordnung für die deutschen Ärztinnen und Ärzte, die 1997 auf dem Deutschen Ärztetag in Eisenach beschlossen worden ist, sieht in § 8 zur Aufklärungspflicht folgendes vor:

„Zur Behandlung bedarf der Arzt der Einwilligung des Patienten. Der Einwilligung hat grundsätzlich die erforderliche Aufklärung im persönlichen Gespräch vorauszugehen".

Sieht man von dieser spartanischen Formulierung ab, ist festzustellen, daß es keine gesetzlichen Vorschriften über die Aufklärung gibt. Die Verpflichtung zur Aufklärung entspringt vielmehr den verfassungsrechtlichen Normen des *Selbstbestimmungsrechts* und des *Persönlichkeitsrechtes* des Patienten.

Die Achtung vor der Persönlichkeit des mündigen Patienten erfordert es, daß dem Patienten das Wissen um die Art seiner Erkrankung, deren Bedeutung, Behandlungsmöglichkeiten, Chancen und Risiken mitgeteilt wird. Der Arzt muß seinen Wissensvorsprung mit dem Patienten teilen. Hier liegt das ärztliche Fehlverhalten bei dem beispielhaft genannten Fall des Försters. Soll bei dem Patienten eine Operation durchgeführt werden, dann erfordert es die Achtung vor diesem Patienten, daß er in der richtigen Weise, inhaltlich richtig im gebotenen Umfang und zur rechten Zeit aufgeklärt wird (Hoppe, NJW 1998, 782). Dies unabhängig davon, daß die Operation am Patienten dessen Einwilligung in die Operation voraussetzt. Eine solche Einwilligung ist aber nur dann wirksam, wenn der Patient über Art, Umfang, Notwendigkeit und Risiken der Behandlung informiert worden ist. Insoweit möchte ich auf meine Ausführungen bei früheren Jahrestagungen verweisen (Krieger 1979 in Salfeld, Operative Dermatologie, Springer, S. 51, und Komplikationen in der operativen Dermatologie, Springer, 1984, S. 61).

Worüber ist wer, wie, wann durch wen aufzuklären?

Die Eckpunkte sind:

a) *Diagnoseaufklärung.* Die Diagnoseaufklärung ist die Information des Patienten über den ärztlichen Befund. Es handelt sich dabei um die Aufklärung, die im ersten Beispiel dem Förster nicht erteilt wurde und die für seine Entscheidung für die weitere Lebensplanung notwendig gewesen wäre. Dies aus vielen Gründen, wie z. B. der Finanzierung und bald nicht mehr zu bewältigenden Eigenleistungen für den Umbau.

b) *Risikoaufklärung.* Bei der ambulanten Operation ist zu unterscheiden zwischen *allgemeinen,* stets mit einem bestimmten Eingriff verbundenen Risiken, *typischen,* d. h. gerade mit dem konkreten Eingriff möglicherweise verbundenen Gefahren und *speziellen* Risiken, welche aufgrund konkreter Besonderheiten des Falles auftreten können (Bock, Der Frauenarzt, 1993, 1056).

Stichpunkt ist dabei die *Risikohäufigkeit,* auf welche vor allem auch dann hingewiesen werden muß, wenn sich bei einer ambulanten Operation zusätzlich Risiken realisieren können, die bei der stationären Operation leichter beherrschbar sind (Nachblutungen u. a.).

Die Intensität der Aufklärung richtet sich auch danach, ob der geplante Eingriff vital erforderlich und sinnvoll oder nur aus ästhetischen Gründen erwünscht ist. Je weniger die Operation indiziert ist, umso mehr muß im Rahmen einer nach den fachlichen Regeln auszuführenden Operation über entfernte Risiken aufgeklärt werden.

c) *Behandlungsalternativen.* Dem Patienten muß auch erläutert werden, welche Chancen und Risiken bei alternativen Behandlungsmethoden bestehen, so wenn die Operation gegenüber der konservativen Behandlung größere Risiken oder aber Chancen bietet. Die Entscheidung muß letztlich beim Patienten bleiben. Empfiehlt der Arzt beispielsweise bei Melanomverdacht eine sinnvolle Laserbehandlung jedoch mit der Folge, daß keine Gewebsentnahme mit späterer Untersuchung stattfindet, dann hat er den Patienten detailliert darüber zu unterrichten, daß ein Ausschluß oder eine Bestätigung des Verdachtes nicht möglich ist.

Dies gilt umso mehr, wenn der Arzt von einer Standardbehandlungsmethode abweichen will.

d) *Wer muß aufklären?* Der behandelnde Arzt ist dafür verantwortlich, daß ordnungsgemäß aufgeklärt wird. Bei Operationen ist dies der Operateur, der in Einzelfällen die Aufklärung auf einen Kollegen delegieren kann. Im Bereich der Onkologie sollte aber grundsätzlich von einer Delegation abgesehen werden. Wie oben ausgeführt, ist in solchen Fällen ein besonderes Vertrauensverhältnis erforderlich, zu dem sich der behandelnde Arzt bekennen sollte.

e) *Wie soll aufgeklärt werden?* Über Art und Inhalt des Aufklärungsgespräches bei unheilbar Kranken habe ich bereits Ausführungen gemacht.

In keinem Fall reicht der Aufklärungs-Fragebogen aus. Bei der bereits zitierten Untersuchung an 80 aufgeklärten Patienten gaben immerhin 13 Patienten an, daß sie den Bogen überhaupt nicht gelesen haben (Meran, a. a. O.). Ein Patient hatte seine Brille vergessen, und bei einer Patientin lagen sprachliche Probleme vor.

Der Fragebogen kann daher ein Aufklärungsgespräch nie ersetzen, wobei bei Ausländern ggfs. ein Dolmetscher zugezogen werden muß.

f) *Wer ist aufzuklären?* Die Aufklärung hat nichts mit der Geschäftsfähigkeit zu tun. Entscheidend ist, daß der Patient die natürliche Einsichts-, Urteils- und Verständnisfähigkeit hat, um Wesen, Bedeutung und Tragweite der geplanten ärztlichen Maßnahmen zumindest in groben Umrissen zu erkennen und das Für und Wider abzuwägen (Ulsenheimer und Ratzel, Intra- und postoperative Komplikationen in der Gynäkologie und Geburtshilfe, Thieme, 1996, S. 334). Minderjährige unter 14 Jahren werden in aller Regel nicht, zwischen 14 und 18 Jahren jedoch meist einwilligungsfähig sein und müssen daher persönlich aufgeklärt werden, unabhängig davon, daß, von besonderen Fällen der Schweigepflicht abgesehen, auch die Erziehungsberechtigten, z. B. die Eltern, aufgeklärt werden sollten.

g) *Wann ist aufzuklären?* Der Zeitpunkt der Aufklärung war gerade in den letzten Jahren häufig Gegenstand widersprüchlicher gerichtlicher Entscheidungen. Ausgehend von der Überlegung, daß dem Patienten ausreichend Zeit verbleiben soll, sich ggfs. noch anderweitig zu erkundigen und eine eigene Entscheidung herbeizuführen, kommt der Frage des *Wann* wesentliche Bedeutung zu (Hoppe, NJW 1998, S. 782). Die Aufklärung hat so frühzeitig stattzufinden, daß der Patient nicht unter dem Eindruck steht, sich nicht mehr aus einem bereits in Gang gesetzten Geschehensablauf lösen zu können. Der Patient muß seine Einwilligung in den Eingriff frei von Zwängen im Vollbesitz seiner Erkenntnis- und Entscheidungsfreiheit treffen, keinesfalls unter dem Eindruck von Medikamenten oder sogar erst auf dem Operationstisch. Die breite Palette gerichtlicher Entscheidungen reicht von „nicht zwischen Tür und Angel", „am Vorabend", „am Vortag" bis zur „zum Tag der Terminvereinbarung" (Hoppe, a. a. O.).

Dabei ergeben sich, wenn auch noch immer nicht gefestigt, folgende Grundsätze: In keinem Fall darf die Aufklärung erst bei oder nach der Einleitung der Operation erfolgen. Bei kleineren und risikoarmen Eingriffen sollte bei stationärer Behandlung die Aufklärung am Vorabend erfolgen. Bei ambulanten Eingriffen reicht, jedoch deutlich zeitlich abgesetzt, die Aufklärung am Tag des Eingriffs (BGH NJW, 1994, 3009). Bei schwierigen, risikoreichen oder solchen Eingriffen, die ggfs. in das Lebensgefüge eingreifen, muß das Aufklärungsgespräch schon bei der Festlegung des Operationstermins erfolgen (BGH NJW, 1992, 2351 und 1994, 3009). Häufig wird zu diesem Zeitpunkt ein umfassendes Aufklärungsgespräch dann nicht möglich sein, wenn noch bestimmte diagnostische Maßnahmen durchzuführen sind. Dann hat die Aufklärung zu dem Zeitpunkt zu erfolgen, zu dem das Untersuchungsergebnis vorliegt. Es gilt der Grundsatz, daß das Aufklärungsgespräch so frühzeitig wie möglich stattzufinden hat. Ggfs. müßte das Aufkärungsgespräch dann, wenn ein größerer Zwischenraum zwischen dem ersten Aufklärungsgespräch und der Operation liegt, vor der Operation selbst wiederholt werden. Dies sollte dann jedoch am Nachmittag des Vortages des Eingriffs durchgeführt werden, nachdem der BGH gerade für größere Operationen das Gespräch vom Vorabend als nicht ausreichend angesehen hat (Giesen, MedR 1997, 18).

Dokumentation

Pflicht zur Dokumentation

Auch die Dokumentationspflicht war bereits Gegenstand mehrerer Referate auf den Jahrestagungen. Die Dokumentationspflicht selbst ergibt sich aus § 10 der MBO. Die Dokumentation ist nicht etwa vorbeugend für eventuelle gerichtliche Auseinandersetzungen gedacht, sondern sie ist einerseits Gedächtnisstütze für den Arzt, andererseits aber auch der Nachweis für den Patienten, welche Behandlung er erfahren hat (Giesen, MedR 1997, 19). Einer ordnungsgemäßen Dokumentation kommt im Streitfall eine wesentliche Bedeutung zu.

Fehlerhafte Dokumentation

Eine fehlerhaft geführte Dokumentation führt dazu, daß sich im Gerichtsverfahren die Beweislast umkehrt. Grundsätzlich hat der Patient zu beweisen, daß der Arzt eine fehlerhafte Behandlung durchgeführt oder ihn eventuell nicht aufgeklärt hat. Ist eine Aufklärung jedoch nicht dokumentiert, dann geht das Gericht davon aus, daß auch nicht aufgeklärt wurde mit der Folge, daß es an der ordnungsgemäßen Einwilligung für den Eingriff gefehlt hat. Der Arzt haftet dann auch bei einer Behandlung entsprechend der Regeln der ärztlichen Kunst unter dem Gesichtspunkt der Körperverletzung, weil es an der rechtfertigenden Einwilligung fehlt (vgl. vor allem Müller, DRiZ April 1988, S. 155, der sich intensiv mit der Heilbehandlung als Körperverletzung befaßt).

Eine fehlerhafte Dokumentation kann aber auch haftungsauslösend sein. Dies ist dann der Fall, wenn die nachlässige Dokumentation eine fehlerhafte Behandlung z.B. aufgrund eines falschen Arztberichtes oder einer fehlerhaften Behandlungsempfehlung zur Folge hat (Giesen, MedR 1997, 19).

Inhalt der Dokumentation

Der Umfang der Dokumentationspflicht ist problematisch. Wie ausgeführt, geht es nicht um die Minimierung der Haftungsrisiken, sondern um eine möglichst lückenlose Darstellung von Diagnose und Therapie. So ist insbesondere der wesentliche Inhalt des Aufklärungsgespräches niederzulegen. Dies gilt vor allem aber auch dann, wenn der Patient aufgrund einer vorläufigen Verdachtsdiagnose wie der eingangs zitierte Prof. Nock die weitere Aufklärung und vor allem auch jede gebotene Therapie ablehnt (BGH MedR 98, 27).

Haftung des behandelnden Arztes

Sowohl aufgrund des abgeschlossenen Behandlungsvertrages als auch unter dem Gesichtspunkt der Körperverletzung ist eine Haftung des Arztes denkbar.

Eine solche Haftung ist gegeben, wenn der Arzt fehlerhaft behandelt hat. Aber auch bei fehlerfreier Behandlung haftet der Arzt, wenn sich trotzdem ein Risiko realisiert hat und er nicht richtig, d.h. inhaltlich richtig, im gebotenen Umfang und rechtzeitig über dieses Risiko aufgeklärt hat bzw. zwar darüber aufgeklärt hat, aber wegen fehlender Dokumentation die Aufklärung nicht nachweisen kann.

Operationsvorbereitung, allgemeine und spezifisch präventive Maßnahmen

G. Sebastian, A. Stein, K. Schubert und I. Hackert

Hintergründe

Die Vorbereitung des Patienten zum chirurgischen Eingriff gehört in der Operativen Dermatologie zur täglichen Routine. Verschiedene Gründe machen es u. E. erforderlich, eingeschliffene präoperative Maßnahmen zu aktualisieren, um justiziabel werdende Komplikationen zu vermeiden. Zu diesen Gründen zählen:

1. Die Zahl der Patienten mit operationspflichtigen Erkrankungen in der Dermatologie, der Umfang des einzelnen operativen Eingriffs und das operative Spektrum haben in den letzten 10 Jahren deutlich zugenommen.
2. Bedingt durch die „auf dem Kopf stehende" Alterspyramide der Bevölkerung einerseits, die Herz-Kreislauf schonenden Anästhesieverfahren andererseits, steigt der Anteil der älteren und alten Patienten mit Begleiterkrankungen und -therapien, die im Vorfeld des geplanten Eingriffs beachtet werden müssen.

Zielstellungen

Die Optimierung der Operationsvorbereitung erfordert verschiedene Maßnahmen, um eine individuell abgestimmte Risikoabschätzung treffen zu können. Zu ihnen gehören:

1. Eruierung operationsrelevanter krankheits- und/oder begleiterkrankungsbedingter Symptome.
2. Festlegung des Umfangs notwendiger präoperativer Basisdiagnostik und weiterführender Diagnostikmaßnahmen. Erstellen von präoperativen Diagnostikflußdiagrammen für bestimmte Erkrankungsgruppen.
3. Festlegung des Umfangs notwendiger und/oder im Einzelfall nützlicher präoperativer therapeutischer Maßnahmen.

Das Ziel aller präoperativen Maßnahmen ist die Minimierung intraoperativer Komplikationen sowie lokaler und allgemeiner Folgeschäden.

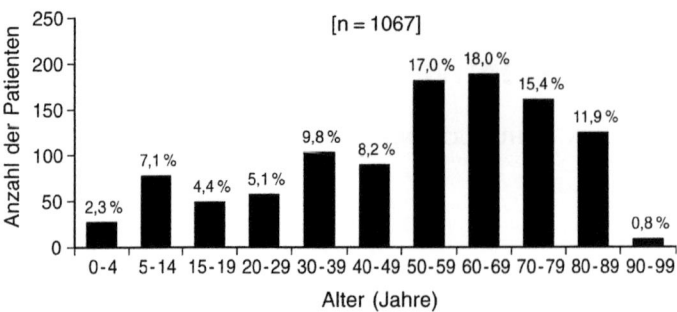

Abb. 1. Altersverteilung stationärer, primär operativ behandelter Patienten 1997

Altersverteilung und Häufigkeit von Begleiterkrankungen bei stationären, primär operativ behandelten Patienten

In der Universitäts-Hautklinik (60 Betten-Klinik) wurden vom 01.01.1997– 31.12.1997 insgesamt 1 708 Patienten behandelt. Die durchschnittliche Verweildauer betrug 10,4 Tage. Von diesen Patienten waren 1 067 (62 %) primär operative Patienten. Der Anteil älterer und alter Patienten (ab dem 60. Lebensjahr) unter ihnen betrug 46,1 % (Abb. 1). Die Häufigkeit von Begleiterkrankungen in diesen Altersgruppen wies einen altersabhängigen langsamen Anstieg der Hypertonie, Diabetes mellitus, Leber- und Nierenfunktionsstörungen, aber einen steilen, mit dem Altersanstieg parallel einhergehenden Anstieg bei koronaren und pulmonalen Erkrankungen auf. Albrecht [1] konnte nachweisen, daß 55–75jährige Patienten kardiovaskulär zu den operativ risikoreicheren als sehr alte Patienten (älter als 75 Jahre) zählen.

Umfangreiche perioperative Morbiditätsuntersuchungen lassen erkennen, daß ab dem 40. Lebensjahr die Patientenhäufigkeit mit leichten Allgemeinerkrankungen ohne Leistungseinschränkungen langsam zunimmt. Im Gegensatz dazu steigt der Anteil der Patienten mit schweren, leistungseinschränkenden Erkrankungen rascher, so daß beide Erkrankungsgruppen jenseits des 60. Lebensjahres bis zu 50 % der zu operierenden Klientel ausmachen [2].

Diagnostische und therapeutische Maßnahmen während der Operationsvorbereitung

Unter den gegebenen Bedingungen einer betont älteren Patientenklientel ergibt sich, daß die präoperative Befragung und Untersuchung (allgemein/speziell) des Patienten einer engen Interaktion von Patient-Arzt bedarf und von zentraler Bedeutung ist. Im Ergebnis dieser Interaktion und aus der Einsicht vorliegender Krankenunterlagen zur Vermeidung von Doppeluntersuchungen wird über den Umfang notwendiger Basis- und weiterführender Diagnostik entschieden. In der Zusammenschau mit den Untersuchungsergebnissen werden im Pflegebereich für bestimmte Erkrankungen und Therapiekonzepte (z.B. Phimose, Krossektomie) in Flußdiagrammen (Standards) festgelegte präoperative prophylaktische und therapeutische Maßnahmen eingeleitet. Zu den häufigeren Problemen, die neben der notwendigen allgemeinen Basisdiagnostik weiterführende diagnostische und präoperative (perioperative) therapeutische Maßnahmen erfordern, zählen Alkohol, Allergien, Anfallsleiden, Antikoagulation, Betarezeptorenblocker, Diabetes mellitus, Hepatitiden, Herzschrittmacher, Hypertonie, Immunsuppression, Keloide, Organersatz, Schlafapnoe, Schwangerschaft, sprachliche Verständigungsschwierigkeiten bis hin zum „Doctor shopping", um nur einige zu nennen [9]. Die bei allen operativen Patienten notwendige allgemeine Basisdiagnostik hängt entscheidend vom Umfang des Eingriffs und den Begleiterkrankungen ab. Aus den aufgezeigten präoperativen Problemen kristallisieren sich folgende zwei Schwerpunkte heraus:

1. Diagnostik von Gerinnungsstörungen
2. Thromboembolieprophylaxe

Diagnostik von Gerinnungsstörungen

Zur Vermeidung von Blutungskomplikationen kommt der exakten Erhebung der Medikation des Patienten eine zentrale Rolle zu. Das in Tabelle 1 dargestellte Standard-Screening-Programm hat sich bewährt. Während es für begrenzte diagnostisch-therapeutische Maßnahmen im Einzelfall nützlich sein kann, ist die Kontrolle von Thrombozyten, Quick, aktivierter partieller Thromboplastinzeit (aPTT), Fibrinogen und die Plättchen-Funktionsanalyse (PFA) bei Azetylsalizylsäure (ASS)-Einnahme für die in Tabelle 1 aufgeführten Indikationen notwendig. Besonders bei Eingriffen in der Axilla und Leistenregion (z.B. Lymphknotendissektion, subkutane Kürettage der Axillen), bei Lappenplastiken mit umfangreichen Gewebemobilisationen und Hauttransplantationen bei großen Defekten können Blutungen fatale Folgen haben.

Tabelle 1. Standard-Screening-Programm bei Gerinnungsstörungen

WAS?	WANN?
– ANAMNESE –	

Standard-Screening-Programm
- Thrombozyten
- Quick
- PTT
- Fibrinogen
- PFA (bei ASS!)

Indikation
NOTWENDIG
- operativ schwieriger zugängliche Orte
- Op. in Narkose
- ASS-Einnahme
- chronisch alkoholabhängige Patienten

Tabelle 2. Erweitertes Screening-Programm bei Gerinnungsstörungen

WAS?	WANN?
– ANAMNESE –	
Erweitertes Screening-Programm – Standardprogramm + – Thrombin/Reptilasezeit – ggf. Einzelfaktoren	Indikation NOTWENDIG – maligne Systemerkrankung – septische Prozesse – schwere Lebererkrankung – hämolytische Anämie – Hämophile und Konduktorinnen – antikoagul./heparin. Pat.

Bedingt durch die gestiegene ASS-Medikation, die die Zyklooxygenaseaktivität der Thrombozyten irreversibel stoppt, haben Blutungskomplikationen zugenommen [8]. Die subaquale Blutungszeit ist als Indikator der ASS-Wirkung unzureichend. Zur Kontrolle einer ausreichenden thrombozytären Funktion ist die Plättchen-Funktionsanalyse mit Hilfe des PFA-100 TM Thrombozyten Funktionsanalyzers ausreichend sensitiv. Stehen entsprechende Bestimmungsmöglichkeiten nicht zur Verfügung, muß minimal 3 Tage (als optimal gelten 7 Tage) vor dem Eingriff ASS abgesetzt, falls notwendig auf Heparin umgestellt werden.

Das erweiterte Screening-Programm (Tabelle 2) ist bei heparinisierten und antikoagulierten Patienten notwendig. Unfraktioniertes Heparin läßt sich über die aktivierte partielle Thromboplastinzeit (aPTT) kontrollieren, allerdings ist die Bestimmung der anti-Xa Aktivität sensitiver und sicherer. Niedermolekulare Heparine sind nicht oder nur schlecht über die aPTT zu erfassen, da keine oder nur eine geringe Hemmung des Thrombins erfolgt [4]. Bei malignen Erkrankungen des blutbildenden Systems und schweren Lebererkrankungen können Einzelfaktoren schwer geschädigt sein. In diesen Fällen ist eine enge Zusammenarbeit mit den Hämatologen notwendig.

Thromboembolieprophylaxe

Die Notwendigkeit einer effizienten Thromboembolieprophylaxe ergibt sich aus vorliegenden epidemiologischen Daten, bekannten Risikofaktoren (z.B. fortgeschrittenes Alter, Malignome, Antiphospholipidantikörper-Syndrom) und den neuen Erkenntnissen der letzten Jahre zur Thrombophilie. Neben den „klassischen" hereditären Thrombophilien (z.B. Mangel an Antithrombin, Protein C und S oder Plasminogen, Dysfibrinogenämie) werden die „neuen" Thrombophilien (z.B. Faktor V Leiden Mutation, Hyperhomozysteinämie, Prothrombin-Mutation) bei einer weit höheren Anzahl von Thrombosepatienten nachgewie-

Tabelle 3. Thromboserisikogruppen in der Operativen Dermatologie

	WANN?	
Hohes Risiko	Mittleres Risiko	Niedriges Risiko
Operation Beine mit Immobilis. Größere Eingriffe Alter > 60 Malignom	Varik./Adipos. 40–60 Jahre, kl. Chirurgie + früher Thromboembolie Alter > 60, kl. Chirurgie	jeder stationäre Patient ab 18. Lj.

adapt.: DT. DERM. 46: 55–62 (1998)

sen [3]. Grundsätzlich besteht für alle operativ behandelten oder länger immobilisierten (auch konservativ behandelten) Patienten ein Thromboserisiko, das von unterschiedlichen Risikofaktoren abhängt.

Risikofaktoren und Risikogruppen

Dispositionelle Faktoren sind neben den bereits genannten, z.B. eine Östrogenmedikation, Übergewicht (> 20 % Broca), ein nephrotisches Syndrom und eine schwere Herzinsuffizienz. Das zu erwartende Risiko ergibt sich aus der Kombination von dispositionellen Risikofaktoren, der Lokalisation des Eingriffs (z.B. untere Extremität) und dem Operationsumfang. In Anlehnung an die Empfehlungen der Deutschen Gesellschaft für Chirurgie [5, 6] und unter Beachtung der Leitlinien der Deutschen Gesellschaft für Phlebologie [10] wurde eine Risikoeinstufung für Patienten im Rahmen der Operativen Dermatologie vorgenommen (Tabelle 3). Im stationären Bereich wird in Deutschland ganz überwiegend bei operativen Eingriffen, die über 30 Minuten andauern, eine risikogruppenadaptierte Thromboseprophylaxe durchgeführt [7].

Therapiestrategien

Folgende Behandlungsmethoden können empfohlen werden:

1. Frühmobilisation und physikalische Therapie
   - sorgfältig angepaßte Antithrombosestrümpfe (z.B. „weißer Spitalstrumpf")
   - intermittierende pneumatische Waden- und Fußsohlenkompression
   - Bettfahrrad und ähnliche Techniken (Sprunggelenk-Waden-Muskelgruppe)
2. Medikamentöse Therapie
   - unfraktioniertes Heparin (UFH)
   - niedermolekulare Heparine (NMH)
   - Vitamin-K-Antagonisten

Tabelle 4. Risikoangepaßte Thromboembolieprophylaxe

WAS?		
Hohes Risiko	Mittleres Risiko	Niedriges Risiko
Physikalische und medikamentöse Prophylaxe	Physikalische (und) medikamentöse Prophylaxe	Physikalische Prophylaxe
NOTWENDIG	EMPFEHLUNG	EMPFEHLUNG

Bei mittlerem und hohem Thromboserisiko ist neben der notwendigen Ausschöpfung der physikalischen (frühmobilisierenden!) Prophylaxe bei hohem Risiko eine medikamentöse Prophylaxe notwendig, bei mittlerem Risiko empfehlenswert (Tabelle 4).

Für die medikamentöse Behandlung stehen die drei genannten Substanzklassen zur Verfügung. Sie werden unter Beachtung von Kontraindikationen und nach sorgfältiger Aufklärung des Patienten eingesetzt.

Der Einsatz von UFH als low dose Heparin, 3 × 5000 IE/Tag s.c. ist ein etabliertes Verfahren bei mittlerem Thromboserisiko. Bei Hochrisikopatienten ist eine individuelle, aPTT-adjustierte höhere Dosierung üblich.

NMH haben aufgrund der besseren Bioverfügbarkeit, längeren Halbwertszeit, ihrer antithrombotischen Effizienz und guten Praktikabilität UFH stark zurückgedrängt.

NMH stellen eine Gruppe sehr inhomogener Substanzen mit unterschiedlichen pharmakologischen Wirkungsprofilen dar. Ihr Einsatz ist deshalb nicht pauschal für alle Risikogruppen geeignet, z.T. müssen sie gewichtsadaptiert verabreicht werden.

Unerwünschte Arzneimittelwirkungen bei der Heparinanwendung sind Wundhämatome. Bei Langzeitanwendungen (über 4-6 Monate) kann eine Osteoporose auftreten, die bei NMH gegenüber UFH seltener sein soll. Heparininduzierte Thrombozytopenien (HIT) treten als die unkomplizierte HIT I auf, bei der eine Weiterbehandlung mit Heparin möglich ist. Bei der potentiell gefährlichen HIT II tritt der Thrombozytenabfall zwischen dem 5.-14., seltener bis zum 21. Tag auf und erfordert das sofortige Absetzen von Heparin. Eine andere Form der Antikoagulation, z.B. mit Danaparoid oder Hirudin ist dann notwendig.

Eine eingeleitete medikamentöse Thromboseprophylaxe sollte auch nach Mobilisation des Patienten und Entlassung aus der stationären Behandlung insgesamt minimal 8 Tage betragen. Bei ambulanten Eingriffen ist eine medikamentöse Thromboseprophylaxe, betont bei Immobilisation der unteren Extremität durch gelenkübergreifende Kunststoff-Verbände erforderlich.

Schlußfolgerung

Die Zunahme operativer Eingriffe bei älteren und alten Patienten mit Begleiterkrankungen und -therapien erfordert in der präoperativen Phase eine enge Interaktion zwischen Patient und Operateur. Blutungskomplikationen und Thromboserisiko zählen zu den möglichen Komplikationen in Klinik und Ambulanz. Eine exakt erhobene Anamnese und daraus abgeleitet prophylaktische diagnostische und therapeutische Maßnahmen können Folgeschäden minimieren.

Literatur

1. Albrecht DM (1990) Kardiovaskuläre Veränderungen im Alter. Anaesthesist [Suppl 1] 39: 9
2. Ebeling BJ, Lauven PM (1990) Perioperative Morbidität und Mortalität. Anaesthesist [Suppl 1] 39: 13
3. Eichinger S (1997) Erhöhtes Thromboserisiko: Genetische oder exogene Ursachen. Schrifttum und Praxis 28: 189-192
4. Grassegger A (1997) Heparin – Welches? Wann? Wie lange? Schrifttum und Praxis 28: 196-202
5. Hartel W (1997) Empfehlungen zur stationären und ambulanten Thromboembolie-Prophylaxe. Beilage zu den Mitteilungen der Deutschen Gesellschaft für Chirurgie G 79, Heft 5
6. Koppenhagen K, Häring R (1995) Aktuelle Aspekte zur stationären und ambulanten Thromboembolie-Prophylaxe. Beilage zu den Mitteilungen der Deutschen Gesellschaft für Chirurgie G 66, Heft 3
7. Kujath P (1995) Die ambulante Thromboseprophylaxe. Dt Ärztebl 92: A-2002-2006
8. Lawrence C, Sakutanabhaia, Tiling-Grosse S (1994) Effect of aspirin and nonsteroidal antiinflammatory drug therapy on bleeding complications in dermatologic surgical patients. J Am Acad Dermatol 31: 988-992
9. Mc Gillis St, Stanton-Hicks V (1998) The preoperative patient evaluation: preparing for surgery. In: Thiers BH [eds] Dermatologic clinics. Excision and repair. WB Saunders, Philadelphia London Toronto Montreal Sydney Tokyo 16: 1-15
10. Partsch H, Blättler W (1998) Leitlinien zur Thromboembolie-Prophylaxe. Dt Derm 46: 55-62

Lokalanästhesie, Regionalanästhesie, Tumeszenzanästhesie: Techniken und Indikationen

G. SATTLER

Die operative Dermatologie stellt eine chirurgische Randgruppe dar, die am größten Organ, der Haut und dem dazugehörigen Subkutangewebe tätig ist. Hierauf begründet sich die Vertrautheit des Dermatologen mit den Lokalanästhetika, da er sie ständig anwendet und diese ihn unabhängig vom Anästhesisten machen. Somit sind die meisten Eingriffe in einfacher Lokalanästhesie durchzuführen, bei denen eine einprozentige Lösung mit oder ohne Adrenalinzusatz intrakutan und subkutan injiziert wird. Der Bedarf an anderen Verfahren wie z. B. der Regionalanästhesie besteht weniger häufig.

Die am häufigsten verwendeten Lokalanästhetika sind das Lidocain (Xylocain), Scandicain (Mepivacain) und das Xylonest (Prilocain), die alle mittelkurz für die Dauer von bis zu zwei Stunden ihre Wirksamkeit entfalten.

Lokalanästhetika sind alle lipophil, binden sich sofort an lipidhaltiges Gewebe wie z. B. auch Nerven, die zu 90 % aus Lipidmolekülen bestehen. Sie liegen als Salze in unterschiedlicher Stärke vor und werden durch Lösung in milden Säuren in Lösung versetzt. In Abhängigkeit der Wirkstoffe liegen die pH-Werte der Lokalanästhesien zwischen 5 bis 6 (ohne Adrenalin). Mit Adrenalinzusatz aus Stabilitätsgründen besteht bei allen Lokalanästhesien ein pH von 4 bis 4,5. Zur Linderung eines unangenehmen Stechens während der Lokalanästhesie-Infiltration kann im Verhältnis 4:1 bis 2:1 Natriumbicarbonat 8,4 % zwecks Pufferung der Lösung hinzugegeben werden. Die Wirkdauer wird aber durch den Zusatz von Natriumbicarbonat reduziert, außerdem ergibt sich beim Nachlassen der Lokalanästhesie häufig ein teilweise unangenehmes Brenngefühl.

Der Einsatz peripherer Nervenblockaden führt zur Anästhesie großflächiger Hautareale. Diese Blockaden können ohne große Unannehmlichkeit und mit einem zu vernachlässigenden Risiko für den Patienten angewendet werden. Gerade in der Hautchirurgie eignet sich diese Anästhesieform besonders, da das sensible Nervensystem perkutan gut zugänglich ist. Somit ist es unmöglich, die rückenmarksnahen Narkoseformen oder die Intubationsnarkose mit dem damit verbundenen Narkoserisiko und der damit verbundenen intensiven postoperativen Überwachung auf ein Minimum zu beschränken.

In der Gegenüberstellung der großflächigen Infiltrationsanästhesie mit der peripheren Nervenblockade ergeben sich entscheidende Vorteile für die Leitungsanästhesien:

a) geringere Toxizität aufgrund geringerer Anästhesiemengen
b) effektivere, längere Wirkdauer
c) Anästhesiemittelapplikation fern des Operationsgebietes, bedeutsam bei Eingriffen mit malignen oder infektiösen Prozessen
d) Geringere Belastung des Patienten durch wenige Punktionen

Im folgenden sind die für die Anwendung im Rahmen der operativen Dermatologie relevanten Leitungsblockaden aufgelistet. Das hierzu verwendete Lokalanästhetikum Mepivacain wird in der einprozentigen Zubereitung ohne den Zusatz von Adrenalin empfohlen. Mepivacain hat einen besonders schnellen Wirkungseintritt, verbunden mit einer ausreichenden Wirkungsdauer bei einer geringen Toxizität. Üblicherweise wird auf den Zusatz von Adrenalin verzichtet und kann bei Patienten mit akralen vaskulären Erkrankungen bzw. Dysregulationen und bei Medikationen mit Betablockern zu Komplikationen führen.

1. Oberst'sche Leitungsanästhesie: Hände und Füße, Operation am Nagel, Warze, etc.
2. Fußblockade: Plantarwarzen,
3. Handblockade: z. B. ausgedehnte Fingerwarzen,
4. Femoralisblockade: z. B. Varizenchirurgie
5. Gesichtsblockade: Augmentation, Faltenbehandlung, Dermabrasion, Laserbehandlung,
6. Penisblockade   Zirkumzision

Die Vorteile der Leitungsanästhesien liegen eindeutig im Bereich der flächenhaften, jedoch regionalen Schmerzausschaltung mit erhaltenen Schutzreflexen. Die Methode und deren Technik der Applikation muß jedoch geübt sein und perfekt angewendet werden, da sie sonst für den Patienten und Therapeuten zur Qual wird.

Die Tumeszenzlokalanästhesie ist ein seit 1987 von Dr. Jeffrey Klein eingeführtes Anästhesieverfahren, welches erlaubt, große Areale der Körperoberfläche durch die subkutane Infiltration einer stark verdünnten Lokalanästhesielösung zu betäuben (1,2).

Die hierbei verwendete Lösung setzt sich wie in Tabelle 1 beschrieben zusammen. Der Zusatz von Adrenalin führt zu einer ausgeprägten Vasokonstriktion und zur verlangsamten Resorption des verwendeten Lokalanästhetikums. Das von Klein verwendete Lidocain bietet viele Vorteile hinsichtlich des Resorptionsverhalten, der Toxizität und der Wirkpotenz. Nach einer zehnjähri-

Tabelle 1. Tumeszenzlokalanästhesielösung nach Klein

Lidocain 1	50,0
Suprarenin 1:1000	1,0
Natriumbicarbonat 8,4 %	12,5
Triamcinolon 10 mg	1,0
NaCl 0,9 %	1000,0
	1064,5

≅ Tumeszenzlokalanästhesielösung nach Klein (0,05 %ige Lösung)

Abb. 1. Lidocain Plasmakonzentration und Toxizität

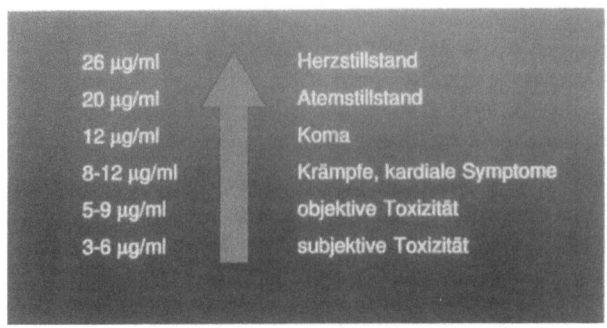

gen Anwendungserfahrung darf von 50 mg pro Kilogramm Körpergewicht als eine sichere Maximaldosis ausgegangen werden. Hierbei muß jedoch berücksichtigt werden, daß der Cytochrom-Inhibitor P 450 3A4 den Abbau des Lidocains verlangsamt und entsprechende Cytochrom-Inhibitor-freisetzende Medikamente nicht gleichzeitig verabreicht werden dürfen.

Die Intoxikationen werden subjektiv zwischen 3 und 4 µg/ml im Serum bzw. 5 - 8 µg/ml Serum bemerkbar und sind in Abb. 1 aufgeführt.

Seit 1993 wird häufig auch das in Europa zugelassene Prilocain als Lokalanästhetikum in der Tumeszenzlösung verwendet. Der Vorteil liegt in einer nahezu halbierten Toxizität bei vergleichbaren pharmakologischen Eigenschaften hinsichtlich Wirkungseintritt, Wirkungsdauer und Wirkungsintensität. Der wesentliche Nachteil des Prilocains gegenüber Lidocain ist die für eine Dauer von 4–8 Stunden auftretende Hemmung des Abbaus der körpereigenen Bildung von Methämoglobin durch den Prilocain-Metabolit alfa-Toludin. Der Methämoglobinspiegel kann bis zu einem Anteil von 25 Prozent ansteigen (Abb. 2). Dies spielt jedoch nur bei großen Applikationsmengen eine Rolle wie z.B. bei großflächigen Liposuktionen, die als Wahleingriff nur bei normalem Hämoglobin und normalem Hämatokrit durchgeführt werden sollten (4,5).

Die Injektion erfolgt subkutan in das Fettgewebe mit einer Handpumpspritze oder mit einer motorangetriebenen Rollenpumpe bis zu dem Zustand eines prallen Gewebeödems. In Abhängigkeit von der beabsichtigten Operation soll

Abb. 2. Met-Hb-Bildung durch Prilocain

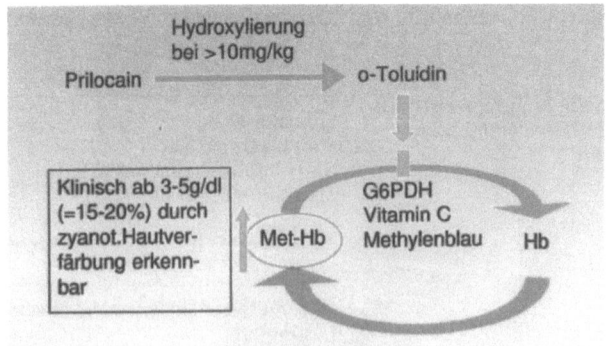

sich dann die Tumeszenzlokalanästhesielösung bis zu einer Stunde lang im Gewebe verteilen und den Zustand der Anästhesie entstehen lassen. Direkt nach der subkutanen Injektion der Tumeszenzlokalanästhesielösung kommt es zunächst zu einer paraseptalen Hydrodissektion, welches von Bedeutung bei Lappenplastiken und Lipomexstirpationen ist. Nach einer Einwirkzeit von 10–15 Minuten kommt es duch einen interstitiellen Druckausgleich im Gewebe zu einer perilobulären Umlagerung der Fettläppchen und im weiteren Verlauf als dritte Phase zu einer intralobulären Fettgewebsdurchtränkung. Ist in Abhängigkeit von Hautspannung und Tumeszenzlokalanästhesiemenge ausreichende Tumeszenz gewährleistet, tritt nach ca. 45 Minuten bis zu einer Stunde der Zustand der Homogenisierung des Subkutanraumes ein. In diesem Stadium ist der durch die Tumeszenzlokalanästhesielösung bedingte Druck im Gewebe stärker als jener der subkutanen Bindegewebssepten oder der Bindegewebskapsel, die ein Lipom als tastbarem Tumor gegenüber dem übrigen Fettgewebe abgrenzt.

Die Indikationsmöglichkeiten für die Tumeszenzlokalanästhesie sind vielfältig. Im Bereich der Tumorchirurgie sind Lappenplastiken durch den Effekt der subkutanen paraseptalen Hydrodissektion im Sinne einer In-situ-Lappenmobilisierung begünstigt, bei Dermabrasionen stabilisiert das tumeszierte Gewebe die Hautoberfläche, ersetzt damit den OP-Assistenten und gestaltet somit den Eingriff sicherer. Insbesondere im Rahmen der Venenchirurgie ergeben sich wesentliche Vorteile durch die Tumeszenzlokalanästhesie. Durch die paravasale Hydrodissektion kommt es zu einer begünstigten Gefäßextraktion, ebenso kommt es durch die Anwesenheit der Kochsalzlösung zu einer weichen Verteilung des sich sonst häufig formiert ausbildenden Hämatoms. Postoperativ empfindet der Patient wie bei allen Eingriffen in Tumeszenzlokalanästhesie für 10–16 Stunden keine Schmerzen und ist somit sofort mobil und bildet keine Schonhaltungen aus, was von besonderer Bedeutung bei venenchirurgischer Eingriffen wie der paratibialen Fasziotomie ist. Ein ganz neuer chirurgischer Indikationsbereich ist durch die Tumeszenzlokalanästhesie bei den Fettgewebsveränderungen hinzugekommen. Durch den homogenisierten Subkutanraum ist es möglich, Lipödeme oder Lipodystrophien nahezu jeder Genese erfolgreich zu behandeln (3).

Literatur

1. Klein, JA (1988) Anesthesia for Liposuction in Dermatologic Surgery. J Dermatol Surg Oncol 14: 1124–1132
2. Klein, JA (1990) Tumescent Technique for Regional Anesthesia Permits Lidocaine Doses of 35 mg/kg for Liposuction. J Dermatol Surg Oncol 16:248–262
3. Sattler G, Hasche E, Rapprich S Mössler K, Hagedorn M (1997) Neue operative Behandlungsmöglichkeiten bei benignen Fettgewebserkrankungen. H + G Band 72, Heft 8: 579–582
4. Sattler G, Rapprich S, Hagedorn M (1997) Tumeszenz-Lokalanästhesie – Untersuchung zur Pharmakokinetik von Prilocain. H + G Band 72, Heft 7: 522–525
5. Sommer B, Sattler G (1998) Tumeszenzlokalanästhesie, Weiterentwicklung der Lokalanästhesieverfahren für die operative Dermatologie. Hautarzt 5-98: 351–360

Tumeszenz-Lokalanästhesie: Einsatz im Kopfbereich

L. Kalodikis, B. Hermes und P. K. Kohl

Einleitung

Die Tumeszenz-Lokalanästhesie (TLA) stellt eine spezielle Form der Infiltrationsanästhesie mit subkutaner Injektion hoher Volumina einer verdünnten Lokalanästhetikum- und Adrenalin-haltigen isotonen Kochsalzlösung dar.

Dieses Anästhesieverfahren wurde, um die Bedingungen für die Durchführung der Liposuktion zu verbessern, 1986 vom amerikanischen Dermatologen Klein entwickelt und 1987 erstmalig publiziert [9]. In weiteren Publikationen von Klein wurden die Vorteile der TLA im Zusammenhang mit der Liposuktion diskutiert [11,12]. Weitere Autoren berichteten über den Einsatz dieser Anästhesietechnik in anderen Bereichen wie z.B. der Bauchdeckenplastik [15], Venenchirurgie [4,18], Mastektomie [20], Schweißdrüsenkürettage [7], Dermabrasion [5] und der Behandlung von Zoster-Neuralgien [3].

Die Vorteile der TLA lassen sich aber auch im Kopfbereich nutzen, nicht nur für dermatokosmetische Operationen [2, 6, 8, 17], sondern auch für die Hauttumorchirurgie mit Deckung größerer Defekte durch Nahlappenplastiken. Acosta berichtete 1997 erstmalig über eine Studie, die den Einsatz der TLA in der Hauttumorchirurgie untersuchte [1].

Grundlagen

Die starke Dilution des Lokalanästhetikums, die einen niedrigen Konzentrationsgradienten zwischen dem interzellulären und dem intravasalen Raum bewirkt, und die Vasokonstriktion durch das Adrenalin haben eine extrem langsame Resorption der infiltrierten Substanzen zur Folge. Hierdurch kann die üblicherweise empfohlene Maximaldosis des verwendeten Lokalanästhetikums erheblich überschritten werden.

Seit der Einführung von Lidocain in den USA im Jahre 1948 wurde für dieses Lokalanästhetikum eine Maximaldosis von 7 mg/kg Körpergewicht (KG) bzw. von 500 mg mit Adrenalin empfohlen. Diese Grenze wurde weitgehend empirisch gesetzt. Im Jahre 1990 propagierte dann Klein aufgrund seiner pharmakologischen Untersuchungsreihen mit TLA bei der Liposuktion eine Dosis von 35 mg Lidocain/kg KG [10]. Ostad et al. berichteten sogar von einer Höchstdosis von 55 mg Lidocain/kg KG für die Liposuktion [14].

Im europäischen Raum wird häufig das weniger toxische und besser verträgliche Prilocain verwendet, das eine hohe Clearancerate und eine entsprechend kurze Plasma-Halbwertzeit aufweist. Die pharmakokinetischen Eigenschaften des Prilocains wurden kürzlich von Sattler und Mitarbeitern untersucht. Ihre Untersuchungen haben gezeigt, daß die während einer TLA mit einer Prilocaindosis von 35 mg/kg KG gemessene Plasmakonzentration von maximal 1,27 µg Prilocain/ml deutlich unterhalb der mit 5µg/ml angegebenen toxischen Plasmakonzentration von Prilocain liegt [16].

Die Rezeptur zur Herstellung der TLA wurde im Laufe der Jahre z.T. von Klein selbst und von anderen mehrfach modifiziert. Natriumbikarbonat wird zugesetzt, um eine bessere Diffusion des Lokalanästhetikums in das Fettgewebe zu erzielen und um den häufig bei der Infiltration empfundenen „brennenden Schmerz" durch eine Erhöhung des pH-Wertes zu reduzieren [13].

Zum Einsatz in der Hauttumorchirurgie verwendete Acosta [1] eine modifizierte Tumeszenzlösung mit einer besonders niedrigen Adrenalin-Endkonzentration von 1:4.000.000 (s. Tabelle 1).

Methodik

Unsere Erfahrungen mit dem Einsatz der TLA im Kopfbereich haben gezeigt, daß der im Vergleich zum Fettgewebe ausgeprägt sensibel innervierte und reich vaskularisierte Kopfbereich etwas höhere Konzentrationen des Lokalanästhetikums und des Vasokonstringens als in der für die Liposuktion eingesetzten TLA-Lösung erfordert bei vergleichsweise niedrigeren Infiltrationsvolumina. Tabelle 1 zeigt im Vergleich verschiedene Tumeszenz – Lösungen sowie die im Krankenhaus Neukölln eingesetzte Modifikation für den Kopf- und Halsbereich.

Durch die Infiltration von 100–200 ml Lösung der vorgeschlagenen Modifikation in eine Gesichts- oder Halshälfte kommt es zu einer lang anhaltenden Analgesie und Vasokonstriktion. Die Prilocain-Endkonzentration (0,17%) ist im Vergleich mit der bei der Liposuktion eingesetzten Lösung höher. Dennoch wird wegen des niedrigeren Infiltrationsvolumens die für Prilocain mit Adrenalin maximal empfohlene Dosis von 8,5 mg/kg KG nicht überschritten. Durch die relativ langsame Infiltration der Lösung von ca. 100ml/min, wofür 2–3 Einstiche mit der Injektionskanüle (24G) erforderlich sind, erfolgt ein rascher Wirkungseintritt. Der manchmal auftretende „brennende Schmerz" ist hierbei sehr kurz, weswegen auf den Zusatz von Natriumbikarbonat auch verzichtet werden kann. Nach etwa 5–10 Minuten entfaltet die Lösung ihre volle Wirkung, die Operation kann dann ohne längere Wartezeit durchgeführt werden.

Besprechung

Durch die Infiltration der beschriebenen Tumeszenzlösung für den Kopfbereich entwickelt sich eine gleichmäßige Vordehnung der Haut, die sich wie ein kurzzeitiger „Expander" auswirkt (Abb. 1). Diese „gewonnene" Haut steht am Ende der Operation für die Defektdeckung zur Verfügung.

Tabelle 1. Tumeszenz-Lösungen im Vergleich mit der konventionellen Lokalanästhesie

	TL[a] für Liposuktion Klein [12]	TL für Liposuction Sommer + Sattler [19]	TL für Hauttumoren Acosta [1]	TL für Kopfhalsbereich	Konventionelle Lokalanästhesie
NaCl 0,9 % (ml)	900–950	1000	500	200	
Lidocain 1 % ohne Adrenalin (ml)	50-100				
Lidocain 2 % mit Adrenalin 1:200.000(ml)					
Prilocain 1 % ohne Adrenalin (ml)		50	25	40	
Prilocain 1 % mit Adrenalin 1:200.000(ml)					< 60
Adrenalin 1:1000 (ml)	1	1			
Natriumhydrogencarbonat 8,4 % (ml)	5	6	2,5	0,5	
Triamcinolon (mg)	10	10			
Endkonzentration des LA[b] (mg/l)	500 – 1.000	470	947	1.666	10.000
Endkonzentration des LA (%)	0,05 – 0,1	0,047	0,095	0,17	1
Endkonzentration des Adrenalin (mg/l)	1	1	0,25	2,5	5
Verdünnung des Adrenalin	1:1.000.000	1:1.057.000	1:4.000.000	1:480.000	1:200.000
Verbrauch an TL pro Operation (ml)	bis 5000	bis 5000	bis 200	bis 240	
Verbrauch an LA pro Operation (mg)	bis 5000	bis 2500	bis 189	bis 400	bis 600
Möglicher Verbrauch an LA pro kg KG (mg)	≦35	≦ 35	≦ 3	≦ 6	≦ 8,5

[a]TL = Tumeszenz-Lösung, [b]LA = Lokalanästhetikum

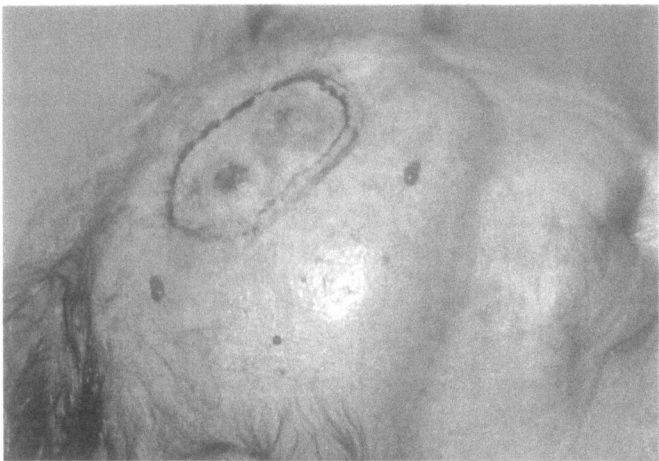

Abb. 1. Deutliche Schwellung nach Infiltration der TLA

Die vasokonstriktorische Wirkung von Adrenalin zusammen mit dem hohen Gewebedruck des infiltrierten Volumens bedingen eine starke Minderdurchblutung des Operationsgebietes, die nicht nur die langsame Resorption der Tumeszenz-Lösung zur Folge hat, sondern auch den Vorteil eines übergangslos gleichmäßig infiltrierten, blutarmen und übersichtlichen Operationsgebietes bietet (Abb. 2). Die infiltrierte Tumeszenz-Lösung bewirkt eine Auflockerung des subkutanen Gewebes, wodurch die Präparation erleichtert wird. Anatomische Strukturen lassen sich leichter vom Bindegewebe lösen und können dadurch geschont werden. Zusätzlich schützt die interzellulär verteilte Kochsalz-Lösung das Gewebe vor Exsikkation. Während der Operation fließt durch die Manipu-

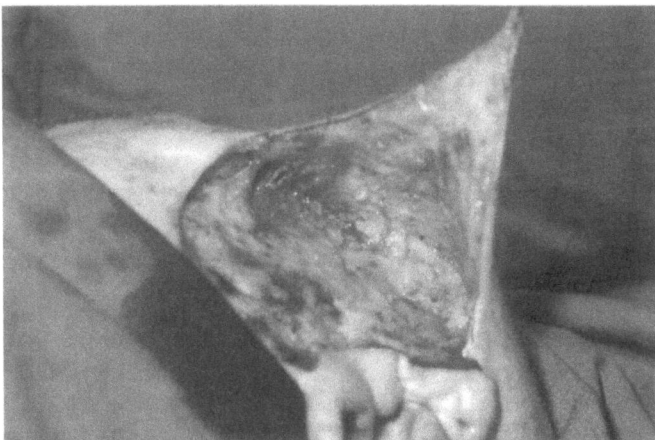

Abb. 2. Blutarmes, übersichtliches Operationsgebiet

lation ein erheblicher Teil der TLA-Lösung aus dem Gewebe ab und wird überwiegend von Kompressen aufgefangen. Die Anlage von Drainagen zur Ableitung überschüssiger TLA-Lösung ist nicht erforderlich. Postoperativ führt die langsame Resorption der im Gewebe verbliebenen Tumeszenz-Lösung zu einer im Vergleich zur konventionellen Lokalanästhesie mit Adrenalin länger anhaltenden Analgesie.

Nach der Infiltration der TLA-Lösung sind allerdings klinische Tumorgrenzen und Hautspaltlinien schwer zu erkennen. Durch präzise präoperative Planung mit Markierung von Tumorgrenzen und Schnittführung vor der Infiltration kann dieses Problem gelöst werden (Abb. 3).

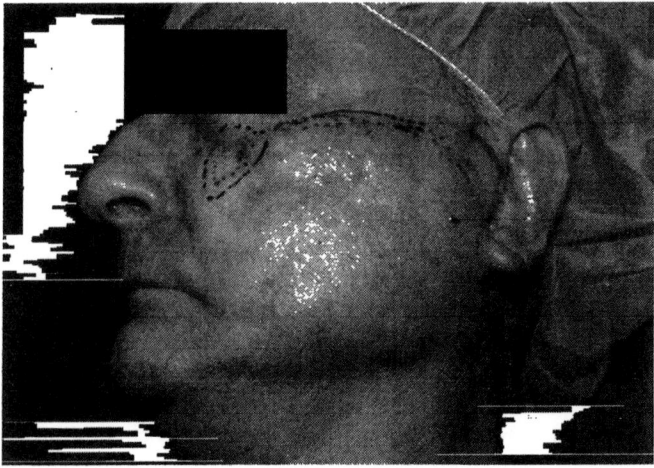

Abb. 3. Markierung von Tumorgrenze und Schnittführung vor der TLA-Infiltration

Wie auch bei der konventionellen LA mit Adrenalin ist auch bei der TLA eine subtile Blutstillung während der Operation unerläßlich. Kompressionsverbände und moderate Kühlung reduzieren das Risiko einer Nachblutung.

Bei korrekter Handhabung der TLA für den Kopfhalsbereich sind systemische Nebenwirkungen sehr selten und lassen sich bei streng subkutaner Infiltration der Tumeszenz-Lösung vermeiden. Potentiell gefährdete Patienten sollten intraoperativ maschinell überwacht werden.

Die Tumeszenz-Lokalanästhesie erfreut sich seit ihrer Entwicklung vor gut 12 Jahren zunehmender Beliebtheit. Ihr Indikationsspektrum in der operativen Dermatologie wird ständig erweitert, insbesondere aufgrund der einfachen und sicheren Handhabung der Methode, die keineswegs eine Konkurrenz zur konventionellen Lokalanästhesie sondern vielmehr eine Ergänzung darstellt. In der Hand des erfahrenen, chirurgisch tätigen Dermatologen ist sie ein nützliches Werkzeug für die schonende Durchführung größerer Operationen im Kopf- und Halsbereich.

Literatur

1. Acosta AE Clinical parameters of tumescent anesthesia in skin cancer reconstructive surgery. A review of 86 patients. Arch Dermatol 1997; 133:451–454
2. Brody GS The tumescent technique for face lift. Plast Reconstr Surg 1994; 94:407
3. Chiarello SE Tumescent infiltration of corticosteroids, lidocaine, and epinephrine into dermatomes of acute herpetic pain or postherpetic neuralgia. Arch Dermatol 1998; 134:279–281
4. Cohn MS, Seiger E, Goldman S Ambulatory phlebectomy using the tumescent technique for local anesthesia. Dermatol Surg 1995; 2:315–318
5. Coleman WP, Klein JA Use of the tumescent technique for scalp surgery, dermabrasion, and soft tissue reconstruction. J Dermatol Surg Oncol 1992; 18:130–135
6. Field LM, Namias A Bilevel tumescent anesthetic infiltration for hair transplantation. Dermatol Surg 1997; 23:289–290
7. Hasche E, Hagedorn M, Sattler G Die subkutane Schweißdrüsenkürettage in Tumeszenzlokalanästhesie bei Hyperhidrosis axillaris. Hautarzt 1997; 48:817–819
8. Hunstad JP The tumescent technique facilitates hair micrografting. Aesthetic Plast Surg 1996; 20:43–48
9. Klein JA The tumescent technique for liposuction surgery Am J Cosmetic Surg 1987; 4:263–7
10. Klein JA Tumescent technique for regional anesthesia permits lidocaine doses of 35 mg/kg for liposuction. J Dermatol Surg Oncol 1990; 16:248–263
11. Klein JA The tumescent technique. Anesthesia and modified liposuction technique. Dermatol Clin 1990; 8:425–437
12. Klein JA Tumescent technique chronicles. Local anesthesia, liposuction, and beyond. Dermatol Surg 1995; 21:449–457
13. Lawrence C Drug management in skin surgery. Drugs 1996; 52:805–817
14. Ostad A, Kageyama N, Moy RL Tumescent anesthesia with a lidocaine dose of 55 mg/kg is safe for liposuction. Dermatol Surg 1996; 22:921–927
15. Pravecek EJ, Worland RG Tumescent abdominoplasty: full abdominoplasty under local anesthesia with i.v. sedation in an ambulatory surgical facility. Plast Surg Nurs 1998; 18:38–43
16. Sattler G, Rapprich S, Hagedorn M Tumeszenz-Lokalanästhesie-Untersuchung zur Pharmakokinetik von Prilocain. Zeitschrift für Hautkrankheiten 1997; 72: 522–525
17. Schoen SA, Taylor CO, Owsley TG Tumescent technique in cervicofacial rhytidectomy. J Oral Maxillofac Surg 1994; 52:344–347
18. Smith SR, Goldman MP Tumescent anesthesia in ambulatory phlebectomy. Dermatol Surg 1998; 24:453–456
19. Sommer B, Sattler G Tumeszenzlokalanästhesie. Weiterentwicklung der Lokalanästhesieverfahren für die operative Dermatologie. Hautarzt 1998; 49:351–360
20. Worland RG Expanded utilization of the tumescent technique for mastectomy. Plast Reconstr Surg 1996; 98:1321

Leitungsblockaden im Gesichtsbereich

A. Heller und R. Stadler

Bei operativen Eingriffen im Gesichtsbereich wird in den meisten Fällen eine Infiltrationsanästhesie eingesetzt. Bei größeren Eingriffen findet die Intubationsnarkose ihre Anwendung. Die Möglichkeit einer gezielten Leitungsblokkade wird im klinischen Alltag dabei oft außer acht gelassen.

Dies spiegelt sich letztlich auch in unserem Patientengut wieder. Bei insgesamt 3981 operativen Eingriffen, die 1997 durchgeführt wurden, ist eine Leitungsblockade nur in 1,7 % eingesetzt worden. Durch einzelne Veröffentlichungen [3, 4] wird der operativ tätige Dermatologe hin und wieder auf die vielseitigen Einsatzmöglichkeiten dieser Methode hingewiesen.

Die Geburtsstunde der Regionalanästhesie liegt mehr als 100 Jahre zurück. In einem Vortrag berichtete Carl Koller 1884 erstmals über die Anwendung des damaligen ersten Lokalanästhetikums, das Cocain. Bezeichnend ist hierbei, daß viele Jahre zuvor schon die Allgemeinanästhesie durch Lachgas, Chloräthyl und Äther bekannt war.

Durch das 1904 eingeführte Novocain wurde die Technik weiter vorangetrieben. Durch die Experimentierfreudigkeit des Herrn Heinrich Braun fand neben der pharmakologischen Ebene mit Zusatz von Adrenalin zur Erhöhung der Wirkdauer auch die Leitungsblockade der Äste des N.trigeminus ihren ersten Einsatz in der operativen Medizin. Inzwischen hat sich die periphere Regionalanästhesie durch gute Wirksamkeit und Sicherheit in Jahrzehnten etabliert.

Heutzutage stehen eine Reihe von Lokalanästhetika mit und ohne Adrenalinzusatz zur Verfügung, wobei im klinischen Alltag das Prilocain (Xylonest) am häufigsten eingesetzt wird (Tabelle 2).

Ein wesentlicher Vorteil der Leitungsblockaden, im Vergleich zur Infiltrationsanästhesie, ist, daß ein Aufquellen des Gewebes vermieden wird. Hierdurch wird eine Berücksichtigung der natürlichen Faltenlinien, der „relaxed skin tension lines" und auch der regionalen Einheiten nach Converse bei der Planung der Schnittführung erleichtert. Auch bei operativen Eingriffen mit dem Ultra-Puls-CO2-Laser, wie etwa dem skin resurfacing ist der eben genannte Vorteil für ein optimales postoperatives Ergebnis essentiell. Ein weiterer Vorteil liegt in der längeren Wirksamkeit bei den peripheren Regionalanästhesien im Vergleich zu der Infiltrationsanästhesie (Tabelle 2).

Neben den postiven Aspekten dieser Anästhesieform müssen auch Nachteile bei ihrer Anwendung berücksichtigt werden. Diese liegen im wesentlichen zum einen in einer etwas längeren Latenz bis zum Wirkungseintritt. Zum anderen müssen die Nervenaustrittspunkte gezielt aufgesucht werden.

Tabelle 1. Nervenäste des N. trigeminus mit den sensiblen Endästen

N. ophthalmicus	N. supraorbitalis (R. medialis, R. lateralis), N. supratrochlearis, N. infratrochlearis, Ramus nasalis externus
N. maxillaris	N. infraorbitalis
N. mandibularis	N. mentalis

Tabelle 2. Vergleich Infiltrationsanästhesie – Leitungsblockade

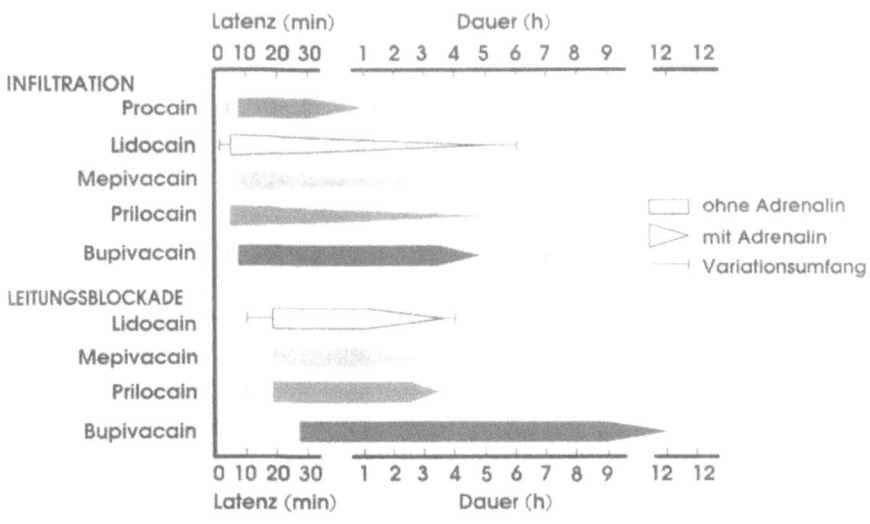

Wie in Tabelle 1 aufgeführt, versorgt der Nervus trigeminus als fünfter Hirnnerv den größten Teil des Gesichtes sensibel mit den Endästen der drei Hauptnervenstränge (Abb. 1).

Neben der sensiblen Versorgung des Gesichtes werden auch die vorderen zwei Drittel der Kopfhaut durch den N.trigeminus sensibel versorgt.

Das Auffinden der drei Hauptaustrittspunkte der sensiblen Äste des Gesichtes werden dadurch erleichtert, daß sie in einer gedachten vertikalen Linie (durch die Mitte des Auges ziehend und am Nasenflügel vorbei laufend bis zum Kinn) liegen (Abb 2). Weiterhin gibt der Patient bei punktuellem Druck auf die Austrittspunkte eine Mißempfindung an.

Durch eine periphere Regionalanästhesie dieser drei Äste ist ein Großteil der operativen Eingriffe im Gesichtsbereich durchführbar.

Bei operativen Eingriffen an der Stirn ist eine Blockade des N.supraorbitalis sowie des N. supra- und infratrochlearis durchzuführen. Hierbei ist zu berücksichtigen, daß sich der N. supraorbitalis häufig vor dem Austreten aus dem Foramen supraorbitale in einen medialen und lateralen Ast aufzweigt, wobei

Abb. 1. Sensible Versorgung der Gesichtshaut

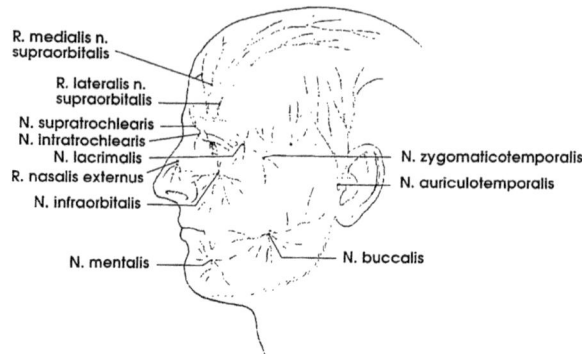

Abb. 2. Nervenaustrittspunkte des N. mentalis, des N. infraorbitalis, des N. suporbitalis

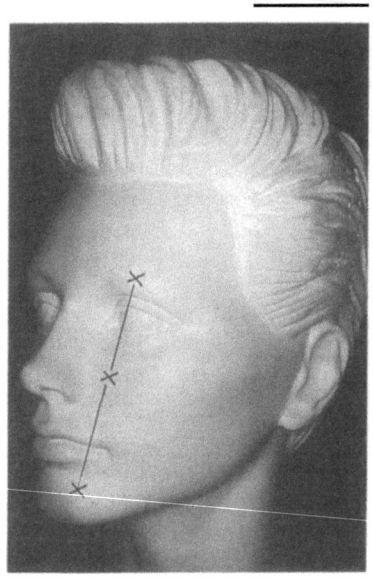

der laterale Ast dann durch das Foramen supraorbitale, der mediale Ast ca. 1 cm medial davon austritt. Der Nervus supratrochlearis tritt am oberen medialen Teil der Orbita aus und zieht nach proximal, während der N.infratrochlearis bei gleicher Austrittsstelle nach distal zieht. Diese beiden Äste versorgen neben der Stirn das Oberlid sowie den proximalen Anteil der Nase.

Operative Eingriffe an der Nase, wie Tumorexzisionen oder Lappenplastiken, ermöglicht bei Eingriffen am proximalen Nasenrücken die gezielte Blockade des N. supra- und infratrochlearis, zur Blockade der seitlichen Nasenflügel den Nervus infraorbitalis und bei Operationen der Nasenspitze die Blockade des R.nasalis externus.

Der N.infraorbitalis verläßt durch das Foramen infraorbitale den knöchernen Schädel und versorgt mit seinen Endästen die Nasenflügel, das Augenunterlid, die Wange und die Oberlippe sensibel.

Abb. 3. Abtragung eines Rhinophyms mit dem Ultra-Puls-CO_2-Laser

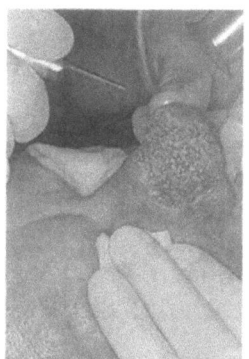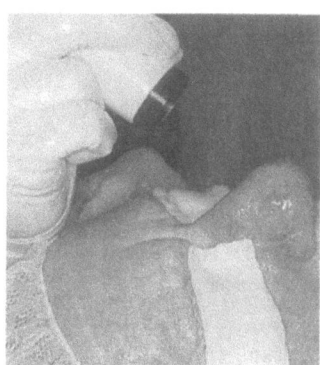

Bei dermatochirurgischen Eingriffen wie der Rhinophymabtragung sind dementsprechend alle drei Nervenaustrittspunkte zu blockieren. Häufig wird hiebei der Ramus nasalis externus vergessen, der an der Knorpel-Knochengrenze der Nase nach außen tritt und das Areal bis zur Nasenspitze versorgt.

Im Wangenbereich ist durch die Blockade des oben bereits erwähnten N.infraorbitalis ein Großteil der operativen Eingriffe durchführbar.

Eine kritische Lokalisation für die Leitungsblockade stellt jedoch die Präaurikularregion dar, die von sensiblen Ästen des N.buccalis, N. auriculotemporalis und N.zygomaticotemporalis versorgt wird. Aufgrund der erschwerten Lokalisation dieser Nervenaustrittspunkte ist bei operativen Eingriffen in dieser Lokalisation die Kombination mit einer Infiltrationsanästhesie anzustreben. Durch Kombination dieser beiden Methoden ist dann auch ein sogenanntes „full skin resurfacing" durchführbar.

Der N.mentalis zieht durch das Foramen mentale am Kinn und versorgt die Unterlippe und die Haut der Unterkiefervorderseite. Durch eine Leitungsblockade sind somit neben eine Vermillionplastik oder Teilresektionen der Unterlippe sämtliche Exzisionen und Lappenplastiken am Kinn durchführbar. Wichtig ist es den Patienten darauf hinzuweisen, daß bei Blockade des N.mentalis in den meisten Fällen auch der N.alveolaris inferior erreicht wird, wobei eine Anästhesie der Schneidezähne, der Eckzähne und der Prämolaren eintritt.

Neben der perkutanen durchzuführenden Leitungsblockade kann bei dem N.mentalis, als auch bei dem N.infraorbitalis auch ein endooraler Zugang gewählt werden.

Zusammenfassend ist festzustellen, daß die überwiegende Zahl der dermatochirurgischen Eingriffe in Regionalanästhesie einfach und wirkungsvoll durchgeführt werden können.

Literatur

1. Baker SJ, Swanson NA (1995) Local flaps in facial reconstruction, Mosby, St.Louis, Missouri
2. Drake LA, Dinehart SM, Goltz RW, Graham GF, Hordinsky MK, Lewis CW, Pariser DM, Skouige JW, Chanco Turner ML, Webster SB, Whitaker DC, Butler B, Lowery BJ (1995) Guidelines of care for local and regional anethesia in cutaneous surgery. J Am Acad Dermatol 33: 504–509
3. Panje WR (1979) Local Anaesthesia of the face. J Dermatol Surg Oncol 5: 311–315
4. Randle HW, Salass JR, Roenigk RK (1992) Know your anatomy. J Derm Surg Oncol 18: 231–235
5. Scott D (1991), Techniken der Regionalanästhesie: Lehrbuch und Atlas, VCH, Weinheim

IV. Operative Standards und Neuentwicklungen

Bedeutung ästhetischer Regionen für die Rekonstruktion von Tumorexzisionsdefekten – Leitstrukturen bei lokalen Lappenplastiken

A. Fratila

Zusammenfassung

Die Beachtung der ästhetischen Regionen ist bei der Rekonstruktion von Tumorexzisionsdefekten vor allem im Gesichtsbereich von extremer Bedeutung. Nahlappenplastiken haben den Vorteil, Haut mit sehr ähnlicher Farbe und Gewebestruktur in den Defekt zu mobilisieren. Die Symmetrie im Seitenvergleich, die natürlichen Konturen und die Grenzen der ästhetischen Regionen müssen bewahrt werden. Bei der Anzeichnung des Lappens sind Lokalisation, Größe und Tiefe des Defektes genauso zu berücksichtigen wie Hautfarbe und Laxität der Spenderregion. Einer der wichtigsten Aspekte ist die Plazierung der Narben, die nach Verschluß der Spenderregion resultieren, in einer natürlichen Falte oder an der Grenze zwischen zwei ästhetischen Regionen. Die Größe des Lappens und ihre Bewegungsachse müssen genauestens bedacht werden. Längenverluste, die aus der Rotation oder Transposition resultieren, müssen berücksichtigt und kompensiert werden. Der Lappen sollte auch in seiner Dicke angepaßt werden, um polsterartige Auftreibungen zu vermeiden. In diesem Zusammenhang empfiehlt sich ferner, die Umgebung des Defektes ebenfalls zu mobilisieren. Dogears sind sofort großzügig zu korrigieren, jedoch ohne die Durchblutung des Lappens zu gefährden. Die sensible Innervation sowie der venöse und lymphatische Abstrom sind soweit wie möglich aufrecht zu erhalten. Ist der Defekt zu groß für einen einzigen Nahlappen und ein Vollhauttransplantat kosmetisch inakzeptabel, sollte eine Nahlappenplastikkombination in Betracht gezogen werden.

Einleitung

Die Häufigkeit maligner Hauttumore nimmt trotz umfangreicher Aufklärungskampagnen weltweit zu. Die Prävalenz der im Gesicht lokalisierten Malignome ist auf die erhöhte und kontinuierliche ultraviolette Strahlenbelastung zurückzuführen. Eine Erklärung auch dafür, warum manche ästhetische Regionen, wie z.B. die Nase, bevorzugt befallen sind [7]. Obwohl intensiv geforscht wird, um Hauttumore zukünftig auch konservativ behandeln zu können (z.B. photodynamische Lasertherapie), bleiben Tiefenausdehnung und invasives Tumorwachstum zwei limitierende Faktoren in der Anwendung dieser Methode. Daher ist die operative Entfernung mit plastischer Deckung der Tumorexzisionsdefekte weiterhin die am häufigsten angewandte Behandlungsmethode, die den operativ tätigen Dermatologen vor verantwortungsvolle Aufgaben stellt: Die onkologische Radikalität bei der Exzision und ein Maximum an ästhetisch funktionellen Rekonstruktionsergebnissen sind hier als die wichtigsten Aspekte zu nennen. Die Einführung der mikrographisch kontrollierten Chirurgie (MKC) – weltweit auch als „Mohs micrographic surgery" bekannt – zu Beginn dieses Jahrhunderts durch die amerikanischen Dermatochirurgen führte in den darauffolgenden Jahren zu einer optimalen Umsetzung dieser wichtigen Aufgaben der dermatochirurgischen Onkologie: Radikalität durch eine lückenlose dreidimensionale Randkontrolle des zu exzidierenden Tumors unter maximaler Erhaltung der gesunden umgebenden Haut als wichtigste Spenderregion für eine Nahlappenplastik zur ästhetischen Rekonstruktion.

Nahlappenplastiken

Ist bei der Rekonstruktion von Tumorexzisionsdefekten im Gesichtsbereich ein primärer Wundverschluß nicht möglich und ein Vollhauttransplantat kosmetisch unschön, ist eine sorgfältige Durchführung von Nahlappenplastiken unter Beachtung der ästhetischen Regionen von größter Bedeutung [12].

Nahlappenplastiken stellen den operativ tätigen Dermatologen vor immer neue Herausforderungen, da Lokalisation, Größe, Form und Tiefe des zu rekonstruierenden Defektes stets unterschiedlich sind. Ein dreidimensionales Vorstellungsvermögen unter Berücksichtigung der biomechanischen Verhältnisse zwischen Donor- und Empfängerareal fordern permanent die Phantasie des Operateurs [3]. Nahlappenplastiken haben den Vorteil, Haut mit sehr ähnlicher **Farbe** und **Gewebestruktur** in den Defekt zu mobilisieren. Dies sollte bei der Planung einer Nahlappenplastik als wichtigstes Ziel angestrebt werden. Vor allem unerfahrene Operateure sehen nur das komplikationslose Einheilen eines Lappens in den Defekt als die wichtigste Aufgabe bei der Planung eines Nahlappens. Der Patient, der ohnehin durch seinen malignen Tumor sehr belastet ist, erfährt durch einen überdimensionalen Lappen und Deformität der angrenzenden ästhetischen Regionen eine weitere psychische Belastung.

Dies läßt sich anhand eines konkreten Beispiels am besten verdeutlichen (Abb. 1): Der dargestellte Patient hatte ein Basaliom, das makroskopisch nur die Ala nasi links betraf. Diese Region ist äußerst schwer zu rekonstruieren, weil der eindrucksvoll geschwungene Nasenflügel sich von dem leicht konkaven perialaren Dreieck durch die perialare Furche abgrenzt. Die MKC ist hier unabdingbar: 2 bis maximal 3 mm Sicherheitsabstand genügen, nach einer auflichtmikroskopischen Untersuchung evtl. sogar nur 1 bis 2 mm, um maximal schonend für das umliegende gesunde Gewebe zu operieren. In dieser Region penetrieren die Basaliome erfahrungsgemäß besonders tief, dennoch kann ein versierter Dermatochirurg auch die Ausdehnung in die Tiefe makroskopisch gut beurteilen. Durch die Infiltration von Lokalanästhetika wird eine gewisse Präparation und Abgrenzung zwischen Tumorgewebe und gesundem Gewebe gewährleistet, die man sich als Operateur zunutze machen kann. Die Erfassung

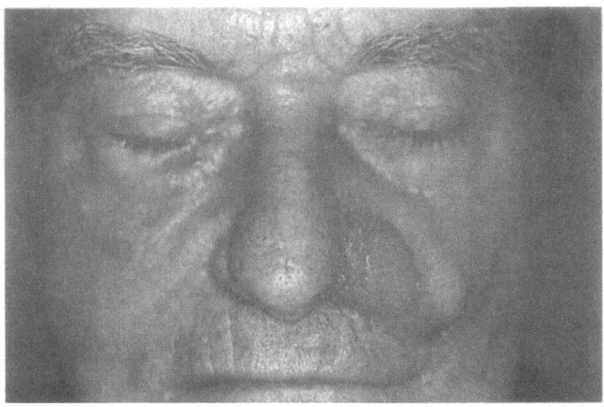

Abb. 1. Kosmetisch inakzeptable Versorgung eines Ala nasi Defektes mittels behaarten Insellappens aus der Oberlippenregion/Nasolabialfalte

von pseudopodienartigen mikroskopischen Ausläufern ist die Aufgabe des Dermatohistopathologen. Schon die geringgradige Erhaltung eines schmalen Steges zwischen Ala nasi und perialarem Dreieck oder aber eines schmalen Nasenflügelrandes bzw. der Schleimhaut kann die Rekonstruktionsarbeit erleichtern. Deswegen sollte man nie 1 cm seitlichen Sicherheitsabstand (SA) oder noch mehr auf rein makroskopischen Verdacht hin unnötig opfern, um in einer Sitzung sowohl Exzision als auch Deckung durchführen zu können.

Welche Fehler sind bei der Planung des Nahlappens in der Abbildung 1 gemacht worden? Auf den ersten Blick fällt sofort auf, daß ohne eine ästhetische Rekonstruktion des Nasenflügels realisieren zu können, zwei weitere angrenzende ästhetische Regionen verzogen wurden: Die Oberlippe und die unteren Wangenpartien. Behaartes Oberlippenmaterial diente als Spenderregion für einen Insellappen und der Verschluß dieser Spenderregion führte zu einer inakzeptablen Deformität der Mundwangenpartie mit zwei großen Dogears kaudal und proximal. Um die Vitalität des Lappens nicht zu gefährden, würde man die Dogears nach der ersten Operation akzeptieren. Sie könnten in einer zweiten Sitzung verbessert werden. Die behaarte Nasenhaut ist aber nicht mehr rückgängig zu machen, es sei denn, man nutzt die moderne Lasertechnologie der Haarentfernung – eine therapeutische Möglichkeit, die es vor 6 Jahren allerdings noch nicht gab.

Im vorliegenden Fall wurde gegen das Gebot der ähnlichen Gewebestruktur zwischen Spenderregion und Empfängerregion verstoßen.

In den Abbildungen 2 a–c wird der gelungene Versuch einer ästhetischen Rekonstruktion der gleichen Region präsentiert: Der ursprüngliche Defekt war größer als der Defekt in der Abbildung 1 und betraf sowohl Ala nasi als auch die perialare Region linksseitig. Gleichzeitig wurde ein zweites Basaliom auf dem lateralen Nasenrücken exzidiert. Der entstandene Defekt grenzte nach caudal an den anderen Tumordefekt (Abb. 2 a). Da mehrere ästhetische Regionen betroffen waren, wurde eine Kombinationsnahlappenplastik ausgewählt. Zur plastischen Deckung der perialaren Region wurde ein subkutan gestielter Insel-

Abb. 2. a Komplexer Defekt von Nasenrücken, Ala nasi und Perialarregion. **b** Der perialare Defekt wurde mit einem Insellappen aus der Nasolabialfalte gedeckt und zur Rekonstruktion der Ala nasi wird ein Schwenklappen aus der Wangenregion präpariert. **c** Postoperatives Ergebnis

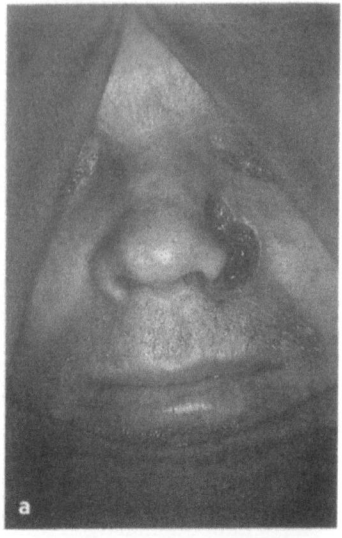

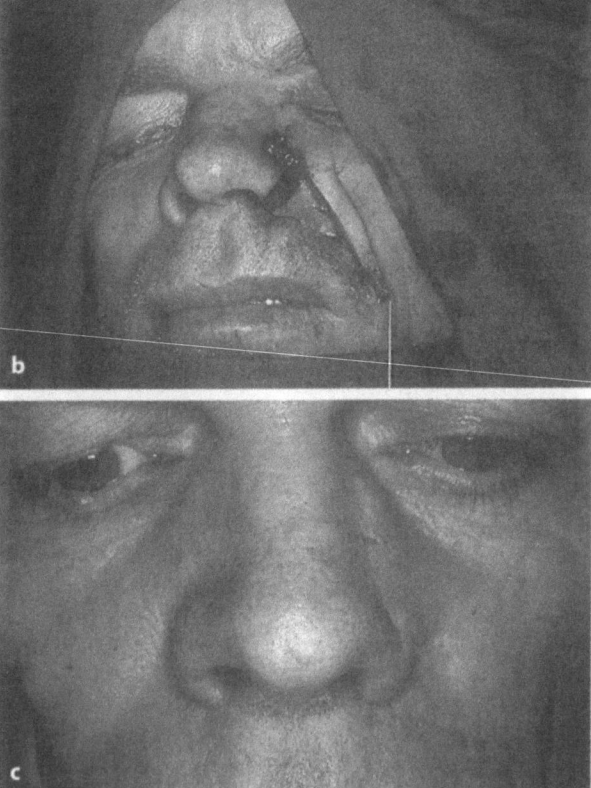

lappen von der Nasolabialfalte in Form eines Dreiecks geschnitten, wobei das Dreieck die nicht behaarte Haut lateral der Nasolabialfalte enthielt. Ein lang gezogener und relativ dünner Schwenklappen aus der noch weiter nach lateral gelegene Wangenhaut wurde in den verbliebenen Defekt eingeschlagen, um seitlichen Nasenrücken und Nasenflügel, aber auch die innere Schleimhaut, zu rekonstruieren (Abb. 2 b). Werden diese Schwenklappen zu dick belassen, treten unschöne polsterartige Auftreibungen („Trap door-Phänomen") auf. Zu dünn geschnitten, kann es zu einer Nekrose des Lappens führen. Der Winkel und somit die Distorsion im Bereich des Drehpunktes am proximalen Nasenrücken sind so klein wie möglich zu gestalten, damit der Lappen später durch venöse und lymphatische Abflußstörungen nicht dicker wird. Geringgradige Niveauunterschiede können etwa 6 Wochen postoperativ durch Dermabrasion oder Laser Skin Resurfacing korrigiert werden. Die Abb. 2c zeigt das Ergebnis ca. 4 Wochen postoperativ.

Bei der Planung von Nahlappenplastiken ist es auch wichtig, **Laxität** der Spenderregion und **Mobilität** des Lappens zu berücksichtigen und gleichzeitig zu beurteilen, welche **Längenverluste** bei der Rotation oder Transposition entstehen. Die Laxität variiert mit dem Alter des Patienten und nimmt in der Regel im Alter zu. Die Atrophie des Fettgewebes und die zunehmenden Gravitationsfalten (u. a. infraorbital, nasolabial, mentolabial, präaurikulär) erleichtern die Ausführung von Nahlappenplastiken aus der Wangenregion auch bei der Dekkung großer Tumorexzisionsdefekte. Darüber hinaus haben die Wangenregionen mehr subkutanes Fettgewebe, als dies z. B. an der Stirn oder der Nase der Fall ist. Ein Charakteristikum, das man berücksichtigen sollte, wenn tiefere Defekte entstanden sind. Zu deren Deckung eignen sich subkutan gestielte Insellappen, die eine große Mobilität aufweisen, besonders gut, vor allem, wenn sie durch ein zentrales Gefäß vaskularisiert sind. Benachbarte ästhetische Regionen werden kaum unter Spannung gesetzt, bzw. es wird keine Distorsion derselben hervorgerufen [5, 9, 18].

Die Abbildung 3a zeigt einen sehr großen Defekt nach MKC eines Basalioms an der Oberlippe rechtsseitig. Der Defekt wurde durch eine Nahlappenplastikkombination gedeckt: Verschiebelappenplastik aus der Wange, subkutan gestielter Insellappen von der Oberlippe und Verschiebelappenplastik der Schleimhaut (Abb. 3 b). Die Lappen wurden so ausgewählt, daß sie ohne jegliche Spannung in den Defekt eingenäht werden konnten. In der Abbildung 3 c zeigt sich dementsprechend keine Distorsion im Wangenbereich, keine Asymmetrie im Seitenvergleich, lediglich die natürliche Konkavität der Nasolabialfalte mußte in einer zweiten Operation wiederhergestellt werden. Auch die Grenzen der ästhetischen Regionen (Oberlippe, Wange, Kinn) sind maximal gewahrt worden.

Ein weiterer wichtiger Aspekt ist die **Plazierung der Narbe**, die nach Verschluß der Spenderregion resultiert. Diese sollte in einer natürlichen Falte und/ oder an der Grenze zwischen zwei ästhetischen Regionen gelegt werden (Abb. 4 a–c). Bei dem dargestellten Patienten wurde ein sehr großer Defekt, der die Unterlippe und die Schleimhaut betraf, durch eine zweifache Schwenklappenplastik gedeckt: Aus der rechten Nasolabialfalte wurde ein Dreieck in die Mentolabialfalte geschwenkt und von hier aus Haut zur Deckung des Unterlippendefektes verwendet (Fan Flap) [15].

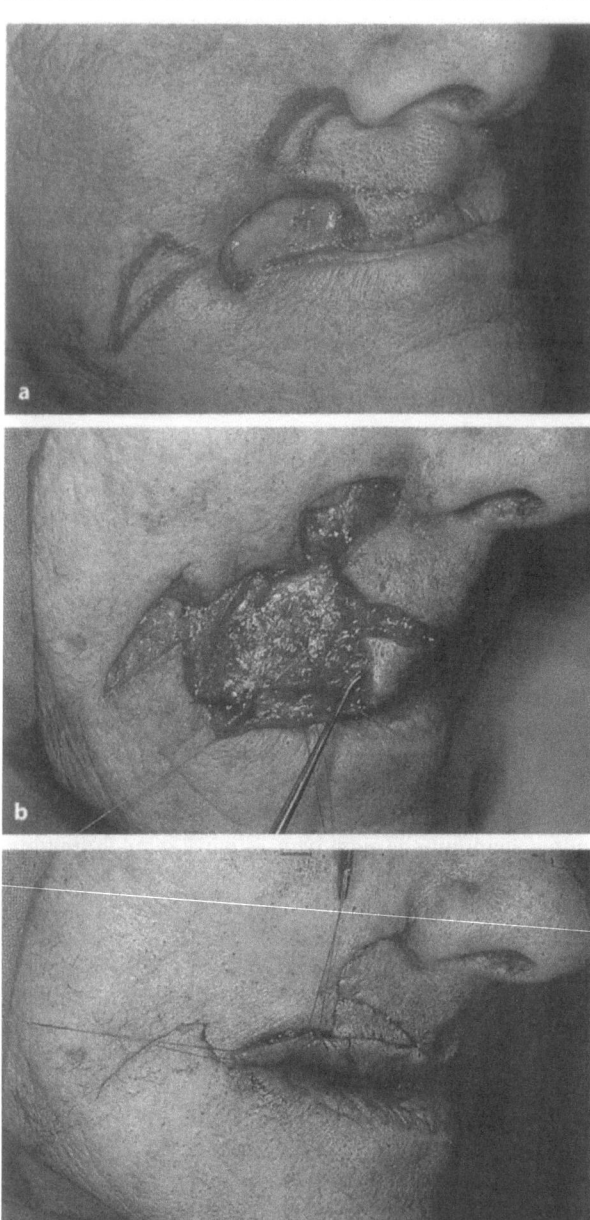

Abb. 3. a Großer Tumorexzisionsdefekt an der Oberlippe rechts. **b** Versorgung mittels Lappenplastikkombination: Verschiebelappenplastik aus der Wange, subcutan gestielter Insellappen von der Oberlippe und Verschiebelappenplastik der Schleimhaut. **c** Spannungsfreier Wundverschluß kurz vor Ende des Eingriffes

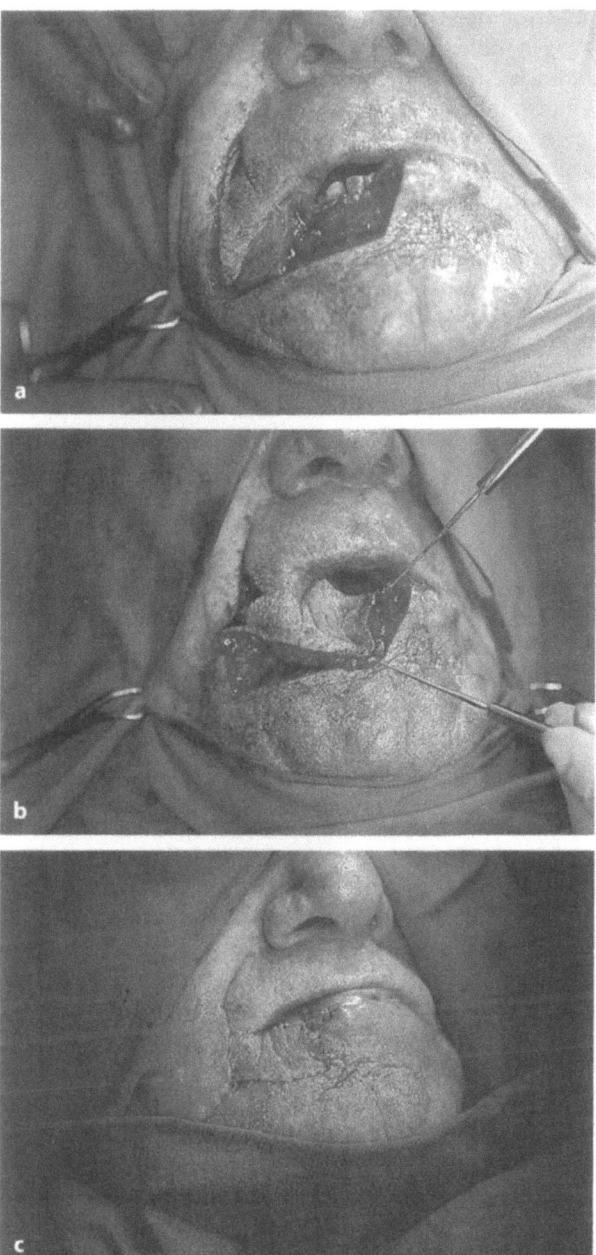

Abb. 4. a Ausgedehnter Defekt am Kinn, der die Unterlippe und Schleimhaut miteinbezogen hatte. **b** Defektdeckung mittels Fan Flap. **c** Postoperatives Ergebnis

Eine großzügige **Mobilisation** des Lappens und der Umgebung des Defektes ist sehr hilfreich, um das sogenannte „Trap door-Phänomen" zu vermeiden und den Lappen möglichst spannungsfrei in den Defekt einzunähen [13]. Wird der Defekt unter erhöhter Wundspannung verschlossen, können natürliche Falten gestreckt und die Konkavität einer Region abgeflacht werden. Dies hat eine Asymmetrie im Seitenvergleich zur Folge. In bestimmten Lokalisationen, wie z.B. infraorbital, kann einer erhöhte Wundspannung zu einem Ektropium und einem runden Auge führen. Hier sollte die Schnittführung z.B. bei einer Wangenrotationsplastik so weit wie möglich cranial im Bereich der Schläfe und anschließend an der Haargrenze entlang nach caudal bis unmittelbar präaurikulär ausgeführt werden [16]. So kann ein sekundäres Narbenektropium vermieden werden. Zusätzlich sollte eine Fixierung des Lappens infraorbital am Periost des Jochbeines erfolgen, um einem Ektropium als unerwünschter Komplikation noch weiter vorzubeugen [3].

In der Achse der maximalen Spannungskräfte sind allgemein subkutan **Suspensionsnähte** zu plazieren, ohne die Durchblutung des Lappens zu gefährden (so werden z.B. bei einer einfachen Verschiebelappenplastik nach Schimanowski [14] die Suspensionsnähte besser lateral des Lappens und nicht zentral an der Lappenbasis plaziert). Wird ein solcher Lappen zur Rekonstruktion eines Defektes der Nasenspitze verwendet und es besteht die Gefahr, brückenartig die natürliche Konkavität im Bereich der Nasenwurzel zu verstreichen, sollte mit einem dünnen Faden eine tiefe Fixation bis auf das Periost erfolgen. Diese ist in vertikaler und nicht horizontaler Richtung zu plazieren, um die Blutversorgung an der Lappenbasis nicht zu kompromittieren.

Es sollte immer ein spannungsfreier Wundverschluß angestrebt werden. Wenn ein Lappen unter erhöhter Spannung in einen Defekt eingenäht wird, besteht postoperativ die Gefahr von Wunddehiszenz, hypertropher Narbenbildung oder einer Distorsion der umgebenden ästhetischen Regionen [8, 11].

Im Saalpbereich wird zum spannungsfreien Wundverschluß eine Mobilisation in dem gefäß- und nervenarmen Subgalearaum empfohlen. Dadurch werden Gefäßverletzungen mit der Folge von Blutung, Hämatomen und Lappennekrosen ebenso wie Sensibilitätsstörungen bzw. Haarausfall durch eine Ischämie in Höhe des Haarfollikels weitgehend vermieden. Allerdings wird hier trotz ausgedehnter Unterminierung die Haut nicht allzu sehr mobilisiert. Um dennoch genügend Mobilität zu erreichen, kann die Galea perkutan oder subkutan eingeschnitten werden [3]. Solche Inzisionen führen zu erheblichem Mobilitätsgewinn im Sinne einer V-Y Verschiebelappenplastik [3, 10]. Die Inzision der Galea bleibt offen und die darüber liegende Haut samt subkutanem Fettgewebe wird gestreckt. Zusätzlich können tiefe Suspensionsnähte der Faszie die oberflächliche Haut und Unterhautpartien spannungsfrei adaptieren. Auch im Stirnbereich liegt eine ähnliche Situation vor. Die Haut ist dünn und das subkutane Fettgewebe ist nicht sehr ausgeprägt. Bei älteren Patienten kann eine ausgeprägte Faltenbildung bei der Mobilisation in vertikaler Richtung sehr hilfreich sein. Dennoch limitieren der Frontalismuskel und die fibröse Faszie durch interlobuläre Septen die Beweglichkeit der Haut. Eine oberflächliche subkutane Mobilisierung führt zu Blutungen, Ischämie des Lappens und Sensibilitätsstörungen durch Nervenverletzungen. Vor allem die Integrität der Nervi supraorbitales und supratrochleares sollte bei der Planung einer Lappenplastik in dieser Region berücksichtigt werden [9]. Ist die Verletzung dieser Nerven nicht zu vermeiden (z. B. weil ein Basaliom ein invasives perineurales Wachstum aufweist), sollte dieser Aspekt im Vorfeld mit dem Patienten besprochen werden.

Gute anatomische Kenntnisse sind unerläßlich, um die Unterminierung zur Hautentlastung bzw. Mobilisation in der richtigen anatomischen Schicht durchzuführen, damit keine **sensorischen bzw. motorischen Nerven** und keine wichtigen Gefäße verletzt werden, aber gleichzeitig die wichtigsten restriktiven Faszienkomponenten bzw. Septi gelöst werden [3, 17].

An der Wange, wo reichlich subkutanes Gewebe vorhanden ist, kann inmitten des Fettgewebes mobilisiert werden. Die Mobilität einer Wangenrotationsplastik kann allerdings durch stumpfe Tunnelierung z. B. mittels Liposuktionskanüle bei zuvor gut tumeszierten Gewebe noch erhöht werden [4, 10]. Als Tumeszenzlokalanästhesie (TLA) empfiehlt sich eine 0,4%ige Lokalanästhesiezubereitung, die effizienter als die für die Liposuktion bekannte Originalzubereitung von Klein ist. Auch eine stumpfe Präparation mit einer Schere unter maximaler Schonung gut vaskularisierter Bindegewebssepten ist zu empfehlen. Zur Mobilitätserhöhung eines Insellappens, kann der subkutane Stiel stumpf in vertikaler Richtung gelockert werden [4, 9, 10].

Nach **Bewegungsart** werden die Nahlappenplastiken in Verschiebe-, Rotations- und Transpositions- oder Schwenklappenplastiken eingeteilt, obwohl oft Bewegungskombinationen (z. B. Rotationsverschiebelappenplastik bei dem Heminose Rotation Flap) beschrieben werden [6, 10].

Gleich welche Bewegungsart eine Lappenplastik annimmt, müssen die **Vektoren der maximalen Spannungskräfte** erkannt und bei der Lappenplanung

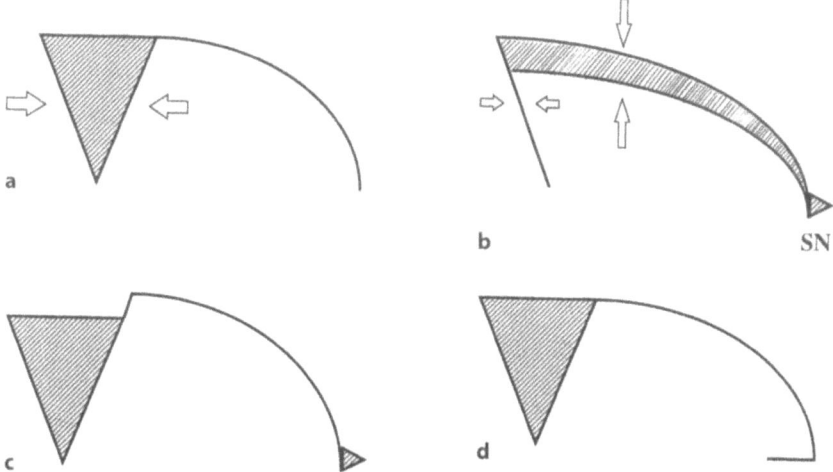

Abb. 5. a Spannungsvektoren eines dreieckigen Ausgangsdefektes. **b** Umverteilung der Spannungsvektoren durch Rotationslappenplastik. **c** Ausgleich des durch die Rotation bedingten Längenverlustes. **d** Rotationslappenplastik mit sogenannten Backcut am Schnittende zum Längenausgleich

berücksichtigt werden. Eine erhöhte Spannung sollte durch Kompensation der **Längenverluste**, die bei der Rotation oder Transposition entstehen, sowie durch Umverteilung der Spannung so weit wie möglich minimiert werden [3]. So werden die maximalen lateralen Spannungskräfte eines dreieckigen Defektes durch Deckung mittels Rotationslappenplastik deutlich minimiert, weil es zu einer Umverteilung der Spannungsvektoren in vertikaler Richtung kommt (Abb. 5 a, b). Um auch diese vertikale Spannung zu reduzieren, empfiehlt es sich, den Lappen größer zu schneiden, um den Längenverlust der Drehachse zu korrigieren (Abb. 5 c) [3]. Eine weitere Entlastung des Lappens kann auch durch einen „Backcut" erzielt werden (Abb. 5 d), allerdings kann dadurch die Durchblutung des Lappenstiels gefährdet werden [14, 16].

Ähnlich verhält es sich bei Schwenklappenplastiken. Ein Defekt, bei dem sich die maximalen Spannungskräfte lateral befinden, kann mit Haut einer naheliegenden Region mit erhöhter Laxität gedeckt werden (z.B. Schwenklappenplastik nach Limberg – Abb. 6 a). Dieses klassische Design führt zu einer begrenzten Umverteilung der Spannungskräfte bei der Transposition (Abb. 6 b). Die angrenzenden ästhetischen Regionen können verzogen werden (Lippen, Auge, Ala nasi) und die Lappenspitzen können nekrotisch werden. Ein überdimensionaler Lappen reduziert diese Spannung erheblich (Abb. 6 c) [3].

Nach Zuschneiden des Lappens und einer großzügigen aber sicheren Unterminierung des Lappens und der Umgebung des Tumordefektes, wird zuerst eine tiefe subkutane Entlastungsnaht, auch Suspensionsnaht (SN) genannt, plaziert, um den Lappen dann spannungsfrei in den Defekt einnähen zu können [8]. Wie bereits erwähnt, sollte diese Naht lateral der Lappenbasis angebracht werden, um die Durchblutung des Lappenstiels nicht zu gefährden (siehe SN in der Abb. 5 b und 6 b).

Abb. 6. a Schwenklappenplastik nach Limberg. **b** Ungünstige Umverteilung der Spannungskräfte durch die Transposition. **c** Minderung der Spannungskräfte durch Ausgleich des transpositionsbedingten Längenverlustes

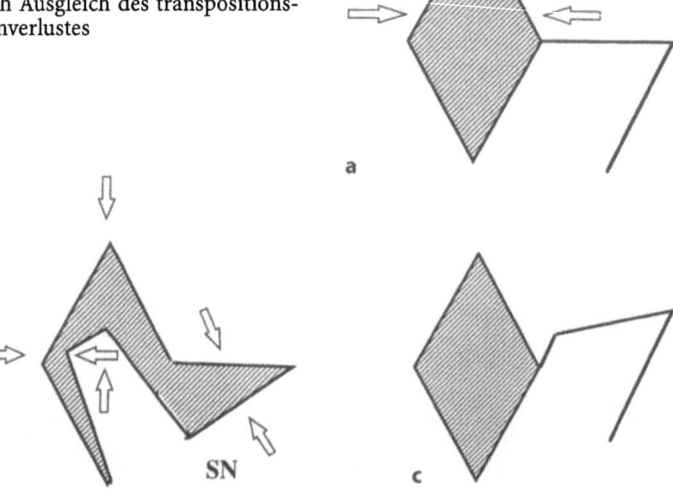

Entstehende Dogears, die durch Unterminierung nicht umverteilt und eingeebnet werden können, sollen möglichst in der gleichen Operation korrigiert werden. Auf die Durchblutung des Lappens ist sorgfältig zu achten. Aber auch ästhetische Aspekte sind zu berücksichtigen: Die Narben, die nach Verschluß von Dogears entstehen, sollten stets in einer Falte, Furche oder an der Grenze zwischen zwei ästhetischen Regionen plaziert werden [1, 2, 9]. In bestimmten Situationen ist es möglich, anstatt multiple Dogears zu exzidieren, durch eine Umverteilung des längeren Außenbogens der umgebenden Haut auf den kürzeren Bogen des Lappens selbst glatte Wundverhältnisse zu erreichen [3, 6, 10]. Ist eine sofortige Korrektur der Dogears nicht möglich, ohne die Durchblutung des Lappens zu gefährden, so empfiehlt es sich, diese in einer zweiten Operationssitzung durchzuführen.

Nicht nur die sensible und motorische Innervation müssen geschont, sondern auch der **venöse und lymphatische Abstrom** sollte bestmöglich aufrecht erhalten werden. Dies verhindert, daß unmittelbar postoperativ unästhetische Schwellungszustände den Patienten über längere Zeit beeinträchtigen und zu einem späteren Zeitpunkt polsterartige Auftreibungen des Lappens auftreten. Wird ein Lappen dennoch dick (vor allem Schwenklappen aus der Nasolabialfalte zur Deckung nasaler Defekte oder „Bilobed Flaps" neigen dazu) und ist trotz Lymphdrainage nach mehreren Wochen bzw. Monaten keine Besserung zu erreichen, so empfiehlt es sich den Lappen an einer Seite aufzuschneiden, anzuheben und auszudünnen.

Ist der Defekt zu groß für einen einzigen Nahlappen und ein Vollhauttransplantat kosmetisch inakzeptabel, sollte eine Nahlappenplastikkombination in Betracht gezogen werden [9]. Mit den klinischen Beispielen aus den Abb. 2 a–c und 3 a–c konnte diese Möglichkeit eindrucksvoll verdeutlicht werden.

Diskussion

Während manche Patienten mit einem bescheidenen Ergebnis zufrieden sind, stellen andere hohe Anforderungen an den Operateur und wünschen ein perfektes kosmetisches Ergebnis, als wäre dies das primäre Ziel der Operation und nicht die Tumorentfernung. Der Operateur sollte alles versuchen, was in seiner Macht und Kenntnis steht, um den Defekt so ästhetisch wie möglich zu decken. Unauffällige anstelle heroischer Lappenplastiken sind zu bevorzugen. Vollhauttransplantate sollten, wenn kosmetisch vertretbar, in Betracht gezogen werden, weil Distorsionen der angrenzenden Regionen entfallen. Die Narben sollten in natürlichen Falten oder an der Grenze zwischen zwei ästhetischen Regionen, möglichst weit lateral aus den zentralen Gesichtspartien, plaziert werden. Durch gute Planung der Lappenplastiken werden Distorsionen und Asymmetrien vermieden, ebenso polsterartige Auftreibungen. Nicht zuletzt sollten die Dogears bestmöglich vermieden oder korrigiert werden. Aber auch Sonderwünsche des Patienten können berücksichtigt werden und die Narben ca. 6 Wochen postoperativ durch Dermabrasion oder Laser Skin Resurfacing deutlich verbessert werden. Obwohl die Ausführung der Operation bei älteren Patienten leichter als bei jüngeren ist, sind beide Altersgruppen dankbar, wenn durch eine sorgfältige Operations- und Nahttechnik die postoperative Morbidität auf ein Minimum reduziert wird [8, 11]. Ein zufriedener Patient und ein begeisterter Hausarzt sind die beste Mundpropaganda für einen operativ tätigen Dermatologen.

Literatur

1. Bertlich R, Fratila A, Niedecken HW, Kreysel HW (1994) Versteckte Nahlappenplastiken zur Versorgung perialar lokalisierter Defekte. In: Mahrle et al (Hrsg), Fortschritte der operativen und onkologischen Dermatologie, Bd 8, Springer, Berlin, pp 95–100
2. Brodland DC (1994) Fundamentals of flap and graft wound closure in cutaneous surgery. Cutis 53: 192–200
3. Dzubow LM (1990) Facial flaps, biomechanics and regional application. Appleton & Lange, Norwalk/CT, pp 3–65
4. Field LM (1980) The subcutaneously bipedicled island flap. J Dermatol Surg Oncol 6: 454–460
5. Fratila A (1995) Das Wangen-Oberlippe-Nasen-("Walina"-) Dreieck und der subkutan doppelt gestielte Insellappen. In: Tilgen W, Petzoldt D (Hrsg.) Fortschritte der operativen und onkologischen Dermatologie, Band 10. Springer, Berlin, Heidelberg, pp 167–172
6. Fratila A, Bertlich R (1994) The "Heminose Rotation Flap". Int J Aesth Rest Surg, Vol 2, No 1: 53–60
7. Fratila A, Bertlich R, Kreysel HW (1991) Aesthetic repair of soft triangle defects. Skin Cancer 6: 205–210
8. Fratila A, Bertlich R, Klüss HG, Kreysel HW (1994) Kosmetisch-funktionelle Wundnähte. In: Mahrle et al (Hrsg), Fortschritte der operativen und onkologischen Dermatologie, Bd 8, Springer, Berlin, pp 154–157
9. Fratila A, Kaufmann R (1997) Subcutaneously Pedicled Island Flaps. Facial Plastic Surgery, Thieme Medical Publishers, New York, Vol 13, No 2: 83–92
10. Haneke E (1993) Advances in flaps and grafts in dermatologic surgery. In: Roenigk RK, Roenigk HH (eds) Surgical dermatology. Advances in current practice. Mosby, St. Louis, pp 403–422
11. Haneke E (1994) Variationen der Flaschenzugnaht. In: Mahrle et al (Hrsg), Fortschritte der operativen und onkologischen Dermatologie, Bd 8, Springer, Berlin, pp 158–164
12. Kaplan B, Moy RL (1995) Flaps and grafts for facial reconstruction. J Dermatol Surg Oncol 21: 431–440
13. Kaufman AJ, Kiene KL, Moy RL (1993) Role of tissue undermining in the trapdoor effect of transposition flaps. J Dermatol Surg Oncol 19: 128–132
14. Kaufmann R, Landes E (1992) Dermatologische Operationen. Thieme, Stuttgart, New York, pp 64–121
15. Mullin WR, Millard DR (1990) Fan Flaps. In: Strauch B, Vasconez LO, Hall-Findlay EJ (eds) Grabb's Encyclopedia of Flaps. Little, Brown and Company, Boston, Toronto, pp 686–690
16. Petres J, Rompel R (1996) Operative Dermatologie. Springer, Berlin, Heidelberg, pp 216–230
17. Salasche SJ, Bernstein G, Senkarik M (1988) Surgical anatomy of the skin. Appleton & Lange, Norwalk/CT, pp 127–139
18. Tomich JM, Wertzell JM, Granda DJ (1987) Subcutaneous island pedicle flaps. Arch Dermatol 123: 514–518

Transpositionslappenplastiken: Techniken und Modifikationen

R. Stadler und A. Heller

Seit über 150 Jahren stellt die Dermatochirurgie ein etabliertes Teilgebiet in der dermatologischen Tätigkeit dar. In diesem Zeitraum wurden zahlreiche Nah- und Regionallappenplastiken beschrieben, so daß dem versierten operativ tätigen Dermatologen heutzutage eine Vielzahl von operativen Möglichkeiten zum plastischen Wundverschluß zur Verfügung stehen. So kommen abhängig von der Lokalisation und Ausdehnung Dehnungs-, Verschiebe-, Rotations- oder Transpositionslappen zur Anwendung.

Die Transpositionslappen, in der Literatur auch als Schwenklappen bezeichnet, stellen zum plastischen Verschluß von Hautdefekten dabei im Vergleich zu den Verschiebe- und Rotationslappen eine untergeordnete Rolle dar (Verhältnis 1:2:8). Dies spiegelt sich auch in dem Patientengut der Hautklinik des Klinikum Minden wieder. 1997 wurden 498 große radikale Tumorexzisionen durchgeführt, wobei zum Wundverschluß in 78% eine Dehnungsplastik, in 16,7% eine Verschiebelappenplastik, in 5,8% eine Rotationslappenplastik und in 3,5% eine Transpositionslappenplastik eingesetzt wurde.

Das Prinzip der Transpositionslappen besteht darin, daß ein gestielter Lappen aus der Umgebung des zu verschließenden Hautdefektes in diesen verlagert wird. Diese Verlagerung wird durch eine bogenförmige Rotation vom zentralen Drehpunkt an der Basis des Transpositionslappens aus erzielt.

Somit erfolgt sowohl bei der Rotationslappenplastik, dem Namen entsprechend, aber auch bei der Transpositionslappenplastik eine Rotation. Der Unterschied dieser beiden Lappenplastiken liegt in der Rotationsachse, die sich bei der Transpositionslappenplastik linear, bei der Rotationslappenplastik jedoch kurvenlinear darstellt. Ein Vorteil dieser Lappenplastik liegt in der gut zu erzielenden Spannungsfreiheit der Lappen, so daß eine optimale Funktionalität und ein gutes kosmetisches Resultat erzielt werden kann.

Ein weiterer wesentlicher Vorteil besteht in der Möglichkeit große Defekte durch Präparation und Einschwenken von mehreren Hautlappen komplikationslos zu verschließen.

Um dieses zu gewährleisten, ist mehr als bei allen anderen Lappenplastiken eine exakte präoperative Planung der Schnittführung essentiell. Entgegen anderen Lappenplastiken ist während dem operativen Eingriff eine Nachkorrektur intraoperativ kaum möglich. In die präoperative Planung sollte neben der geeingeten Wahl der Lappenplastik auch, soweit dieses möglich ist, die Orientierung der Schnittführung an den Spannungslinien der Haut, an den regionalen Einheiten als auch natürliche Faltenlinien mit einbezogen werden.

Tabelle 1

Primäre Transpositionslappen	Modifikationen der Transpositionslappen
Schwenklappen nach Schrudde	Rhomboidlappen nach Dufourmentel
bi-lobed flap nach Esser	2.3-fache Limberg-Lappen
Rhomboidlappenplastik nach Limberg	Jugo-Plastik (4-fache Limberg-Lappen)
	tri-lobed flap nach Weerda
	Gegensinnige Transpositionslappen
	Zweizeitige Transpositionslappen mit Rückverlagerung
	Rhomboid-W-Verfahren
	Z-Plastik

Bei den Transpositionslappen hat zum einen das entsprechende Längen-Breiten-Verhältnis eine grundsätzliche Bedeutung. Dieses sollte in der Regel zwischen 2,5:1 und 4:1 liegen, um eine ausreichende arterielle Versorgung zu gewährleisten. Zum anderen ist die Bestimmung des zentralen Drehpunktes ein wichtiger Aspekt, welcher ebenfalls in erheblichem Ausmaß den Erfolg des operativen Eingriffes entscheidet. Weitere wichtige intraoperative Faktoren sind, wie bei allen Lappenplastiken, die ausreichende Drainage des Wundsekretes wie auch die angewandte Nahttechnik.

Bei den Transpositionslappen kann primär zwischen dem Schwenklappen nach Schrudde, dem bi-lobed flap nach Esser und der Rhomboidlappenplastik nach Limberg unterschieden werden (siehe Tabelle 1)

Daneben sind zahleiche Varianten wie die Rhomboidlappenplastik nach Dufourmentel, die sich nur graduell von der Limberg-Plastik unterscheidet, der 2,3 oder 4-fache Limberg-Lappen (Jugo-Plastik), der tri-lobed flap nach Weerda, gleich- oder gegensinnige Lappentranspositionen als auch der zweizeitige Transpositionslappen mit Rückverlagerung beschrieben. Diese zweizeitigen gefäßgestielten Lappen bieten sich besonders bei einem Defekt der Nasenspitze, im Sinne eines gefäßgestielten Stirnlappens oder einer gestielten Temporallappenplastik an. Eine weiterer gefäßgestielter Transpositionslappen ist die nasolabiale Schwenklappenplastik, die vor allem bei Defekten des Nasenflügels eingesetzt wird. Hierbei kann der Transpositionslappen zum Defektverschluß am lateralen Nasenflügel direkt eingepaßt werden. Bei Defekten des oberen Nasenflügels mit Übergang auf den Nasenrücken empfiehlt sich jedoch ein zweizeitiges Vorgehen. Hierbei wird ein gefäßgestielter Lappen aus der zentralen Wangenregion präpariert und dieser als Transpositionslappen zunächst in den Defekt eingepaßt. Im weiteren Verlauf kann der Lappenstiel nach ca. 14 Tagen in einer zweiten Operation durchtrennt und wiederum zurückverlagert oder verworfen werden. Durch dieses zweizeitige Vorgehen lassen sich funktionelle als auch kosmetisch gute Ergebnisse erzielen.

Von einigen Autoren werden auch die verschiedenen Modifikationen der Z-Plastiken, zumindest aber das Rhomboid-W-Verfahren zu den Transpositions-

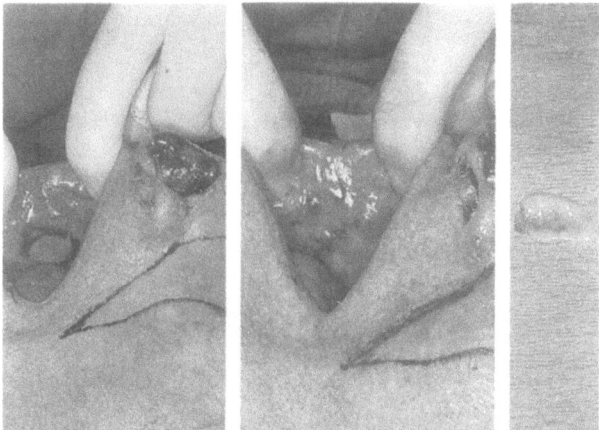

Abb. 1. Zustand nach Exzision eines ausgedehnten Basalzellkarzinoms an der Nase Rekonstruktion der Nasenschleimhaut durch Mundschleimhautersatz

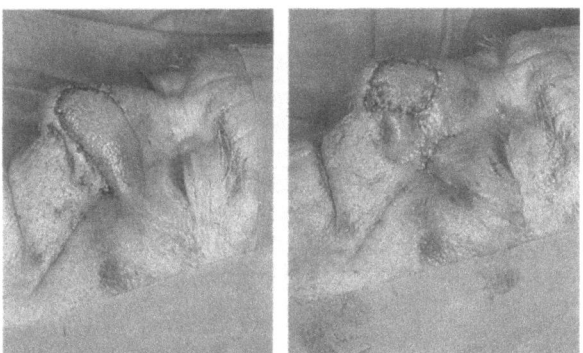

Abb. 2. Links gestielter Nasolabiallappen 14 Tage postoperativ. Rechts nach Durchtrennung des Lappenstiels

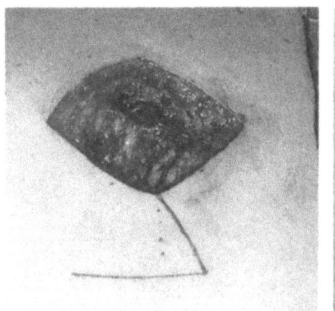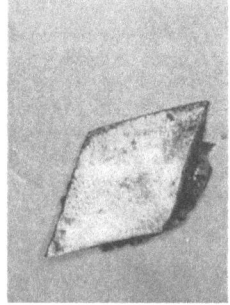

Abb. 3. Transpositionslappen nach Dufourmentel; Nachexzision eines malignen Melanoms

Abb. 4. W-Rhomboid-Lappenplastik

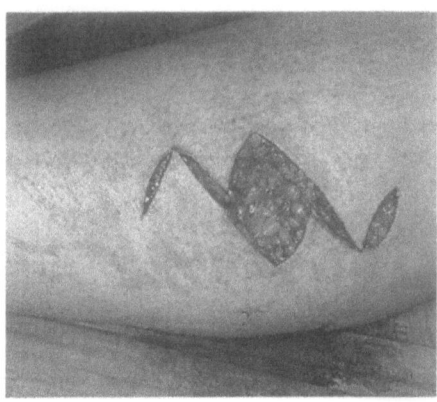

lappen zurecht subsummiert. Denn auch hier ist das Prinzip der Transposition erfüllt. Die Z-Plastik wird vor allem bei der Narbenkontraktur eingesetzt, wobei je nach gewähltem Winkel der Inzision mit Verlagerung der Exzisionsachse eine Verlängerung zwischen 25 % (Schnittwinkel 30°) und 75 % (Schnittwinkel 60°) erzielt werden kann.

Das Anwendungsgebiet für die Transpositionslappen ist in erster Linie die Kopf-Hals-Region. Daneben werden Rhomboidlappenplastiken auch am Rumpf eingesetzt; die Z-Plastiken und das Rhomboid-W-Verfahren finden vor allem an den Extremitäten ihre Anwendung.

Zusammenfassend kann man sagen, daß eine Vielzahl von Transpositionslappen bzw. Varianten zum Verschluß von Hautdefekten zur Verfügung stehen und, wenn auch im Vergleich zu den anderen Lappenplastiken eine untergeordnete, aber insgesamt wichtige Rolle im operativen Spektrum darstellen.

Literatur

1. Baker RS, Swanson (1995) Local flaps in facial reconstruction, Mosby Verlag, St.Louis
2. Dzubow LM (1991) Flap dynamics. J Dermatol Surg Oncol 17: 116–130
3. Dzubow LM (1987) The dynamics of flap movement: effect of pivotal restraint on flap rotation and transposition. J Dermatol Surg Oncol 13: 1348–1553
4. Holt PJ, Motley RJ (1991) A modified rhombic transposition flap and its application in dermatology. J Dermatol Surg Oncol 17: 287–292
5. Kaufmann R, Landes E (1992) Dermatologische Operationen, Thieme Verlag, Stuttgart
6. Petres J, Rompel R (1996) Operative Dermatologie, Springer Verlag, Berlin

Rekonstruktion der Oberlippe durch Nahlappenplastiken

A. WLODARKIEWICZ, E. WOJSZWILO-GEPPERT, W. PLACEK,
M. MURASZKO-KUZMA UND J. STANIEWICZ

Einleitung

Die meisten Veröffentlichungen im Schrifttum zur operativ-plastischen Rekonstruktion der Lippen betreffen überwiegend die Unterlippe. Die Region der Oberlippe, als einer kleinen aber komplizierten ästhetischen Einheit des Gesichts, steht dagegen nur relativ selten im Mittelpunkt des Interesses, obgleich deren Rekonstruktion eine Herausforderung für jeden plastisch tätigen Chirurgen darstellt. In ihrer 1954 erschienen Publikation plädierten Gonzalez-Ulloa et al. für die weitere Unterteilung der Oberlippe in kleinere ästhetische Einheiten – ein Hinweis für die Wichtigkeit dieses Gesichtselementes.

Mit der vorliegenden Arbeit möchten wir Möglichkeiten der Rekonstruktion der Oberlippenregion nach Exzision zum Teil fortgeschrittener und ausgedehnter maligner und semimaligner Hauttumoren in diesem Bereich anhand unseres Patientengutes demonstrieren.

Material und Methoden

Die gegenwärtigen gültigen Regeln der Rekonstruktion dürfen nicht nur die primär funktionellen Aspekte wie ungestörte Nahrungsaufnahme, Artikulation und suffizienter Verschluß der Mundhöhle berücksichtigen, sondern auch die Wiederherstellung möglichst aller freien Elemente der Oberlippe und ihrer Umgebung. Dazu müssen einerseits die zur Rekonstruktion herangezogenen Gewebe möglichst homogen in Textur und Farbe sein. Anderseits spielt aber auch die adäquate Schnittführung eine entscheidende Rolle für den funktionellästhestischen Erfolg. Bei kleineren Defekten sollten die notwendigen Hilfsschnitte radial zum Lippenrot geführt werden um die Maskierung der Narben durch die natürliche Faltenbildung in diesem Bereich zu gewährleisten. Sind größere Lappen aus der Umgebung des Defektes zu mobilisieren, empfiehlt sich eine Schnittführung im Bereich der Nasolabialfalte und/oder parallel zum Lippenrot (an der Grenze des Lippenrot zur normalen Haut der Oberlippe). Zur Rekonstruktion bewähren sich vor allen Dingen myokutane Insellappen und/oder subkutan gestielte Lappen aus dem Bereich der Nasolabialfalte.

Zur Gewährleistung der ästhetischen Integrität muß stets die Forderung nach vollständiger Wiederherstellung des Lippenrotes erhoben werden. Aus unserer Sicht eignen sich dafür in erster Linie myokutane Lappen aus noch

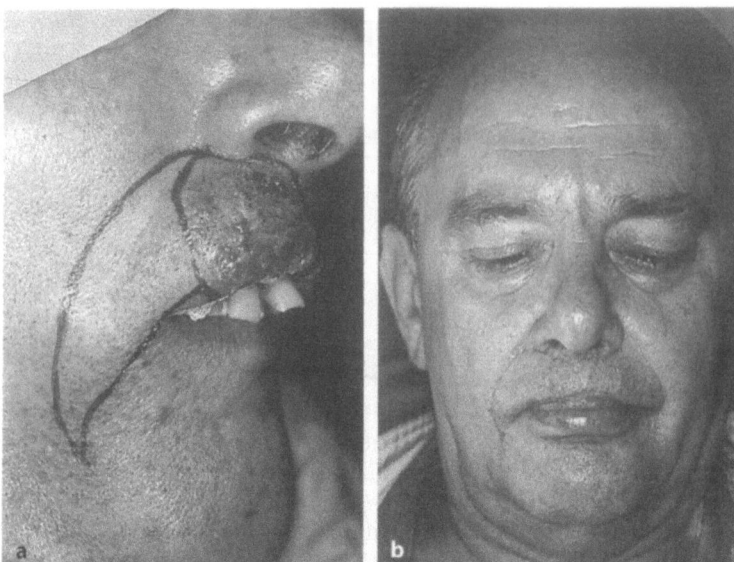

Abb. 1. a 62-jähriger Patient mit erosivem, alle Schichten der Oberlippe durchsetzenden Basaliom – (Schnittführung angezeichnet, mikrographisch kontrollierte Chirurgie). b Defektdeckung durch Insellappen aus der rechten Nasolabialfalte und Rekonstruktion des Lippenrotes durch zwei myokutane Lappen. Ergebnis 1 Jahr post operationem

erhaltenen Lippenrotfragmenten. Ist diese Möglichkeit nicht gegeben, hat sich die Rekonstruktion des Lippenrotes durch Schleimhauthochzug aus dem Vestibulum oris bewährt. In besonderen Fällen kann auch die operativ-plastische Wiederherstellung des Lippenrotes mit Hilfe von Zungenlappen zur Anwendung kommen.

Zur Rekonstruktion des Philtrums eignen sich Verschiebelappenplastiken von der gegenüberliegenden unversehrten Lippenseite oder Abbé-Lappen.

Ergebnisse

In der Abteilung für Dermatochirurgie der Universitätsklinik Gdansk wurden insgesamt 19 Patienten mit Tumoren im Bereich der Oberlippe operativ behandelt. Darunter befanden sich 18 Basaliome (davon 3 Rezidivbasaliome) und 1 Plattenepithelkarzinom. Die Tumoren wurden mikrographisch kontrolliert exzidiert und die Exzisionsdefekte durch Rekonstruktion der Oberlippe in gleicher Sitzung operativ-plastisch verschlossen. In einem Fall trat eine partielle Lappennekrose auf. Der postoperative Verlauf gestaltete sich in den übrigen Fällen unkompliziert. Die funktionell-ästhetischen Ergebnisse nach Abschluß der Wundheilung als auch $1/2$ – 1 Jahr post operationem sind als gut einzuschätzen.

Die folgenden klinischen Beispiele anhand ausgesuchter Fälle veranschaulichen die angewandten Techniken.

Abb. 2. a 48-jähriger Patient mit ausgedehntem, ulzeriertem sklerodermiformen Basaliom im Bereich der rechten Oberlippe (Schnittführung angezeichnet, mikrographisch kontrolliertes Vorgehen). **b** Rekonstruktion des lateralen Anteils der Oberlippe mittels subkutan gestielten Lappens aus der rechten Nasolabialfalte. Das Philtrum wurde durch Verschiebelappen von der Oberlippengegenseite wiederhergestellt. Ergebnis 6 Monate postoperativ

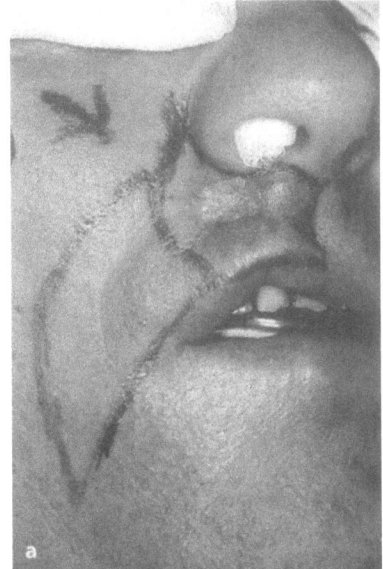

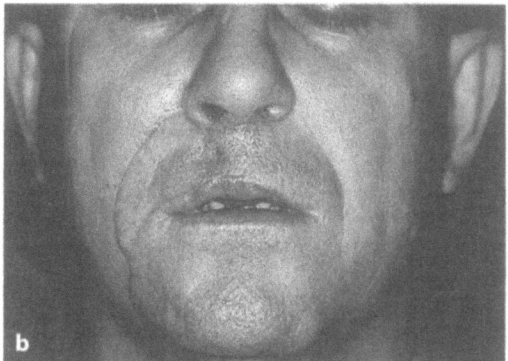

Schlußfolgerungen

1. Zur Rekonstruktion größerer Defekte im Bereich der Oberlippe ist der aus der Nasolabialfalte gebildete Insellappen am besten geeignet.
2. Das Lippenrot und das Philtrum sind unabhängig voneinander, als selbständige anatomisch-ästhetischen Subeinheiten der Oberlippenregion, wiederherzustellen.

Literatur

1. Burget G. C., Menick F. J.: Aesthetic restoration of one half of upper lip. Plast Reconstr Surg 1986; 78: 583–93.
2. Gonzalez-Ulloa M., Castillo A., Stevens E. et al.: Preliminary study of the total restoration of the facial skin. Plast Reconsrt Surg 1954; 13: 151–61.
3. Iwahira Y., Maruyama Yu., Yoshitake M.: A miniunit approach to lip reconstruction. Plast Surg 1994; 96: 1282–5.
4. Wlodarkiewicz A., Wojszwillo-Geppert E., Placek W., Roszkiewicz J.: Uper lip reconstruction with local island flap after neoplasm excision. Dermatol Surg 1997; 23: 1075–79.

Die Deckung von Hautdefekten an der Nase mit dem Kaskadenlappen nach Emmett

T. WEGNER UND V. SCHWIPPER

Einleitung

Hautdefekte im unteren Nasendrittel nach Unfall oder Tumorexzision unterscheiden sich vielfältig in Größe und Tiefe, Lokalisation, sowie Hauttyp und Alter des Patienten. Entsprechend variantenreich sind die angegebenen Methoden, um diese Defekte zu decken. Alle Methoden haben ihre Vor- und Nachteile.

Bereits 1840 gab Dieffenbach [1] ein Verfahren an, die Stirnhaut zur Defektdeckung an der Nase heranzuziehen. Neumann [3] und Sanvenero-Roselli [5] beschrieben das V-Y Prinzip, um Stirnlappen nach kaudal auf den Nasenrücken zu verlagern. Dieses Prinzip entwickelte Rieger [4] weiter zum extendierten Glabella-flap. Der „Rieger Lappen" überbrückt in einem Stück die Distanz Stirn-Nasenspitze. Dies wirkt sich insbesondere bei tief liegender Nasenwurzel kosmetisch ungünstig aus, weil sich über der Nasenwurzel zwischen den beiden inneren Augenwinkeln (interkanthal) ein fleischiges, breites Ödem bildet, das regelmäßig Spätkorrekturen erfordert.

Emmett [2] beschrieb 1991 eine Modifikation, den „Kaskaden-Lappen", um diesen Nachteil auszuschließen. Er trennt den Lappen in einen oberen glabellaren Stirnlappenanteil und einen unteren Nasenlappenanteil. Dadurch kann der Nasenlappenanteil freier beweglich im Sinne einer Transposition in die Defekte an der Nasenspitze eingelagert werden. Anschließend wird der über der Nasenwurzel entstandene Hebedefekt durch einen Glabella-Lappen gedeckt, der entweder in einer V-Y Gleitbewegung oder mittels einer Transposition nach kaudal bewegt wird.

Dieser kleine Glabellalappen kann entweder gleichseitig oder aber auf der Gegenseite gestielt sein.

Technik (Abb. 1-4)

Der Defekt an der Nase wird dreieckig gestaltet. Es wird ein Transpositionslappen entworfen, der am seitlichen Nasenabhang gestielt ist und bis auf den Nasenrücken reicht. Die kraniale Grenze dieses Lappens bildet die Interkanthallinie, die kaudale Grenze der Defekt mit dem Entlastungsdreieck.

Dieser Lappen wird nach kaudal über den Defekt verlagert. Der Lappen wird immer direkt über dem Periost gehoben, so daß er die Nasenrückenmuskulatur mit einschließt. Die Lappenbasis kann durch einen „cut back" an ihrer krania-

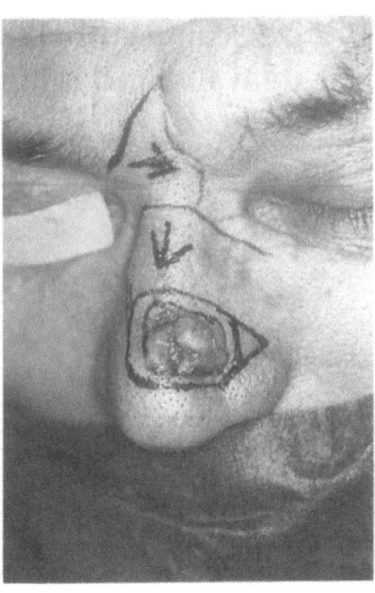

Abb. 1. Pat. P. K., 74 J, männlich. Basalzellkarzinom im unteren Nasendrittel. Zeichnung der geplanten Schnittführung zur Tumorexzision und Defektdeckung mit dem Kaskadenlappen nach Emmett mit gegenseitig gestielten Läppchen (s.Text)

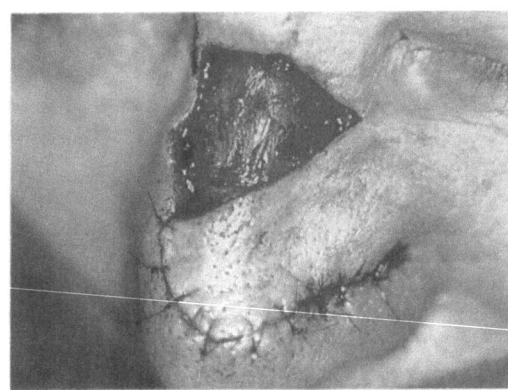

Abb. 2. OP-Situs nach Verschluß des Tumordefektes mit dem kaudalen Lappenanteil, es entsteht ein dreieckiger Hebedefekt

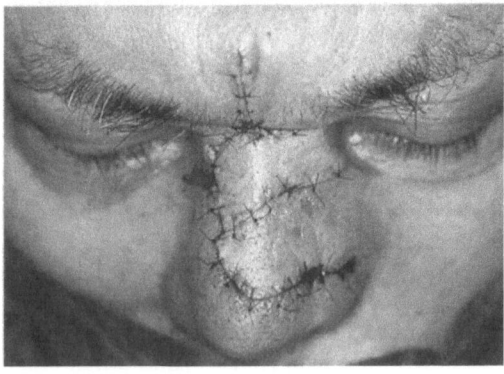

Abb. 3. OP-Situs mit Verschluß des Hebedefektes durch einen gleichseitig gestielten Glabellalappen

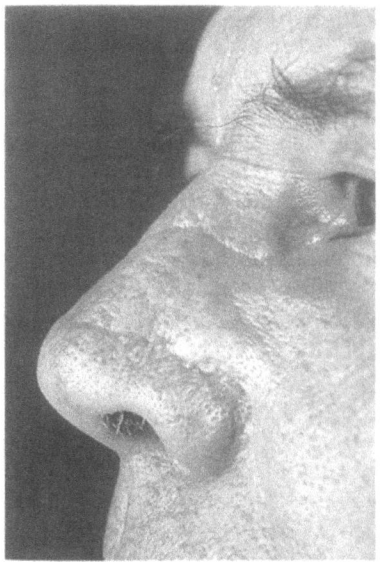

Abb. 4. Befund 6 Wochen postop. Durch das Konzept der zwei Lappen („Kaskadenlappen") ist der Nasen-Stirn-Winkel erhalten

len Seite verschmälert werden, bis der Lappen locker ohne Zug auf die Nasenspitze in den Defekt geschwenkt ist. In der Regel verläuft der „cut back" am Oberrand des beschriebenen Nasenrückenlappens nach lateral direkt unterhalb des inneren Augenwinkels.

Anschließend wird der Hebedefekt im Bereich des oberen Nasenrückens auf seine Länge und Breite sowie auf die Hautdicke hin untersucht. Ein Glabellaflap passender Größe wird unter Ausnutzung der vorhandenen Stirnfalten entworfen. Er kann auf der gleichen Seite gestielt sein wie auch der untere Lappen. Wenn man den oberen Lappen auf der Gegenseite stielt, kann man einen Effekt wie bei einer Z-Plastik erzielen und Länge gewinnen, oder man verlagert den Lappen nach Art einer V-Y-Plastik von der Glabella zum Nasenrücken.

Es ist wichtig, auf die Hautdicke zu achten. Sind die Lappen gehoben, kann man bei Bedarf den Glabella-Lappen ausdünnen, um ihn der Hautdicke des oberen Nasenrückens anzugleichen. Der untere Nasenrückenlappen wird in seiner vollen Dicke belassen, um ihn der Nasenspitzenhaut anzupassen. Emmett [2] gibt an, daß bei Patienten mit extrem dünner Haut am oberen Nasenrücken die Stirnhaut eventuell zu dick sein kann, so daß in solchen Fällen ein Vollhauttransplantat den Hebedefekt günstiger versorgt. Dann würde man aber nicht von einem Kaskadenlappen sprechen.

Der Wundverschluß erfolgt in zwei Schichten. Zunächst werden mit einigen subkutan gelegten resorbierbaren Nähten die Lappen ausgebreitet, so daß die Wundränder ausgeglichen, Lücken- und Stufenlos aneinander liegen. Die monofilen Hautnähte werden nach 4-5 Tagen entfernt, die Wunden werden noch für weitere 3-4 Tage mit Steri-stripes gehalten.

Ergebnisse

Der Kaskadenlappen nach Emmett wurde an der Fachklinik Hornheide in der Zeit von Juni 1991 bis April 1998 bei 31 Patienten angewandt, dreißigmal bei Patienten mit Basalzellkarzinomen, einmal bei einem Patienten mit einem Keratoakanthom.

Es gab keine Lappennekrosen, allerdings dreimal Wundheilungsstörungen mit Dehiszenzen im Bereich der Nasenspitze, die unter offener Wundbehandlung folgenlos abheilten.

Bei drei Patienten waren Korrektureingriffe mit Ausdünnung des Glabella-Lappens über der Nasenwurzel notwendig.

Diskussion

Die Teilung des extendierten Glabella-Lappens in einen oberen Glabella-Lappen und einen unteren Nasenrücken-Lappen gibt beiden eine größere Beweglichkeit und ermöglicht, verschiedene Defekte zu behandeln. Folgende Details sind besonders zu beachten:

1. Die Interkanthallinie bildet die Grenze zwischen dem oberen und dem unteren Lappen.
2. Wie der Hebedefekt im Bereich der Nasenwurzel geschlossen wird und ob der Glabella-Lappen gleichsinnig oder gegensinnig wie der untere Nasenrücken-Lappen gestielt wird, entscheidet sich erst, wenn der untere Lappen eingelagert ist.

Der Kaskaden-Lappen nach Emmett hat sich als sinnvolle Ergänzung der Techniken erwiesen, die uns zur Behandlung von Defekten im unteren Nasendrittel zur Verfügung stehen.

Literatur

1. Dieffenbach, J. F. (1845) Die operative Chirurgie, Bd I. Brockhaus, Leipzig, S 326–344
2. Emmett, A. J. J. (1991) The cascade flap for nasal tip repair. Eur J Plast Surg 14: 69–72
3. Neumann, A. C. (1846) Erfahrungen. Beitrag zur Rhinoplastik. Casp Wochenschr 1: 398
4. Rieger, R. A. (1967) A local flap for repair of the nasal tip. Plast Reconstr Surg 40: 147–150
5. Sanvenero-Rosselli, G. (1939) Scienza ed arte di chirurgia plastica. Plast Chir 1: 3–20

Adjuvante Verfahren in der Rekonstruktion: Hautexpander und E.T.E.-System

B. Wörle und B. Konz

Die verschiedenen Möglichkeiten der Rekonstruktion nach Exzision von benignen und malignen Hautveränderungen wurden durch den Einsatz von Hautexpandern sowohl in funktioneller als auch in ästhetischer Hinsicht entscheidend erweitert und verbessert. Charles Neumann setzte im Jahre 1956 bei einer Ohrmuschelrekonstruktion erstmals einen Gummiballon zur Gewebedehnung ein [11]. Dieser subkutan plazierte Ballon wurde über ein extern gelegenes Ventil schrittweise mit Luft gefüllt. Fast zwanzig Jahre später erst wurde von Chedomir Radovan diese Methode bei der Mammarekonstruktion nach Brustablatio wieder aufgegriffen [13]. Seither wurde die Gewebedehnung zu einem festen Bestandteil in der plastischen Chirurgie und operativen Dermatologie [2, 10, 12, 14, 15]. Durch die Vordehnung der Haut können nun auch große Areale mit Nahlappen- und Dehnungsplastiken aus der Defektumgebung versorgt werden, ohne daß gleichzeitig zusätzliche Spenderdefekte gesetzt werden müssen. Oberflächenstruktur, Pigmentgehalt und Sensibilität der Haut für den Defektverschluß sind idealerweise identisch mit der Umgebung. Die Indikation für den Einsatz eines Hautexpanders ist jedoch aufgrund der Komplikationsraten sowie unter Berücksichtigung von Kosten, Nutzen und mitunter erheblichem Zeitaufwand streng zu stellen [9].

Die erfolgreiche Durchführung einer externen Gewebedehnung wurde erstmals im Jahre 1993 von Gunnar Blomqvist berichtet [4]. In Anlehnung an diesen Prototyp einer externen Hautdehnungsvorrichtung wurde das E.T.E.-System, external tissue extension – system entwickelt und in zunehmendem Maße sowohl in der plastischen Chirurgie, wie auch in der operativen Dermatologie eingesetzt [3, 5, 16].

Indikationen

Die Planung eines operativen Eingriffes mit dem Einsatz von Hautdehnungsverfahren erlauben in erster Linie benigne Hautveränderungen. Gute Ergebnisse lassen sich hier in der Therapie von großen kongenitalen Nävuszellnävi, der Korrektur von Narben, der Behandlung von Alopezien und chronischer Radiodermatitis sowie bei der Entfernung von Schmucktätowierungen erzielen [8]. Weiterhin kommen Hautdefekte nach großzügiger Tumorexzision als Indikation in Betracht. Der negative Einfluß des Zeitfaktors bei der Vordehnung der Haut in der Behandlung von malignen Hautveränderungen wurde durch die

Entwicklung des E.T.E.-Systems, external tissue extension – system, relativiert. Die Dehnung der Haut erfolgt mithilfe dieser neueren Technik erheblich rascher, so daß zumindest niedrigmaligne Tumoren der Haut in das Indikationsspektrum aufgenommen werden können. Das E.T.E.-System eignet sich insbesondere für Defekte, die zu groß für einen primären Wundverschluß, jedoch „zu klein" für das aufwendige Expanderverfahren sind.

Günstige Lokalisationen für den Einsatz der Hautexpander finden sich vor allem im Bereich von Kopf und Hals, sowie auch am Stamm [1, 6, 10, 17]. Die Extremitäten eignen sich andererseits besonders für den Einsatz des E.T.E-Systems, welches am Kapillitium ungeeignet erscheint [5].

Technik

Hautexpander

Im wesentlichen sind drei Abschnitte im operativen Vorgehen, beim Einsatz von Hautexpandern zu unterscheiden. Zunächst die präoperative Planung und Expanderimplantation, im Anschluß die Auffüllphase und nach erfolgreicher Gewebedehnung die Expanderexplantation, Gewebeexzision und Defektrekonstruktion.

Die heute kommerziell verfügbaren Radovan-Gewebeexpander bestehen aus einer hochfesten Silikonelastomerhülle und sind in verschiedenen Größen, bis zu 1000 Kubikzentimeter Volumen, unterschiedlichen Formen (z.B. rechteckig, croissantförmig, rund, oval) sowie alternativ mit integriertem oder distanziertem Ventil erhältlich. Die Auswahl des Expanders ist abhängig von der Ausdehnung und der Form des entstehenden Defektes sowie der geplanten Wundverschlußmethode [7].

Nimmt man vereinfachend den Querschnitt des gefüllten Expanders als einen Halbkreis an, so entspricht die Zirkumferenz der darüber gedehnten Haut u in etwa dreimal dem Radius des Halbkreises r. Dies entspricht einem Gewebegewinn der Strecke r. Daraus folgt, bei einer vorgegebenen Läsionsbreite x sollte der Radius r = x sein. (Abb. 1) Unter Umständen sind mehrere Expander erfor-

Abb. 1. Hautexpander – Gewebegewinn

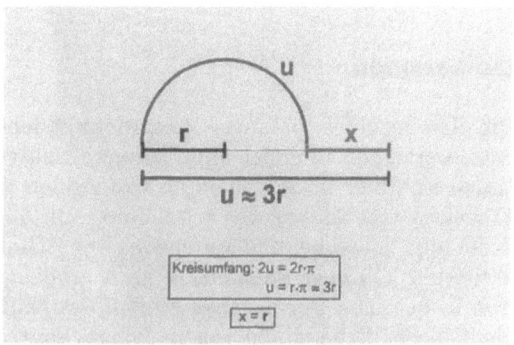

derlich, um ausreichend Gewebe für einen spannungsarmen Defektverschluß gewinnen zu können.

Die wiederholte kritische Überprüfung der Indikation für das Expanderverfahren ist für den behandelnden Arzt die sicherste Methode um Mißerfolge zu vermeiden. Von größter Bedeutung sind Aufklärungsgespräche mit dem Patienten. Insbesondere die Zeitdauer des Verfahrens, im Durchschnitt drei Monate und die damit verbundene kosmetische und je nach Lokalisation mechanische Beeinträchtigung muß eindringlich dargestellt werden. Weiterhin muß die berufliche und private Situation des Patienten in die Überlegungen einbezogen werden. Die Motivation des Patienten ist in hohem Maße ausschlaggebend für das Gelingen des Verfahrens.

In unmittelbarer Umgebung der Hautveränderung wird eine Inzision radiär zum einzubringenden Expander bishin zur Muskelfaszie vorgenommen. Es folgt die stumpfe Präparation der subkutanen Tasche, bis die Expanderbasis faltenlos aufgenommen werden kann. Bei einem distanziert gelegenem Ventil ist weiterhin ein Kanal für den Verbindungsschlauch und eine Höhle für das Ventil zu präformieren. Das Ventil sollte in genügendem Abstand seitlich oder oberhalb des Expanders plaziert werden, um eine spätere Überlagerung während des Auffüllens zu vermeiden. Initial wird der Expander mit einer geringen Menge physiologischer Kochsalzlösung (10–20 ml) gefüllt und die Integrität des Systems überprüft. Es erfolgt die Implantation des Expanders, die Subkutan- und die Hautnaht. Der anschließend angelegte Verband sollte allenfalls geringfügig komprimierend wirken, um eine gute Blutversorgung der zu dehnenden Hautareale zu gewährleisten. Durch eine radiäre Schnittführung bei der Implantation des Hautexpanders wird die Wahrscheinlichkeit einer Nahtdehiszenzbildung während des Füllungsvorganges verringert, die spätere Lappenplastik sollte jedoch durch die Schnittführung nicht behindert werden.

Nach abgeschlossener Wundheilung folgt die Auffüllphase. Es werden transkutan sterile Instillationen von physiologischer Kochsalzlösung mit einer sehr feinen Nadel (23–26 Gauge) über das Ventil durchgeführt. Eine versehentliche Perforation wird durch die Stahlplatte am Ventilboden vermieden. Das Ventil dichtet sich nach der Injektion wieder vollständig ab. Die Frequenz und die Menge der instillierten Flüssigkeit sind in der Auffüllphase zum einen von den Beschwerden des Patienten und zum anderen von der Hautdurchblutung des Areals über dem Expander abhängig. Bei Schmerzen oder Ischämie sollte sofort bereits instilliertes Füllvolumen abgelassen werden. Die injizierbare Menge liegt normalerweise zwischen 20 und 40 ml bei wöchentlich durchgeführten Injektionen. Die Dauer der Auffüllphase ist vom Expandervolumen und der Expanderlokalisation abhängig und kann bis zu drei Monate oder länger betragen.

Nach Exzision der Implantationsnarbe und der Hautveränderung erfolgt die Exstirpation des Expanders mit Ventil. Die entstandene Bindegewebskapsel um den Expander sollte nicht entfernt werden, da durch sie die Blutversorgung der gedehnten Haut sichergestellt wird. Als Defektrekonstruktionsverfahren kommen primäre Wundvereinigung, Verschiebe-, Rotations- und Transpositionsplastik in Frage. Ein spannungsarmer Wundverschluß sollte sichergestellt sein.

Abb. 2. Kapillitium
rechts parietal. Spalt-
hauttransplantat
(10 × 8 cm) bei Zustand
nach kavernösem
Hämangiom

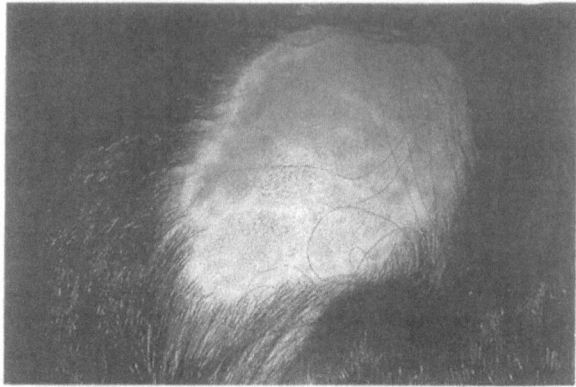

Abb. 3. Hautexpander
(rechteckig, 500 ml Volu-
men, Distanzventil)
okzipital des Transplan-
tates. Nahtdehiszenz und
serös-hämorrhagische
Krusten bei 400 ml Füll-
volumen

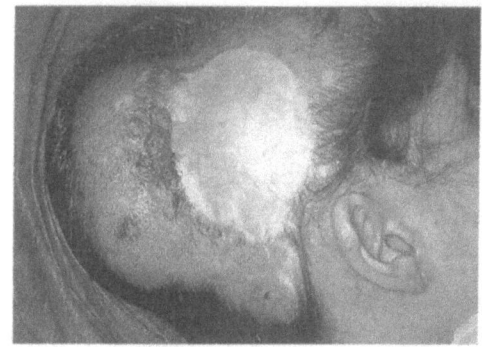

Beispiel (Hautexpander) (Abb. 2 – 5). 27jährige Patientin. Am Kapillitium rechts parietal findet sich ein scharf begrenztes, haarloses, 10 x 8 cm großes Areal bei Zustand nach Exzision eines kavernösen Hämangioms und anschließender Spalthauttransplantation im 3. Lebensjahr (Abb. 2). Implantation eines rechtek-kigen Hautexpanders mit Distanzventil, Volumen: 500 ml, okzipital in direkter Nachbarschaft des Transplantates in Intubationsnarkose. Auffüllphase über vier Monate komplikationslos. Abbildung 3 zeigt den mit 400 ml aufgefüllten Expan-der, sowie an der Implantationsnarbe eine beginnende Nahtdehiszenz mit serös-hämorrhagischen Krusten. Eine vorzeitige Expanderentfernung wurde notwendig, dadurch konnte eine vollständige Exzision des Spalthauttransplan-tates nicht erreicht werden. Zustand drei Wochen nach erfolgter Explantation; verbliebener Transplantat-Bezirk: 10 x 2,5 cm (Abb. 4). Abbildung 5 zeigt den Befund nach Restexzision des Transplantates etwa acht Monate später.

Das ausgewählte Patientenbeispiel soll eine mögliche Komplikation, die Nahtdehiszenz und beginnende Infektion beim Einsatz von Hautexpandern beschreiben. Diese machte eine vorzeitige Expanderentnahme erforderlich. Zunächst konnte lediglich ein Teilerfolg erzielt werden. Das Ergebnis wurde jedoch durch eine spätere Korrektur optimiert.

Abb. 4. Zustand nach Expanderexplantation und Teilexzision. Verbliebenes Spalthauttransplantat (10 × 2,5 cm)

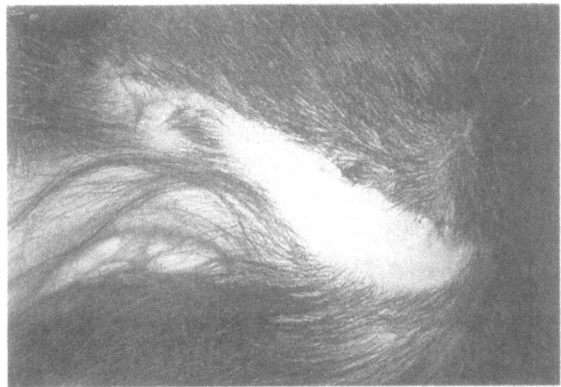

Abb. 5. Zustand nach Restexzision des Transplantates

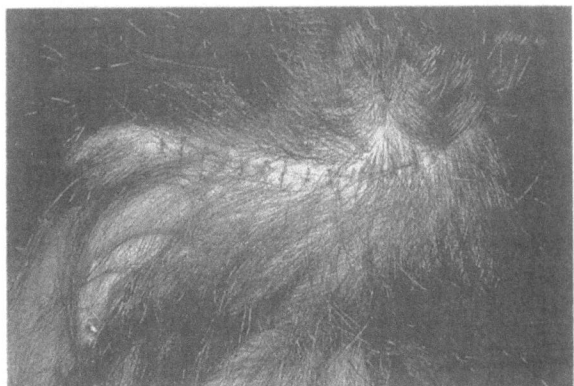

E.T.E.-System

Das external tissue extension – system besteht aus mehreren Silikonbändern, die jeweils eine atraumatische Nadel an einem Ende und insgesamt zwei Stopper tragen. Die Bänder werden senkrecht zur geplanten Schnittführung, seitlich der zu entfernenden Hautveränderung oder des Defektes im gesunden Gewebe, in Abständen von etwa 2 cm parallel zu einander eingesetzt. Die Stopper verketten nach dem Einsetzen der Bänder diese untereinander und stabilisieren das System. Der operative Eingriff ist in der Mehrzahl der Fälle in Lokalanästhesie möglich. Die Applikation des E.T.E.-Systems und die weitere Führung des Patienten, das heißt Nachstellen der Stopper in Abhängigkeit von der Spannung durch den Patienten selbst, ein- bis zweimal täglich, kann bei guter Compliance ambulant erfolgen. Die Behandlungsdauer beträgt in etwa zwei bis drei Wochen. Ist die Haut- und Gewebedehnung abgeschlossen, das heißt die Stopperreihen befinden sich parallel, fast unmittelbar nebeneinander, so werden die Silikonbänder entfernt. Es erfolgt direkt anschließend die Exzision und dann der geplante Wundverschluß des entstehenden Defektes.

Komplikationen

Bei der Hautexpandertechnik treten in etwa 20 % der Fälle Komplikationen auf, die bis zum Abbruch des Vorgehens führen können. Hämatome, Serome und Infektionen sind bei korrekter operativer Technik und aseptischem Vorgehen vermeidbar. Eine zu rasche Auffüllung des Expanders kann zu druckinduzierter Ischämie der gedehnten Haut und nachfolgend zu Hautnekrose und damit Expanderperforation führen. Eine Perforation des Expanders ist ebenfalls bei Nahtdehiszenz der Implantationswunde möglich. Eine Expander- oder Ventildislokation ist insbesondere in Gelenknähe zu befürchten und durch vorübergehende Immobilisation des Patienten zu verhindern. Für ein Expanderleck ist insbesondere die unbeabsichtigte Punktion des Ballons oder des Verbindungsschlauches verantwortlich.

Aufgrund von relativ häufig auftretenden Wundrandnekrosen und Ruptur von unter Spannung stehenden Hautbrücken sowie erhöhter Schmerzhaftigkeit eignet sich das E.T.E.-System unserer Meinung nach nicht zur Anwendung im Bereich des Kapillitiums oder am Hals. Auch an geeigneten Lokalisationen für dieses Verfahren sind Entzündungen an den Applikationsstellen der Silikonbänder möglich. Komplikationen speziell dieser Methode sind postoperativ auftretende hypertrophe Narben- und Keloidbildungen sowie sekundäre Narbendehiszenzen.

Kommentar

In der operativen Dermatologie ist der Einsatz von Hautexpandern und E.T.E.-System wenigen, ausgesuchten Indikationen vorbehalten. Die üblicherweise entstehenden, exzisionsbedingten Defekte sind in mehr als 90 % der Fälle mithilfe von Dehnungs- oder Lappenplastiken ästhetisch und funktionell befriedigend zu rekonstruieren. Ein Mangel von Gewebe in der Umgebung des Defektes erfordert entweder den Einsatz von freien Transplantaten, Vollhaut- oder Spalthaut-Transplantaten oder muß adjuvant durch den Einsatz von Gewebedehnungsverfahren ausgeglichen werden. Diese Erfordernisse finden sich vorallem im Bereich des Kapillitiums und an den Extremitäten, wobei der kosmetische und funktionelle Anspruch in diesen Regionen besonders hoch ist.

Allein der adjuvante Einsatz von Hautexpandern macht den Verschluß von großflächigen Defekten am Kapillitium mit haartragenden Lappenplastiken möglich [10]. Das E.T.E.-System eignet sich insbesondere zum Einsatz an den Extremitäten, jedoch insgesamt bei geringeren Defektgrößen um spätere Narbendehiszenzen und hypertrophe Narben beziehungsweise Keloide zu vermeiden [5, 16].

Durch gezielten Einsatz dieser adjuvanten Hautdehnungsverfahren besteht in diesen Problemregionen die Möglichkeit ausreichend Haut zu gewinnen, die in Hinblick auf die Oberflächenstruktur, den Pigmentgehalt und die Sensibilität nahezu identisch der Defektumgebung ist. Insbesondere bei der Korrektur von narbigen Alopezien besteht der Vorteil große haartragende Hautlappen gewinnen zu können.

Voraussetzung für den Einsatz dieser beiden Methoden ist die korrekte Indikationsstellung, das Beherrschen der Technik, die Kenntnis der möglichen Komplikationen und nicht zuletzt die unbedingt erforderliche, hohe Compliance des Patienten. Die hervorragenden ästhetischen und funktionellen Ergebnisse rechtfertigen den höheren Aufwand in bezug auf Zeit und Kosten bei beiden Verfahren.

Literatur

1. Adson MH, Anderson RD, Argenta LC (1987) Scalp expansion in the treatment of male pattern baldness. Plast Reconstr Surg 79: 906-914
2. Argenta LC (1984) Controlled tissue expansion in reconstructive surgery. Brit J Plast Surg 37: 520-529
3. Bjarnesen JP, Wester JU, Siemssen SS, Blomqvist G, Jensen NK (1996) External tissue stretching for closing skin defects in 22 patients. Acta Orthop Scand 67: 182-184
4. Blomqvist G, Steenfos H (1993) A new partly external device for extension of skin before excision of skin defects. Scand J Plast Reconstr Hand Surg 27: 179-182
5. Brongo S, Pilegaard J, Blomqvist G (1997) Clinical experiences with the external tissue extender. Scand J Plast Reconstr Surg Hand Surg 31: 57-63
6. Buhrer DP, Huang TT, Yee HW, Blackwell SJ (1988) Treatment of burn alopecia with tissue expanders in children. Plast Reconstr Surg 81: 512-515
7. Joss GS, Zoltie N, Chapman P (1990) Tissue expansion technique and the transposition flap. Brit J Plast Surg 43: 328-333
8. Konz B (1991) Hautexpander: Erfahrungen in der operativen Dermatologie. Z Hautkr 66 (S 3): 61-64
9. Manders EK, Schenden MJ, Furrey JA, Hetzler PT, Davis TS, Graham III WP (1984) Soft-tissue expansion: concepts and complications. Plast Reconstr Surg 74: 493-507
10. Manders EK, Graham III WP, Schenden MJ, Davis TS (1984) Skin expansion to eliminate large scalp defects. Ann Plast Surg 12: 305-312
11. Neumann CG (1957) The expansion of an area of skin by progressive distension of the subcutaneous balloon. Plast Reconstr Surg 19: 124-130
12. Olbrisch RR, Miericke B (1987) Der Gewebe-Expander zum Brustwiederaufbau. Erfahrungen und Ergebnisse mit mehr als 300 Expandern. Chirurg 58: 553-558
13. Radovan C (1976) Adjucent flap development using expandable silastic implants. Presented at the Annual Meeting of the American Society of Plastic and Reconstructive Surgeons, Boston/Mass
14. Radovan C (1982) Breast reconstruction after mastectomy using the temporary expander. Plast Reconstr Surg 69: 195-206
15. Radovan C (1984) Tissue expansion in soft-tissue reconstruction. Plast Reconstr Surg 74: 482-490
16. Steenfos H, Tarnow P, Blomqvist G (1993) Skin expansion. Long term follow up of complications and costs of care. Scand J Plast Reconstr Hand Surg 27: 137-141
17. Wangerin K, Gubisch W, Fischer H (1996) Einsatz von Hautexpandern im Kopf-Halsbereich. Indikationen und Ergebnisse. Dtsch Z Mund Kiefer GesichtsChir 20: 7-11

Vollhaut-, Spalthaut-, Mesh-Transplantate: Techniken und Modifikationen

R. KAUFMANN

Einleitung

Transplantate spielen im Rahmen der operativen Dermatologie mit überwiegender Versorgung von epifaszialen Weichteildefekten der Haut und der Übergangsschleimhaut in unterschiedlichen Situationen eine wichtige Rolle. Die gewählte Technik hat sich an den indivuellen Gegebenheiten des Einzelfalles zu orientieren (Art der Indikation, Defektgröße, Lokalisation, Wundgrundkondition, Patientenalter und Begleiterkrankungen). Grundsätzlich ist zu prüfen, ob nicht durch individuell modifizierte Kombinationen mit Nahlappenplastiken die zu transplantierende Fläche verkleinert werden oder bei kleineren Defekten gar eine Sekundärheilung in Betracht gezogen werden kann. Die transplantationstechnischen Verfahren sind weitgehend standardisiert, sodaß wenig Bedarf für innovative Entwicklungen der operativen Gerätschaften, der technischen Handhabung oder des dermatochirurgischen Procedere besteht. Allerdings sind bei besonderen Hauttransplantattechniken (z.B. Haartransplantation, Transplantation kultivierter Hautzellen, Transplantation bei Vitiligo) kontinuierliche Fortschritte in der zunehmenden methodentechnischen Verfeinerung der Verfahren erzielt worden. Auch hinsichtlich der Wundgrundkonditionierung oder der Versorgung von Hautdonorstellen passen sich die Verfahren den Neuentwicklungen auf dem Sektor der Wundversorgung an [17, 23].

Indikationsgebiete

Im Rahmen der operativen Wundversorgung dermatologischer Patienten stellt sich die Indikation für defektdeckende Techniken insbesondere in der Tumorchirurgie, in der Phlebologie und zunehmed auch bei korrektiv-ästhetischen Indikationen.

Transplantate sind immer dann in Erwägung zu ziehen, wenn durch einfache Methoden des primären Verschlusses, der seriellen Exzision, der Dehnungsplastik oder der zahlreichen Varianten von Nahlappen ein Defektverschluß nicht erzielt werden kann. Auch die alternative Option der Heilung per secundam intenionem ist vor einer Transplantation kritisch zu prüfen, insbesondere an allen flexuralen respektive konkaven Lokalisationen. Bei großflächigen Ulcera im Rahmen der chronisch venösen Insuffizienz können unterschiedliche Transplantatverfahren zur Beschleunigung der Epithelisationsphase beitragen, ersetzen aber nicht funktionsverbessernde phlebochirurgische oder gar entstauende Maßnahmen. In der Therapie von Hauttumoren mit zunehmend kleineren Sicherheitsabständen oder auch im Rahmen der gewebeschonenden mikrographisch kontrollierten Chirurgie sind auch bei größeren Eingriffen im Rumpfbereich die früher üblichen Transplantate mit vorheriger aufwendiger und langwieriger Wundgrundkonditionierung heute weitgehend entbehrlich und die Exzisionswunden in der Regel durch geeignete Modifikationen der Transposition oder Verschiebung benachbarter Lappen möglich. Im Extremitäten- und Gesichtsbereich hingegen kann nach großflächigen Exzisionen die Hauttransplantation erforderlich bleiben. Hier ist unter funktionellen und ästhetischen Aspekten wenn möglich die Vollhautverpflanzung oder die Übertragung dickerer Spalthautlappen zu favorisieren [6, 12, 19].

Spezielle korrektiv-ästhetische Indikationen sind Haut- und Zellkulturübertragungen zur repigmentierenden Therapie der Vitiligo und die operative Therapie der narbigen und androgenetischen Alopezie durch haartragende Vollhauttransplantate [2, 4, 15].

Voraussetzungen zur Transplantation, Wundgrundkonditionierung

Conditio sine qua non für jedes erfolgreiche Transplantat ist ein transplantationsfähiges Wundbett, d.h. die Sicherstellung der nutritiven Versorgung im Empfängerareal. In der Regel ist eine ausreichende Nutrition für Vollhaut- und Spalthauttransplantate bei frisch gesetzten operativen Wunden im Rahmen der Tumorchirurgie auch bei mehrzeitiger Vorgehensweise (mikroskopisch kontrollierte Chirurgie mit Interimsdefektdeckung) gegeben, sofern als Wundgrund Granulationsgewebe, Faszie, Periost oder Perichondrium zur Verfügung steht. Bei tiefreichenden größeren Defekten, insbesondere im Rumpf- und Extremitätenbereich, kann es jedoch vorteilhaft sein, zunächst eine Verkleinerung des zu transplantierenden Wundbettes (Kontraktion) mit zusätzlicher Auffüllung durch Granulationsgewebe bis zur endgültigen Defektdeckung zur Vermeidung unnötig großer oder muldenartig eingesunkener Transplantate abzuwarten. Andererseits ist die Bildung von überschüssigen Granulationen im Gesichtsbereich (z.B. im Rahmen der mikroskopisch kontrollierten Basaliomchirurgie) bei geplanten Vollhauttransplantaten zu verhindern, um die Entwicklung polsterartig erhabener Vollhauttransplantate zu vermeiden.

Bei schlecht heilenden Wunden (z.B. Ulcus cruris venosum) sind verschiedene konservative und operative Ansatzpunkte zur Wundgrundkonditionierung zu berücksichtigen, die im wesentlichen ein Debridement (Abtragung von Nekrosen mit dem CO_2-Laser und neuerdings mit dem Erbium: YAG-Laser), ein Anfrischen der Wundränder (radiäre Inzisionen) und entstauende Maßnahmen beinhalten [10, 21]. Auch kann bei ausgedehnter begleitender Dermatoliposklerose des Ulcusgrundes ein „Shave"-Debridement mit nachfolgender Spalthautübertragung in Erwägung gezogen werden [20]. Bei Skalpdefekten mit freiliegendem Knochen (Periostverlust) kann ein Abtragen der Tabula externa zur Erzielung tragfähiger Granulationen erforderlich werden [18].

Zur lokalen Wundtherapie im Rahmen der mehrzeitigen Exzision von Tumordefekten hat sich die indifferente wirkstofffreie „feuchte" respektive semiokklusive Behandlung oder die Abdeckung mittels Polyruethanweichschaumkompressen oder nichthaftenden Materialen (z. B. auf Silikonbasis) etabliert, die auch eine unnötige Exposition der Wundfläche mit potentiell sensibilisierenden Hilfsstoffen üblicher Externa vermeidet [13]. Eine „feuchte" Wundbehandlung hat sich auch als Standard in der Versorgung von Spalthautentnahmestellen etabliert. Die topische Applikation von Phenytoin soll jedoch eine signifikant raschere Epithelisation ermöglichen [23]. Eine Alternative zur Beschleunigung der Epithelisation im Spalthautentnahmegebiet läßt sich z. B. bei älteren Patienten auch durch Verwendung von Netzlappen erzielen, indem die Hälfte des derart vergrößerten Lappens zur eigentlichen Defektdeckung genutzt wird, die andere überschüssige Hälfte jedoch wieder die Entnahmestelle versorgt [1].

Techniken

Unter den verschiedenen Transplantattechniken spielen in der operativen Dermatologie einfache Vollhaut- und Spalthautübertragungen sowie deren Modifikationen zweifelsohne die größte Rolle. Insbesondere kleinere Vollhautlappen oder vereinfachte Techniken (Reverdinläppchen) und einige spezielle Verfahren (Minigrafts bei Haartransplantationen) eignen sich bei entsprechenden Voraussetzungen auch für den ambulanten Einsatz.

Vollhauttransplantate ermöglichen in der Regel bessere funktionelle und ästhetische Möglichkeiten des Defektverschlusses, sind aber auch anspruchsvoller in der Einheilungsphase und größenmäßig limitiert. Sie sind daher insbesondere im Gesichts- und Extremitätenbereich zu bevorzugen [12, 16]. Eine verzögerte (zweizeitige) Transplantation kann einer sofortigen Vollhautübertragung insbesondere bei fehlender Faszienunterlage überlegen sein und ist ohnehin im Rahmen der mehrzeitiger mikroskopisch kontrollierter Tumorchirurgie erforderlich [22]. Kleinere Defekte lassen sich mit Läppchen aus der haarfreien präaurikulären Region versorgen. Bei aktinisch belasteter Empfängerregion (Tumorchirurgie) favorisieren wir allerdings als Entnahmestelle insbesondere die diesbezüglich geschützte Oberarminnenseite, bei größeren Lappen auch die Inguinalregion [12]. Wichtig ist die sorgfältige Entfettung des Transplantates, im Gesichtsbereich u. a. auch die Exzision eines Granulationsbettes (z. B. mehrzeitige Basaliomexzision im Nasenbereich) zur Vermeidung postoperativer Polsterbildungen. Überknüpfverbände zur Fixierung und leichten postoperativen Kompression sind Dank moderner Verbandsmaterialien in Verbindung mit nichthaftenden Wundauflagen in den meisten Fällen entbehrlich.

Besondere Varianten sind Stanzentransplantate, Haartransplantationen und Schleimhautübertragungen. Die Übertragung von Stanzentransplantaten kann z. B. bei Aknenarben ergänzend zu Stanzenexzisionen und Stanzenelevationen indiziert sein [11]. Haartragender Vollhautzylinder („Haartransplantation") werden in kosmetischer Indikation bei androgenetischer Alopezie, aber auch bei narbigem Haarverlust in medizinischer Indikation implantiert. In beiden

Fällen hat sich heute die Kombination sogenannter Mikro- und Minitransplantate mit wenigen Follikeln in den stiftartigen oder zylinderförmigen Transplantaten als Methode der Wahl etabliert [4, 12]. Technische Modifikationen ergeben sich aus der Art der Entnahme und Versorgung der Donorregion, der Art der Aufbereitung und Herstellung der Grafts und schließlich der Anfertigung von Implantatlöchern in der Empfängerregion („cold steel" vs. Laser). Für einen Defektverschluß im Bereich der Schleimhäute oder Übergangsschleimhäute kann z.B. Mundschleimhaut, bei Defekten im Bereich der Glans penis auch Präputialhaut übertragen werden [14].

Spalthauttransplantate neigen verstärkt zur Kontraktur und zur Pigmentverschiebung, insbesondere bei dünneren Lappen. Letztere sind jedoch besonders anspruchslos in der Einheilung und daher bei größeren Wundflächen mit gestörter Granulationsbildung oder schlechten trophischen Voraussetzungen zu bevorzugen. Netzlappen (meshgrafts) erlauben mithilfe von entsprechenden Dermatomen eine Vergrößerung bis zum 9-fachen der Ausgangsgröße und sind insbesondere bei ausgedehnten Beinulcera nach entsprechender Wundgrundkonditionierung zur Ermöglichung einer Reepithelisierung indiziert [8, 12, 19]. Neben der Entnahmestelle am Oberschenkel ist auch hier die Oberarminnenseite (Abb. 1) zu nennen und bei Kindern die Skalphautregion eine zu erwägende Alternative [7]. Eine einfache technische Variante, mit geometrisch bedingter variabler Dicke (Rand dünn mit stufenlosem Übergang in dickeres Zentrum), bieten die bereits im vergangenen Jahrhundert entwickelten Reverdinläppchen [3, 10, 12]. Die Reverdinplastik ist nicht nur technisch und vom

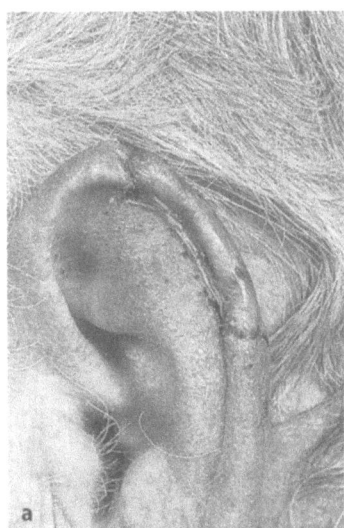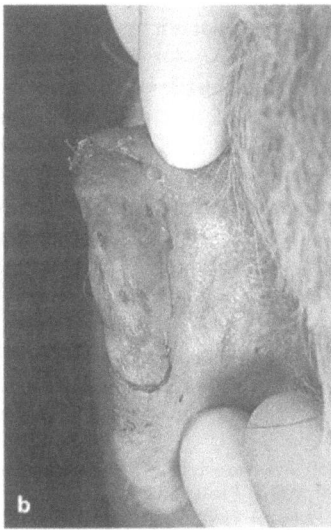

Abb. 1 a, b. Spalthauttransplantat an der Ohrmuschel nach mikroskopisch kontrollierter Entfernung eines Lentigo maligna Melanoms. Status 7 Tage postoperativ nach Einheilung eines 0,6 mm dicken Spalthautlappens von der rechten Oberarminnenseite. **a** Ansicht lateral; **b** Ansicht dorsal

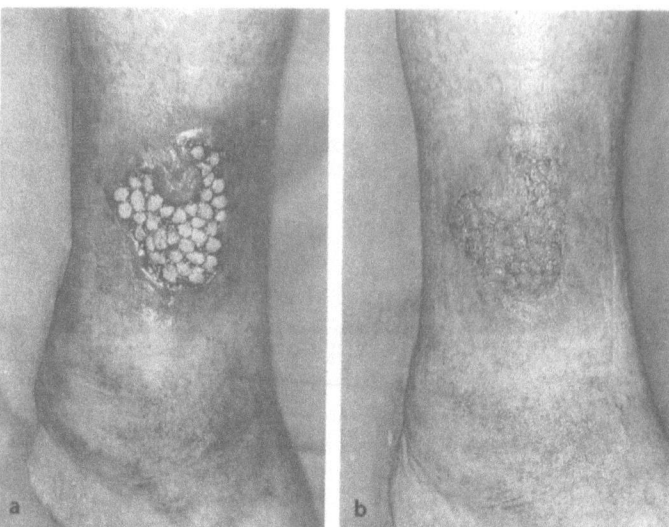

Abb. 2 a, b. Reverdinplastik bei Ulcus cruris venosum. **a** Frisch transplantierte Reverdinläppchen. **b** Zustand 10 Tage postoperativ mit vitalen Transplantaten

Zeitaufwand besonders einfach durchzuführen, sie ist auch wiederum bei trophisch gestörtem Wundgrund anspruchslos und gegebenenfalls repetitiv anzuwenden (Abb. 2).

Speziell erwähnt sei auch das umgedrehte Coriumtransplantat, dessen Prinzip darin besteht, die kapillarreicheren oberen Coriumschichten nach unten auf das Wundbett zu lagern. An der Donorstelle wird ein dünner Spalthautlappen gestielt entnommen, anschließend in einer zweiten Schicht ein Coriumlappen abgetragen und die Spalthautschicht wieder auf den Defekt zurückgelegt. Die Technik ist zweizeitig, mit verzögerter Deckung der exponierten Koriumoberseite mittels Spalthaut in einer zusätzlichen Operationssitzung beschrieben [9], wird aber auch einzeitig, mit simultaner „sandwich"-artiger Übertragung eines Coriumlappens und gleichzeitiger Spalthautüberdeckung durchgeführt [5]. Das umgedrehte Coriumtransplantat ist insbesondere bei Skalpdefekten, aber auch nach Exzisionen im Endgliedbereich, an der Hohlhand oder an der Fußsohle in Erwägung zu ziehen.

Literatur

1. Ablaza VJ, Berlet AC, Manstein ME (1997) An alternative treatment for the split skingraft donor site. Aesth Plast Surg
2. Agrawal K, Agrawal A (1995) Vitiligo: repigmentation with dermabrasion and thin split-thickness skin graft. Dermatol Surg 21: 295-300
3. Ahnlide I, Bjellerup M (1997) Efficacy of pinch grafting in leg ulcers of different aetiologies. Acta Dermato Venereol 77: 144-145
4. Fan J, Wang J, Nordström RE (1997) Standardized technique of transplanting micrografts in hair restoration surgery. A practical approach. Dermatol Surg 23: 829-833

5. Fratila AA, Bertlich R (1997) The reversed dermal graft: surgical procedure and clinical applications. Facial Plast Surg 13: 93–99
6. Gloster HM Jr, Daoud MS, Roenigk RK (1995) The use of full-thickness skin grafts for the repair of defects on the dorsal hand and digits. Dermatol Surg 21: 953–59
7. Gyger D, Genin B, Bugmann P, Lironi A, Coultre CL (1996) Skin harvesting on the scalp in children: utopia or reality. Eur J Ped Surg 6: 166–169
8. Hamm H, Wegmann K, Bröcker EB (1994) Vergleichende funktionelle und kosmetische Aspekte der Spalthaut- und Machenspalthaut-(Meshgraft-) Transplantation. In: Mahrle G, Schulze HJ (Hrsg) Wundheilung und Wundverschluß. Fortschritte der operativen Dermatologie. Springer,Heidelberg, S. 62–68
9. Haneke E (1981): Das umgekehrte Koriumtransplantat zur Defektdeckung im Schädelbereich. Z Hautkr 56: 84–87
10. Kaufmann R, M Vranes, E Landes (1986) Dermatochirurgische Behandlungsmöglichkeiten des Ulcus cruris. Z Hautkr 61: 923–939
11. Kaufmann R (1991) Möglichkeiten der Stanztechnik in der operativen Dermatologie. Z Hautkr 66, Suppl 3: 147–149
12. Kaufmann R, Landes E (1992) Dermatologische Operationen. 2.Auflage. Thieme, Stuttgart, New York.
13. Kaufmann R (1986) Einsatzmöglichkeiten von Polyurethan-membranfolien in der konservativen und operativen Dermatologie. In: Rüping KW, A Stary, H Tronnier (Hrsg) 1.Dermatologisches Forum. Neues in der Therapie. medical concept, Neufahrn vor München. S. 130–139
14. Kaufmann R, A Fratila (1994) Zum Problem der Defektdeckung im Bereich der Glans penis. In: Mahrle G, Schulze HJ (Hrsg) Wundheilung und Wundverschluß. Fortschritte der operativen Dermatologie. Springer, Heidelberg, 107–111
15. Kaufmann R, Greiner D, Kippenberger S, Bernd A (1998) Grafting of in vitro cultured melanocytes onto laser-ablated lesions in vitiligo. Acta Derm Veneorol (Stockh) 78: 136–138
16. Katsch J, Krausse S. Müller RPA (1994) Freie Hauttransplantate – Eine Alternative zur Lappenplastik in der Dermatologie ? In: Mahrle G, Schulze HJ (Hrsg) Wundheilung und Wundverschluß. Fortschritte der operativen Dermatologie. Springer, Heidelberg, S. 55–61
17. Mahajan R, Mosley JG (1995) Use of a semipermeable polyamide dressing over skin grafts to venous leg ulcers. Br J Surg 82: 1359–1360
18. Oishi SN, Luce EA (1995) The difficult scalp and skull wound. Clin Plast Surg 22: 51–59
19. Petres J, Rompel R (1996) Operative Dermatologie. Lehrbuch und Atlas. Springer, Berlin, Heidelberg
20. Schmeller W, Roszinski S (1996) Shave-Therapie bei Ulzera mit Dermatoliposklerose. Hautarzt 47: 676–681
21. Stieler W, Stadler R (1994) Phlebochirurgische Maßnahmen bei venösen Ulcera cruris. In: Mahrle G, Schulze HJ (Hrsg) Wundheilung und Wundverschluß. Fortschritte der operativen Dermatologie. Springer, Heidelberg, S. 208–214
22. Thibault MJ, Bennentt RG (1995) Success of delayed full-thickness skin grafts after Mohs micrographic surgery. J Am Acad Dermatol 32: 1004–1009
23. Yadav JK, Singhvi AM, Kumar N, Garg S (1993) Topical phenytoin in the treatment of split-thickness skin autograft donor sites: a comparative study with polyurethane membrane drape and conventional dressing. Burns 19: 306–310

V. Epitheliale Tumoren der Haut

Die „Doppelte Flunder" zur Aufarbeitung größerer Tumorexzisate in Kryostattechnik

A. STEIN, L. BÜCHNER, I. HACKERT UND G. SEBASTIAN

Einleitung

In der mikrographischen Chirurgie (MC) maligner Hauttumoren haben sich die Verfahren der Kryostat- (Gefrierschnitte) und Paraffintechnik (Paraffinschnitte) fest etabliert und kommen weltweit in verschiedenen Modifikationen zur Anwendung [2, 4, 5, 6, 7, 8].

Vorrangige Indikationen für eine Aufarbeitung der Tumorexzisate in Kryostattechnik sind ein hohes Patientenalter und/oder schwere Begleiterkrankungen, ungünstige Tumorlokalisationen, die eine möglichst rasche Defektdeckung erfordern sowie Tumorentfernungen in Intubationsnarkose.

Mit der „Flundertechnik" nach Breuninger („Tübinger Flunder") [1] können kleine und mittlere Tumoren mit einer Tumorgröße bis etwa 15 (maximal 20) mm technisch sicher mikrographisch kontrolliert werden.

Für größere Tumorexzisate ist die „Tübinger Flunder" – Begrenzung durch die Größe der standardisierten Objektträger und Gefrierköpfe – nicht geeignet, so daß sich für diese die Frage nach einer ähnlich relativ einfachen und schnellen Aufarbeitungstechnik stellt.

Material und Methode

33 im Gesicht bzw. am Kopf lokalisierte Tumorexzisate von klinisch verdächtigen und/oder bioptisch gesicherten Basalzellkarzinomen und spinozellulären Karzinomen mit einer Tumorgröße über 15 bis maximal 30 mm wurden als „Doppelte Flunder" (Abb. 1) aufgearbeitet.

Nach Halbieren des senkrecht bis leicht spitzwinkelig herausgeschnittenen Tumorexzisates und Farbmarkierung (Davidson marking system[TM]) beider Präparate bei 12 Uhr bezogen auf die Körperachse wurden die jeweiligen Exzisataußenkanten durch im Winkel von 45 bis 60° gelegte Inzisionen 2 bis 3 mm vom Außenrand entfernt zur Seite geklappt und plan angedrückt, so daß die seitlichen und basalen Schnitträner jeder Exzisathälfte jeweils eine plane zweidimensionale Ebene bildeten (Abb. 2). Nach der Schnittrandbefundung wurden zur Tumorsicherung Paraffinschnitte angefertigt.

Die Gewebeschnitte erfolgten mit dem Kryostat CM 1900 (Leica), die Hämatoxylin-Eosin (HE)-Färbungen mit einem eigenen Schnellfärbeset.

140　V. Epitheliale Tumoren der Haut

Abb. 1. Schema „Doppelte Flunder"

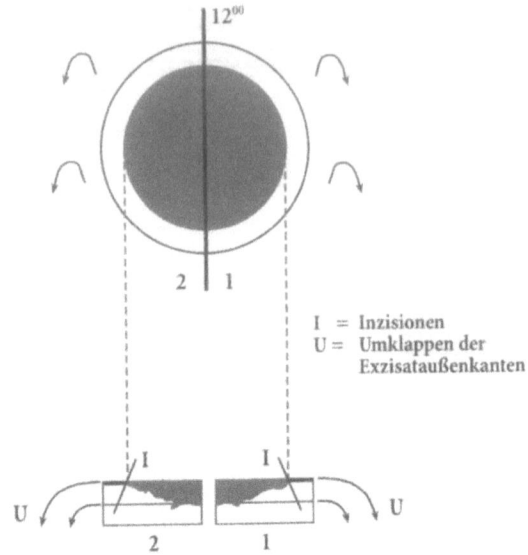

Abb. 2. 28 × 23 mm großes Hautexzisat – Zuschnitt als „Doppelte Flunder"

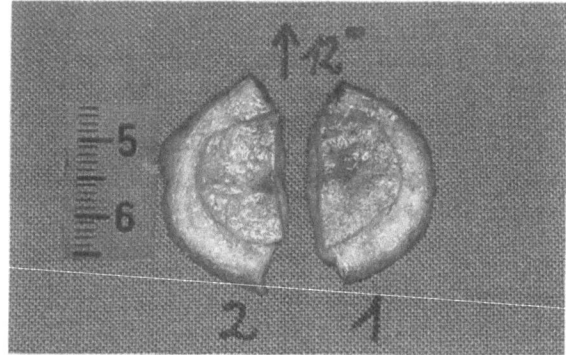

Das mittlere Alter der Patienten zum Zeitpunkt der Exzision lag bei 74,5 Jahren und schwankte zwischen 32 und 93 Jahren.

Ergebnisse

Bei jedem Präparat wurden jeweils in einem histologischen Schnitt die entsprechenden „halben" seitlichen und basalen Schnittränder des Tumorexzisates sichtbar (Abb. 3).

Von jedem Hautexzisat (n = 33) resultierten zwei histologische Kryostatschnitte, d. h. 66 HE-Schnitte. Bei der Befundung wurden beide Schnitte wieder zusammengefügt.

Abb. 3. „Doppelte Flunder": Gesamter seitlicher und basaler Schnittrand in zwei HE-Schnitten

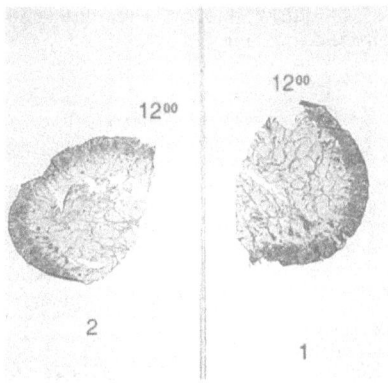

Von den 33 Tumorexzisaten waren 23 (70 %) in sano exzidiert. In 10 von 33 Tumorexzisaten wurden randständige Tumorzellverbände festgestellt. Bei 7 Exzisaten war jeweils ein HE-Schnitt non in sano, dabei konnte Tumorrandbildung fünfmal an einer Seite, zweimal zur Seite und Tiefe nachgewiesen werden. Bei 3 Tumorexzisaten fanden sich in beiden HE-Schnitten basal randbildende Tumorzellverbände.

Bei den nicht im Gesunden entnommenen Exzisaten waren sechsmal eine Nachexzision im tumorpositiven Areal in Kryostattechnik, bei 4 Patienten zwei und mehr Nachexzisionen erforderlich. Ab der zweiten Nachexzision erfolgte die Aufarbeitung der Exzisate in Paraffintechnik.

Die Dauer der Bearbeitung einer „Doppelten Flunder" betrug etwa 40 bis 60 Minuten.

Bei allen Nachexzisaten handelte es sich histologisch um sklerodermiforme, adenoide oder gemischte Basaliome, letztere mit tiefem sklerodermiformen Anteil.

Besprechung

Auswahlkriterien für die MC maligner Hauttumoren an der Universitäts-Hautklinik Dresden sind in erster Linie klinische Tumorcharakteristika wie die Abgrenzbarkeit gegenüber der Tumorumgebung (Tumortyp) und die Tumorgröße, erst in zweiter Linie die Lokalisation. Bei Tumorrezidiven sowie non in sano erfolgten Voroperationen wird ausnahmslos die MC durchgeführt.

Bei der histologischen Schnittrandkontrolle (3-D-Histologie) kommen in Dresden routinemäßig die Randstreifen-Methode („Tübinger Torte") oder die „Flundertechnik" zum Einsatz. Bei beiden Verfahren werden die dreidimensionalen Exzisataußenkanten durch entsprechenden Zuschnitt in zweidimensionale Ebenen umgewandelt, wobei bei ersterem mehrere Paraffinschnitte, bei der „Flundertechnik" Kryostatschnitte zur Anwendung kommen [1, 3, 7]. Grundlage der Orientierung am Exzisat ist in jedem Fall eine Markierung (Farbe oder Faden) vorzugsweise bei 12 Uhr bezogen auf die Körperachse, die bereits im Operatiossaal erfolgen muß.

Abb. 4. „Einfache Flunder": Gesamter seitlicher und basaler Schnittrand in einem HE-Schnitt

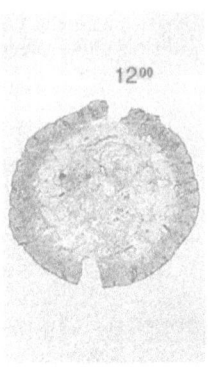

Vorrangige Indikationen für eine Aufarbeitung der Tumorexzisate in Kryostattechnik sind ein hohes Patientenalter und/oder schwere Begleiterkrankungen sowie ungünstige Tumorlokalisationen in funktionell-ästhetisch bedeutsamen Regionen (z.B. Nasenflügel, Lippe), die eine möglichst rasche definitive Defektversorgung erfordern. Das gilt auch für Tumorentfernungen in Intubationsnarkose, um Operations- bzw. Narkoseanzahl für den Patienten zu minimieren.

In Abhängigkeit von der Tumorgröße – kleiner oder größer als 15 bzw. 20 mm – kommen Modifikationen der „Flundertechnik" nach Breuninger als „Einfache Flunder" oder „Doppelte Flunder" zur Anwendung [10].

Bei kleinen und mittleren Tumoren mit einer Tumorgröße bis etwa 15 (maximal 20) mm kommt in Dresden die „Einfache Flunder" zum Einsatz (Abb. 4), die – wie ihr Tübinger Vorbild – die vollständig lückenlose Darstellung der dreidimensionalen Schnittränder eines Tumorexzisates in einem einzigen histologischen Schnitt ermöglicht [1].

Das von Breuninger geforderte senkrecht geschnittene Hautexzisat ist für relativ dünne Exzisate aus Regionen mit weicher Haut (z.B. periorbital, bukkal) gut für die „Flundertechnik" geeignet. Für dickere Hautexzisate und Exzisate aus weniger gut verschieblichen Hautarealen (z.B. nasal) hat es sich bewährt, den Exzisionsrand senkrecht bis leicht spitzwinkelig zu schneiden. Das Umklappen der Außenkanten des Exzisates zur Seite wird außerdem durch ein entsprechendes Einschneiden des Randes vereinfacht.

Die von Breuninger an den Anfang des Exzisatzuschnittes gestellte Entfernung des zentralen Tumoranteils ist bei besonders erhabenen Tumoren zu empfehlen. In Dresden wird die Tumormitte jedoch in der Regel belassen, da es – insbesondere bei sehr dünnen Exzisaten – ein planes Anfrieren der Exzisatunterseiten und -ränder z.B. auf einer Aluminium-Haushaltfolie erleichtert und die Beurteilung der Basis im Zentrum garantiert. Nach Anfertigung der Gefrierschnitte wird das Restmaterial mit dem zentralen Tumoranteil zur konventionellen Paraffinschnittuntersuchung gegeben.

Bei Tumoren mit einer Tumorgröße über 15 (20) mm bis maximal 30 mm erfolgt die Aufarbeitung des Exzisates als „Doppelte Flunder" (Abb. 1), da diese Tumorexzisate mit ihrem Rand und der Basis von der Größe her nicht mehr auf *einen* standardisierten Objektträger und Gefrierkopf passen. Der Einsatz größerer Objektträger und Gefrierköpfe ist möglich, gewährleistet aber aufgrund der Präparatgröße keine technisch sichere Schnellschnittuntersuchung.

Nach der oben beschriebenen Methode der „Doppelten Flunder" ist zusätzlich zur „Einfachen Flunder" die Halbierung des Tumorexzisates – üblicherweise in einer durch 6 und 12 Uhr oder 3 und 9 Uhr gelegten Ebene – erforderlich. Das Umklappen der Exzisataußenkanten erfolgt wie bei der „Einfachen Flunder". Es resultieren zwei nahezu spiegelbildliche HE-Schnitte, in denen die entsprechenden „halben" seitlichen und basalen Schnittränder des Tumorexzisates sichtbar werden (Abb. 3). Bei der mikroskopischen Befundung werden beide Schnitte wieder zusammengefügt. Um Verwechselungen zwischen den Exzisathälften zu vermeiden, erfolgt die Präparatebezeichnung im Uhrzeigersinn (1 und 2 bzw. a und b), zusätzlich zur 12 Uhr Markierung (blau) werden die rechte Exzisathälfte bei 3 Uhr (gelb) und die linke bei 9 Uhr (grün) markiert. Diese Permanentfarbmarkierungen ermöglichen eine rasche Orientierung an den HE-Schnitten. Von großem Vorteil ist es, wenn der Zuschnitt der Tumorexzisate und die Beurteilung der im klinikeigenen histologischen Labor angefertigten Schnitte durch den Operateur selbst erfolgen können.

Bei der „Doppelten Flunder" wird das Tumorexzisat in Anlehnung an die Mohs-Methode geteilt. Bei Letzterer erfolgt die Aufteilung des Exzisates in mindestens zwei, üblicherweise vier Stücke, um die Schnittebene mit der Tiefe und dem gesamten Epidermisrand gleichzeitig zu erfassen [4, 6, 9]. Diese plane zweidimensionale Ebene wird bei der senkrecht bis leicht spitzwinkelig geschnittenen „Doppelten Flunder" mit Hilfe von 2 bis 3 mm vom Außenrand im Winkel von 45 bis 60° gelegten Inzisionen und durch kurzes Anfrieren der Exzisatunterseiten und -ränder (z.B. auf einer Aluminium-Haushaltfolie) erreicht. Das Einhalten eines klinisch seitlichen Sicherheitsabstandes (2 bis 3 mm bei Basalzell- und 5 bis 10 mm bei spinozellulären Karzinomen) und die senkrechte bis leicht spitzwinkelige Schnittführung bei der „Doppelten Flunder" vermeidet – wie es die dargestellten Ergebnisse aufzeigen – eine größere Anzahl von Nachexzisionen, wie sie für die Mohs-Methode angegeben wird [5].

Die „Münchner Methode", bei der das gesamte Exzisat stufenweise von der Tiefe bis zur Epidermisebene parallel zur Hautoberfläche aufgearbeitet und bei einem Durchmesser über 25 mm ebenfalls geteilt werden muß, ist deutlich zeitaufwendiger als die „Doppelte Flunder"[5].

Für Tumorexzisate mit einem Durchmesser von mehr als 30 mm sowie Rezidive, non in sano-Tumoren von Voroperationen und Tumoren in ungünstiger anatomischer Lokalisation (Zusammensetzung aus Gewebskomponenten unterschiedlicher Konsistenz wie Haut, Muskulatur und Knorpel, deren histologischtechnische Bearbeitung schwierig ist) sind nach unserer Erfahrung Kryostatverfahren bezüglich des Zeitaufwandes und der technischen Sicherheit nicht mehr ausreichend effektiv. Diese werden vorzugsweise in Paraffintechnik (Randstreifen-Methode) aufgearbeitet. Mit den heute zur Verfügung stehenden labortechnischen Möglichkeiten ist der histologische Befund spätestens 20 Stunden nach dem Ersteingriff verfügbar, so daß am 1. postoperativen Tag nachexzidiert oder bei tumorfreien Schnitträndern der Defekt verschlossen werden kann.

Schlußfolgerungen

1. Die Aufarbeitung und Beurteilung von Tumorexzisaten mit einer Tumorgröße über 15 (20) mm bis maximal 30 mm als „Doppelte Flunder" in Kryostattechnik ist eine relativ einfache und schnelle Methode der mikrographischen Chirurgie bei Patienten im hohen Lebensalter und/oder schweren Begleiterkrankungen, bei ungünstiger Tumorlokalisation und bei Tumorentfernung in Intubationsnarkose.
2. Die „Doppelte Flunder" bietet aufgrund der Schnittechnik und Aufarbeitungsweise Vorteile gegenüber der Methode nach Mohs; sie ist in der Regel weniger zeitaufwendig als die „Münchner Methode".
3. Für sehr dicke Tumorexzisate unterschiedlicher Gewebekonsistenz (Haut, Muskulatur, Knorpel) ist die „Doppelte Flunder" weniger geeignet.

Literatur

1. Breuninger H, Holzschuh J (1994) Die lückenlose histologische Darstellung der Schnittränder eines Hauttumorexzisates (3D-Histologie) in einer Schnittebene mittels der „Flundertechnik". Akt Dermatol 20: 7–10
2. Breuninger H (1997) Micrographic surgery of malignant skin tumors: a comparison of the frozen technique with paraffin sectioning. Facial Plast Surg 13: 79–82
3. Holzschuh J, Breuninger H (1996) Eine histologische Aufarbeitungstechnik von Hauttumorexzisaten zur lückenlosen Schnittrandkontrolle. Pathologe 17: 127–129
4. Burg G (1977) Mikroskopisch kontrollierte (histographische) Chirurgie. In: Konz B, Burg G (Hrsg) Dermatochirurgie in der Klinik und Praxis. Springer, Berlin Heidelberg New York, S. 72–82
5. Kopke LFF, Konz B (1995) Mikrographische Chirurgie. Eine methodische Bestandsaufnahme. Hautarzt 46: 607–614
6. Mohs FE (1976) Chemosurgery for skin cancer. Fixed tissue and fresh tissue techniques. Arch Dermatol 112: 211–215
7. Möhrle M, Breuninger H (1995) Lückenlose, dreidimensionale Darstellung von Exzisatschniträndern – Indikation für das Gefierschnitt- bzw. Paraffinschnittverfahren. In: Tilgen W, Petzold D (Hrsg) Operative und konservative Dermato-Onkologie. Springer, Berlin Heidelberg New York, S. 79–85
8. Motley RJ, Holt PJA (1992) A simple device for optimal tissue preparation for Mohs micrapic surgery. Br J Dermatol 162: 57–59
9. Nelson BR, Railan D, Cohen S (1997) Mohs's micrographic surgery for nonmelanoma skin cancers. Clin Plast Surg 24: 705–718
10. Stein A, Sebastian G (1995) Erste Erfahrungen mit der Mikrographischen Chirurgie (MC) an der Universitäts-Hautklinik Dresden: Die Problematik der Aufarbeitung sehr großer und relativ kleiner Tumorexzisate in Paraffin- und Kryostattechnik. Schrifttum und Praxis 26: 129–134

Sicherheitsabstände bei der Exzision von malignen epithelialen Hauttumoren

H. Breuninger, S. Doh und K. Dietz

Einleitung

Wegen der präoperativ nicht erkennbaren subklinischen Ausbreitung epithelialer maligner Hauttumoren (Basalzellkarzinom (BZK), Plattenepithelkarzinom (PEK)) ist der richtig gewählte Sicherheitsabstand von grosser praktischer Bedeutung. Wird er zu klein gewählt ist die Rezidivgefahr erhöht, wird er zu gross gewählt ist oftmals eine Übertherapie mit Schwierigkeiten der Rekonstruktion damit verbunden. In vielen neuen Lehrbüchern wird immer noch zu grossen Sicherheitsabständen geraten, da sich die lückenlose histologische Schnittrandkontrolle immer noch nicht allseits durchgesetzt hat. Bei Anwendung dieser lückenlosen histologischen Schnittrandkontrolle (mikrographische Chirurgie) ist die Wahl des Sicherhaitsabstandes von untergeordneter Bedeutung, dennoch bestimmt sie die Rate der notwendigen Nachoperationen. Je kleiner der Erstabstand gewählt wird umso grösser ist die Wahrscheinlichkeit einer Nachoperation. Um für jeden Tumortyp, Grösse und Lokalisation den rationalsten Sicherheitsabstand planen zu können ist die Kenntnis des subklinischen Wachstumsverhaltens der BZK und PEK wichtig.

Material und Methode

Um die laterale subklinische Infiltration statistisch zu ermitteln benutzten wir die Maximum Likelihood Methode mittels intervall geprüfter Daten bei 2500 BZK und PEK. Bekannt waren der histologische Typ, die Lokalisation, die klinische Tumorgrösse, ob es sich um ein Rezidiv handelte und der zur vollständigen Exzision notwendige Sicherheitsabstand bei Anwendung der lückenlosen histologischen Schnittrandkontrolle [1, 4, 5, 13].

Um zu prüfen, wie gross der Sicherheitsabstand zu planen wäre, wenn Tumoranschnitte in der lückenlosen histologischen Schnittrandkontrolle nach der Erstexzision zu sehen sind, wurden 400 tumorpositive Schnitträder entsprechend der angeschnittenen Tumormasse und dessen Muster nach den betroffenen „Uhrzeiten" am Schittrand (**Abb. 1**) und Unterseite ausgewertet und Beziehung zum endgültig notwendigen Sicherheitsabstand gesetzt. Schließlich besteht eine klinische Erfahrung bei über 8000 behandelter und durch den Operator histologisch untersuchter Tumoren.

Abb. 1

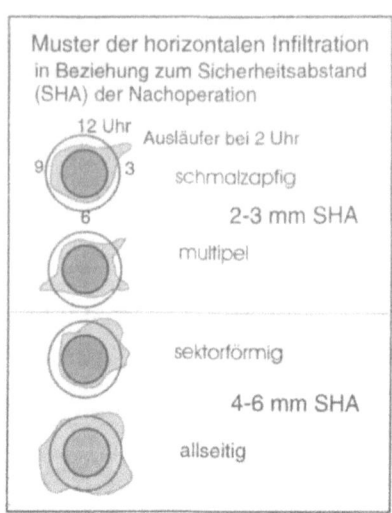

Ergebnisse

Die subklinische Ausdehnung der BZK und PEK die durch die oben genannte Methode ermittelt wurde ist hoch signifikant von der Tumorgrösse, vom Tumortyp und von der Tatsache eines Rezidivs beeinflusst. Sie lässt sich mit Hilfe negativer Exponentialkurven darstellen. Im Mittel findet man bei 3 mm Sicherheitabstand in fast 30 % aller Fälle noch Tumoranteile. Das BZK und PEK unterscheiden sich nicht grundsätzlich. Die wichtigste Rolle für die subklinische Ausbreitung und damit des notwendigen Sicherheitsabstandes für die komplette Exzision spielt die klinische Tumorgrösse (**Abb. 2**). Der nächst wichtige Faktor ist die Tatsache ob ein Rezidivtumor vorliegt oder nicht. Die subklinische Ausdehnung der Rezidivtumoren ist statistisch ca. doppelt so gross wie die der Primärtumoren. Der drittwichtigste Faktor ist der Tumortyp (**Abb. 3**). Beim PEK ist der desmoplastische Typ mit seiner deutlich ausgedehnteren Ausbreitung vom gewöhnlichen PEK zu unterscheiden [10]. Die Lokalisation spielt keine Rolle. Es gibt keinen Sicherheitsabstand, der in klinisch vertretbaren Rahmen im Einzelfall eine vollständige Exzision garantiert. Die Infiltration zur Tiefe hin ist insbesondere bei den Primärtumoren nicht so ausgeprägt. 95 % der primären BZK und 85 % der PEK infiltriert nicht über die Subkutis hinaus.

Die quantitative Untersuchung der 400 tumorpositiven Schnittränder bestätigte die Erfahrung, dass je grösser die Tumormasse am Rand ist desto grösser die statistisch noch zu erwartende laterale Infiltration sein wird. So genügten bei einer horizontalen Tumorinfiltration von einer oder einigen einzeln verteilten „Uhrzeiten" in der Regel 3 mm Sicherheitsabstand bis zur kompletten Entfernung, wohingegen bei einer Infiltration von zwei und mehr „Uhrzeiten" statistisch 6 mm erforderlich waren (**Abb. 1**). Auch bei dieser Untersuchung spielte der Tumortyp eine Rolle, d.h., dass zur kompletten Entfernung beim fibrosierenden Typ des BZK und des desmoplastischen Typs des PEK mehr Sicherheitsabstand notwendig waren als beim soliden Typ des BZK und dem gewöhlichen Typ des PEK. Zur Tiefe genügte bei den Primärtumoren in 95 % eine Nachoperation mit der nächst tieferen Schicht zur vollständigen Entfernug.

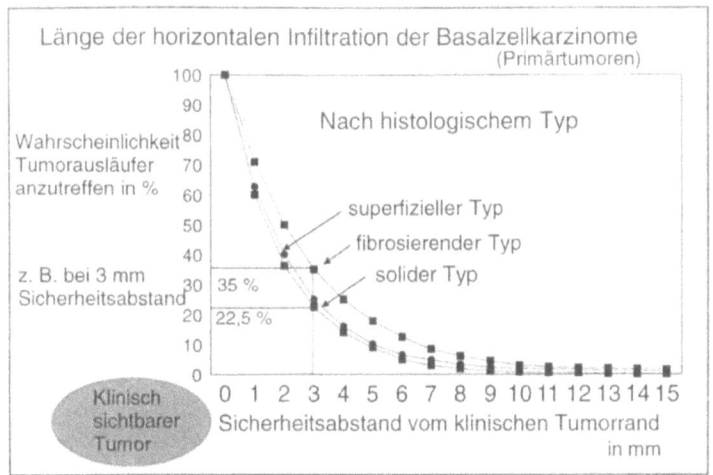

Abb. 2

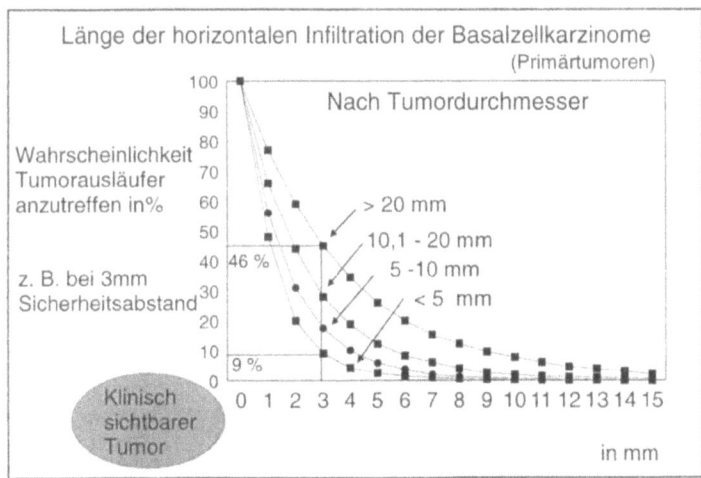

Abb. 3

Diskussion

Die Daten zeigen, dass es keinen Sicherheitsabstand gibt, der die komplette Entfernung eines epithelialen Tumors in vernünftiger Relation zur sichtbaren Tumorgrösse gibt. Selbstverständlich ist die Wahrscheinlichkeit einer kompletten Exzision um so höher, je grösser der Sicherheitsabstand im Verhältnis zur Tumorgrösse ist. Damit wird aber eine zum Teil klinisch nicht akzeptable Ausdehnung der Operation notwendig. Um dieses Dilemma zu umgehen ist eine lückenlose histologische Schnittrandkontrolle (mikrographische Chirurgie) notwendig [2, 3, 6, 12, 14–22]. Sie erlaubt bei reduziertem bis minimalem Sicherheitsabstand subklinische Tumoranteile aufzudecken und einer gezielten Nachoperation zuzuführen. Die dargestellten Kurven und unsere Erfahrung zeigen, dass eine Anpassung an den Tumordurchmesser am wichtigsten ist (Abb. 2) [7, 8, 9, 11]. Zur Tiefe hin genügt in aller Regel die Mitentfernung der Subkutis. Da die Subklinische Ausdehnung von Rezidiven im Einzelfall völlig unvorhersehbar ist müssen diese Tumoren sehr individuell therapiert werden.

Für Primärtumoren gilt, dass man bei günstiger Lokalistion einen grosszügigeren Abstand wählen wird als in ungünstiger (z.B. zentrofazial). Deshalb wird man auch an ungünstiger Lokalisation den Defekt bis zum Vorliegen der Schnittrandkontrolle eher offen lassen.

Wenn nach der Erstexzision des Tumors nun tumorpositive Schnittränder vorliegen ist eine weitere Frage, ob es Anhaltspunkte gibt für die Vorrausplanung der nächsten weiteren Exzision. Unsere Untersuchungen zeigen, dass die Ausdehnung der getroffenen horizontalen Tumorausläufer eine Rolle spielt. Man wird deshalb bei einer nur schmalzapfigen Infiltration den Sicherheitsabstand der ersten Nachexzision kleiner halten können (ca. 2–3 mm), als wenn man eine breite sektorartige Infiltration vorfindet. Um nicht zu viele weitere Nachoperationen in Kauf nehmen zu müssen, sollte bei breiter Infitration grosszügiger (ca. 4–6 mm) nachoperiert werden, desgleichen allerdings auch bei der perineuralen und perivaskulären Infiltration der desmoplastischen PEK, die eine schmalzapfige Konfiguration aufweist. Wenn eine Tiefeninfiltration vorliegt, genügt die Mitnahme der nächst tieferen anatomischen Schicht, z.B. Muskulatur, Galea oder Knorpel.

Auch in der niedergelassenen Praxis lässt sich dieses Konzept verwirklichen, wie unsere Erfahrungen bei jahrelanger Zuasmmenarbeit unseres hisologischen Labors (Leiterin: Frau Prof. Dr. med. G. Lever) mit den niedergelassen Kollegen zeigen wenn das histologische Labor diese Methode der lückenlosen Aufarbeitung durchführt. Zum einen kann in günstigen Lokalisationen bei der Anwendung einer Dehnungsplastik zum sofortigen Defektverschluss der Effekt der Serienexzision genutzt werden, wenn eine eventuell notwendige Nachoperation erst nach der vollständigen Abheilung mit der wiedererlangten Hautlockerung durchgeführt wird. Andererseits ist bei den modernen Verbandstechniken auch das offen lassen eines Defektes für wenige Tage kein grösseres Problem. Das Konzept einer lückenlosen Schnittrandkontrolle lässt wegen der hohen Sicherheit der Aussage sehr kleine Sicherheitsabstände und ggf. auch flache Exzisionstiefen zu, mit dem Ziel, nur krankes Gewebe zu entfernen. Gerade im Hinblick auf letzteres erscheint es wichtig darauf hinzuweisen, dass viele kleinere Defekte mit sehr gutem Ergebnis sekundär heilen können.

Literatur

1. Breuninger H (1984) Histologic control of excised tissue edges in the operative treatment of basal-cell carcinomas. J Dermatol Surg Oncol 10: 724–728
2. Breuninger H (1987) Aspekte zur operativen Therapie des Unterlippenkarzinoms. Z Hautkr 62: 937–8, 943–6
3. Breuninger H (1987) Probleme und Planung der Exzision grosser Basaliome. Z Hautkr 62: 269–279
4. Breuninger H, Schaumburg-Lever G (1988) Control of excisional margins by conventional histopathological techniques in the treatment of skin tumours. An alternative to Mohs' technique. J Pathol 154: 167–171
5. Breuninger H, Rassner G, Schaumburg-Lever G, Steitz A (1989) Langzeiterfahrungen mit der Technik der histologischen Schnittrandkontrolle (3-D-Histologie). Hautarzt 40: 14–18
6. Breuninger H, Schippert W, Black B, Rassner G (1989) Untersuchungen zum Sicherheitsabstand und zur Exzisionstiefe in der operativen Behandlung von Basaliomen. Anwendung der dreidimensionalen histologischen Untersuchung bei 2016 Tumoren. Hautarzt 40: 693–700
7. Breuninger H, Dietz K (1991) Prediction of subclinical tumor infiltration in basal cell carcinoma. J Dermatol Surg Oncol 17: 574–578
8. Breuninger H, Gutknecht M, Dietz K, Rassner G (1991) Das lokale infiltrative Wachstum von Plattenepithelkarzinomen der Haut und daraus resultierende Behandlungsrichtlinien. Hautarzt 42: 559–563
9. Breuninger H (1993) Mikrographische Chirurgie. Die Therapie, die dem lokalen Infiltrationsverhalten des Basalioms gerecht wird. In: Petres J, Lorisch P (eds) Das Basaliom. Springer, Berlin, Heidelberg, New York
10. Breuninger H, Schaumburg-Lever G, Holzschuh J, Horny HP (1996) Desmoplastic squamous cell carcinoma of skin und vermillion surface: A highly malignant subtype of skin cancer. Cancer 79: 915–9
11. Brodland DG, Zitelli JA (1992) Surgical margins for excision of primary cutaneous squamous cell carcinoma. J Am Acad Dermtol 27: 241–248
12. De Silva SP, Dellon AL (1985) Recurrence rate of positive margin basal cell carcinoma: results of a five-year prospective study. J Surg Oncol 28: 72–74
13. Holzschuh J, Breuninger H (1996) Eine histologische Aufarbeitungstechnik von Hauttumorexzisaten zur lückenlosen Schnittrandkontrolle. Pathologe 17: 127–129
14. Kopke LF, Konz B (1995) Mikrographische Chirurgie. Eine methodische Bestandsaufnahme. Hautarzt 46: 607–614
15. Nevrkla E, Newton KA (1974) A survey of the treatment of 200 cases of basal cell carcinoma (1959–1996 inclusive). Br J Dermatol 91: 429–433
16. Reyman F (1980) Basal cell carinoma of the skin. Recurrence rate after different types of treatment. A review. Dermatologica 161: 217–226
17. Riefkohl R, Pollack S, Georgiade GS (1985) A rationale for the treatment of difficult basal cell and squamous cell carcinomas of the skin. Ann Plast Surg 15: 99–104
18. Rigel DS, Robins P, Friedman J (1981) Predicting recurrence of basal-cell carcinomas treated by microscopically controlled excision. A recurrence index store. J Dermatol Surg Oncol 9: 807–810
19. Rowe DE, Carroll RJ, Day CL, Jr. (1989) Long-term recurrence rates in previously untreated (primary) basal cell carcinoma: implications for patient follow-up. J Dermatol Surg Oncol 15: 315–328
20. Rowe DE, Carroll RJ, Day CLJ (1992) Prognostic factors for local recurrence, metastasis and survival rates in squamous cell carcinoma of the skin, ear and lip. Implications for treatment modality selection. J Am Acad Dermatol 26: 976–990
21. Silverman MK, Kopf AW, Grin CM, Bart RS, Levenstein MJ (1991) Recurrence rates of treated basal cell carcinomas. Part 1: Overview. J Dermatol Surg Oncol 17: 713–718
22. Silverman MK, Kopf AW, Bart RS, Grin CM, Levenstein MS (1992) Recurrence rates of treated basal cell carcinomas. Part 3: Surgical excision. J Dermatol Surg Oncol 18: 471–476

Klinische und histologische Merkmale kutaner Plattenepithelkarzinome mit erhöhtem Metastasierungsrisiko

J. Wehner-Caroli und H. Breuninger

Einleitung

Das Plattenepithelkarzinom der Haut und Unterlippe ist nach dem Basaliom der zweithäufigste maligne Hauttumor noch vor dem Melanom. Während die beiden letztgenannten Tumoren in der Literatur einen breiten Raum einnehmen und insbesondere beim Melanom durch neuere multizentrische Studien das Wissen über epidemiologische, biologische und therapeutische Faktoren verbreitet werden konnte, bleibt die Dignität des Plattenepithelkarzinoms und seiner Varianten oftmals noch umstritten. Im Einzelfall ist oft nicht mit hinreichender Sicherheit klar, wie hoch das Metastasierungsrisiko einzustufen ist. Die bisher bekannt gewordenen Publikationen lassen aufgrund unterschiedlicher Kollektive keine Vergleiche zu. Auch Kollektive, denen die gültige TNM-Einteilung für das Karzinom zugrunde gelegt worden war, zeigen diesen Mangel, da diese Einteilung durch ihr grobes Raster zu viele unterschiedliche Karzinome zusammenfaßt. Aus dieser Unsicherheit in der Einschätzung der Malignität des Hautkarzinoms resultieren unterschiedlichste Therapieschemata von der einfachen knappen lokalen Behandlung über radikale lokale Maßnahmen mit nachfolgender prophylaktischer Therapie der regionären Lymphknoten. Entsprechend uneinheitlich wird die Nachsorge von Plattenepithelkarzinomen betrieben. Wie beim Melanom orientiert sich diese zumeist an der Tumordicke als vermeintlich wichtigstem prognostischen Faktor.

Um eine bessere Wertung der Malignität und des prognostischen Faktors zu erreichen, ist ein standardisiertes Krankengut notwendig, an dem sowohl klinische als auch histologische Daten von Plattenepithelkarzinomen mit dem weiteren klinischen Verlauf verglichen werden können. Die Untersuchungsergebnisse könnten dann Grundlage einer einheitlichen, suffizenten, riskoadaptierten und kostenoptimierten Karzinom-Nachsorge sein.

Fragestellung

Ziel unserer Untersuchungen war es histologische und klinische Merkmale von Plattenepithelkarzinomen zu bestimmen, welche mit einem erhöhten Metastasierungsrisiko einhergehen.

Methoden

Der klinische Verlauf von 822 Patienten unserer Klinik mit kutanen Plattenepithelkarzinomen wurde mittels eines datenbankgesteuerten Nachsorgeprogramms des Tumorzentrums Tübingen kontrolliert. Hierbei wurden auch die Verläufe der metastasierten Patienten beobachtet. Die Nachsorge erfolgte in Abhängigkeit von der Tumordicke entweder in Form einer reinen Briefnachsorge ('no risk' Tumoren $< = 2{,}0$ mm), oder einer aus brieflicher Erinnerung und ambulanter Vorstellung in der Klinik gemischten Nachsorge. Alternierend 5x Brief und 4x Vorstellung ('low risk' Tumoren $> 2{,}0$ mm und $< = 5{,}0$ mm) bzw. 8x Brief und 6x Vorstellung ('high risk' Tumoren $> 5{,}0$ mm). Bei Rezidiv oder Metastasierung erfolgte für die weitere Nachsorge eine Eingruppierung in die 'high risk'-Gruppe.

Die durchschnittliche Nachbeobachtungszeit betrug über vier Jahre (min. 2 Jahre, max. 10 Jahre). Erfaßt wurden u.a. Immunsuppression der Patienten, Lokalisation, Tumorentität, Tumordicke (n. Breslow), Tumorgröße, Eindringtiefe, Invasionslevel (n. Clark) und Entdifferenzierungsgrad (n. Broders). Hierbei erfolgte eine Erfassung der Daten mittels eines kliniksinternen 'Karzinom-Registers', eines EDV-Programms mit dem sowohl die klinischen und histologischen Basisdaten als auch anamnestische Daten und der weitere Krankheitsverlauf standardisiert erfaßt werden können. Die Angaben über den weiteren postoperativen klinischen Verlauf wurden zusätzlich an das 'Tumorzentrum Tübingen' gemeldet welches das Einhalten der Nachsorgeuntersuchungen kontrolliert.

Insgesamt wurde so der klinische Verlauf von 822 Plattenepithelkarzinomen die im Zeitraum von 1983 bis 1993 an der Tübinger Universitäts-Hautklinik operiert wurden dokumentiert und mit den jeweils zugrunde liegenden histologischen Daten verglichen.

Ergebnisse

Bei 822 Plattenepithelkarzinomen zeigten sich 777 Verläufe (94,5 %) ohne und 45 Verläufe (5,5 %) mit einer Metastasierung. Bei allen Patienten trat die erste Metastasierung innerhalb der ersten vier Jahre nach der Primäroperation auf.

36 Patienten zeigten initial eine Lymphknotenmetastasierung, 9 Patienten zunächst eine Fernmetasierung (Lunge, Leber, Skelett). 21 (46 %) der Patienten mit einer Metastasierung verstarben an dem Tumor.

Die Alters- und Geschlechtsverteilung in dem Kollektiv der Patienten mit Karzinomen, die zu einer Metastasierung führten unterschied sich nicht wesentlich vom Gesamtkollektiv.

Klinische Parameter

Immunsuppression

Eine deutlich erhöhte Metastasierungsrate fand sich bei den 28 haupsächlich im Rahmen von Organtransplantationen immunsupprimierten Patienten (32,1 % Metastasierungsrate) gegenüber den 794 nicht immunsupprimierten Patienten (4,5 % Metastasierungsrate).

Tumorgröße

Als weiterer klinischer Parameter wurde der Tumordurchmesser untersucht. Es wurden zwei Gruppen, mit mittleren horizontalen Tumordurchmessern von >20 mm (n = 189; Metastasierungsrate 12,7 %) und ≤ 20 mm (n = 633; 3,3 %) gebildet.

Lokalisation

Am Ohr gelegene Karzinome (n = 92; Metastasierungsrate 10,9 %) und der Unterlippe (n = 196; 7,2 %) scheinen häufiger zu metastasieren als Karzinome mit Lokalisation an
Nase/Oberlippe (n = 88; 3,4 %), Capillitium/Hals (n = 60; 5,0 %), übriges Gesicht (n = 298; 4,4 %) und übriger Körper (n = 88; 2,3 %).

Histologische Parameter

Desmoplastisches Plattenepithelkarzinom

56 der Plattenepithelkarzinome waren vom desmoplastischen Typ, einer Tumorentität, die erstmals 1989 Haneke [1] beschrieb und deren histologische Besonderheiten (reichlich desmoplastisches Stroma, diskontinuierliches Wachstum mit Streuung kleiner Tumorzellnester in die Peripherie, perivasales und perineurales Wachstum) und Metastasierungsverhalten von Breuninger et al. 1997 [2] systematisch aufgearbeitet wurden. 23,2 der desmoplastischen Karzinome führten zu einer Metastasierung gegenüber 4,2 % bei den 766 'gewöhnlichen' Plattenepithelkarzinomen.

Differenzierungsgrad nach Broders

Auch der Differenzierungsgrad nach Broders [3] scheint einen Einfluß auf das Metastasierungsrisiko zu haben. So zeigte sich eine Metastasierungsrate von 20,3 % bei 103 Karzinomen mit weniger als 25 % differenzierter Zellen (Grad 4 nach Broders). Bei 174 Karzinomen mit < 50 % und > 25 % differenzierter Zellen (Grad 3) ergab sich eine Metastasierungsrate von 6,8 %. Karzinome vom Grad 2 ($>50\%$ und $<75\%$ differenzierter Zellen; n = 271) und Grad 1 ($>75\%$; n = 274) wiesen jeweils eine Rate von 2,2 % auf.

Tumordicke nach Breslow

Die Bedeutung der Tumordicke für eine Abschätzung des Metastasierungsrisikos bestätigte sich eindrücklich. So konnte bei keinem der 327 Karzinome, die eine Tumordicke nach Breslow [4] kleiner 2,0 mm aufwiesen eine spätere Metastasierung beobachtet werden.

'Dicke' Tumoren (TD $>5,0$ mm; n = 125) gingen mit einer Metastasierungsrate von 20,0 % einher, während Tumordicken zwischen 2,0 und 5,0 mm (n = 370) in 5,4 % der Fälle metastasierten.

Invasionslevel nach Clark

Die Eindringtiefe nach Clark [5] wird beim Plattenepithelkarzinom der Haut in acht Level unterteilt. Die Level I bis V entsprechen der Einteilung beim Melanom, Level VI entspricht einer Infiltration der Muskulatur, Level VII einer Ausbreitung im Knorpel und Level VIII einem Knochenbefall.

Es wurden zwei Gruppen gebildet: Alle Karzinome mit Level I bis V (n = 692), hier mit einer Metastasierungsrate von 4,2 % und Karzinome mit Invasionsleveln VI bis VIII (n = 130). Diese wiesen eine Metastasierungsrate von 12,3 % auf.

Die makroskopische Erscheinungsform (plan, exophytisch, ulzeriert) und das Vorhandensein eines entzündlichen Infiltrates ergaben kein Hinweis auf ein möglicherweise erhöhtes Metastasierungsrisiko.

Diskussion

Zusammenfassend scheinen vor allem folgende klinischen und histologischen Parameter auf ein erhöhtes Metastasierungsrisiko hinzuweisen:

1. Immunsuppression	32,1 % (Metastasierungsrate)
2. Desmoplastisches Plattenepithelkarzinom	23,2 %
3. Differenzierungsgrad nach Broders (Grad 4)	20,3 %
4. Tumordicke nach Breslow (>5 mm)	20,0 %
5. Tumordurchmesser (>2 cm)	12,7 %
6. Eindringtiefe nach Clark (Level VI – VIII)	12,3 %
7. Lokalisation (Ohr)	10,9 %

Diese Ergebnisse und eigene Voruntersuchungen [6, 7] zeigen, daß aufgrund bestimmter histologischer und klinischer Parameter Karzinome mit einem erhöhten Metastasierungsrisiko unter Umständen leicht erkenn- und charakterisierbar sein können.

Diese Risikofaktoren können als Grundlage für ein riskoadaptiertes und somit kostenoptimiertes Nachsorgeprogramm dienen.

Vorstellbar wären reine Briefnachsorgen bei 'no risk' (nach 1 und n. 4 Jahren) und 'low risk' - Karzinomen (nach ½, 1, 1½, 2, 3 und nach 4 J.) sowie bei 'high risk' - Karzinomen eine kombinierte Brief- (nach ½, 1, 1½, 2, 3 und nach 4 J.) und klinische Nachsorge (nach ¼, ¾, 1¼ und 1¾ Jahren). Hierbei scheint für eine erste Risikoeinschätzung sicherlich die Tumordicke am geeignetsten zu sein.

Nach den bisherigen Erfahrungen können Karzinome mit einer Tumordicke < 2,0 mm in eine 'no risk' bzw. 'minimal risk' -Gruppe zusammengefaßt, Karzinome mit Tumordicken zwischen 2,0 und 5,0 mm können als 'low risk' und > 5,0 mm als 'high risk' -Karzinome bezeichnet werden. Zusätzliche mögliche klinische und histologische Risikofaktoren wie Immunsuppression, Desmoplasie, Differenzierungsgrad, Tumordurchmesser, Clark-Level und Lokalisation können dazu führen, daß ein Karzinom in eine höhere Risikoklasse eingestuft wird als von der Tumordicke allein zu erwarten, was jedoch voraussetzt, daß diese Parameter auch bei der histologischen Befundung und im klinischen Befund (z.B. Arztbrief) berücksichtigt werden.

Da in den meisten Fällen mehrere Risikofaktoren gleichzeitig vorliegen ist für eine bessere Aussage bezüglich eines möglichen Zusammenwirkens eine multivariate Auswertung der Daten notwendig. Wegen der insgesamt nicht sehr hohen Metastasierungsrate müssen hierfür voraussichtlich ca. 2500 Plattenepithelkarzinome erfaßt werden. Diese großen Fallzahlen könnten durch ein multizentrisches Karzinomregister gewonnen werden.

In Tübingen ist ein solches Register mit derzeit sieben deutschen Kliniken im Aufbau. Der aktuelle Datenbestand umfasst ca. 1700 Plattenepithelkarzinome.

Literatur

1. Haneke E (1989) Histologische Varianten des Plattenepithelkarzinoms der Haut und ihre Dignität. In: Breuninger H, Rassner G (Hrsg) Fortschritte der operativen Dermatologie 5, Operationsplanung und Erfolgskontrolle. Springer, Berlin Heidelberg New York. pp 879–884
2. Breuninger H, Schaumburg-Lever G, Holzschuh J, Horny HP (1997) Desmoplastic squamous cell carcinoma of skin and vermilion surface: a highly malignant subtype of skin cancer. Cancer 79(5): 915–919
3. Broders AC (1921) Squamous-cell epithelioma of the skin. Ann Surg 73: 141–160
4. Breslow A (1970) Thickness, cross sectional areas and depth of invasion in the prognosis of cutaneous melanomas. Ann Surg 172: 902–908
5. Clark WH Jr (1967) A classification of malignant melanoma in man correlated with histogenesis and biologic behavior. In: Montagna W, Hu F (eds) Advances in Biology of the skin, Vol 8, The pigmentary System. Pergamon Press, London p 621
6. Wehner-Caroli J, Breuninger H (1998) Risk factors for metastasis in squamous cell carcinoma of the skin. Brit J Cancer 77 (Suppl 1): 26
7. Breuninger H, Wehner-Caroli J, Schaumburg-Lever G., Rassner G (1998) Risk factors for metastasis of squamous cell carcinoma (SCC) of the skin and vermilion surface. Cancer (in press)

Das operative Vorgehen bei Basaliomen in Problemregionen

J. ULRICH

Einleitung

„Basaliome in Problemregionen" und „Problembasaliome" sind keine eindeutig definierten Entitäten. In den Standardwerken der dermatochirurgischen Literatur werden vor allem drei Regionen beschrieben, die Problemlokalisationen im Bezug auf die operative Therapie des Basalioms darstellen: das sind (I) die zentrofaziale Region mit der Nasolabialfalte, (II) die periorbitale Region mit dem Lidinnenwinkel und (III) die Aurikularregion mit der Retroaurikularfalte [4, 7, 8, 9]. Allen drei Regionen ist gemeinsam, daß sie in Bereichen größerer Umschlagfalten lokalisiert sind, in denen ein ausgeprägteres subklinisches Wachstum zu beobachten ist, was sich nicht zuletzt in einer höheren Anzahl von Basaliomrezidiven niederschlägt und offensichtlich zur operativen „Problematik" führt. Eine Erklärung für dieses besondere Wachstumsverhalten der Basaliome in den genannten Regionen könnten knorpelige und knöcherne Strukturen sein, die als Leitschienen für die oft sehr rasche subklinische Ausbreitung der Basaliome dienen [7]. Ein weiterer Erklärungsversuch basiert auf der Vorstellung, daß im Rahmen der Embryogenese bestimmte Fusionsebenen sich in den genannten Regionen übereinanderschieben und somit Spalträume geschaffen werden, die eine weite subkutane Ausbreitung der Tumoren ermöglichen [6].

Ob ein Basaliom zu einem operativen „Problem" wird, hängt jedoch nicht allein von der Lokalisation, sondern von weiteren Kofaktoren ab. So gelten Basaliome mit langer Bestandsdauer, die neben einer entsprechenden Flächenausdehnung oft bereits tiefer gelegene Strukturen wie Muskulatur, Knorpel oder Knochen infiltriert haben (Ulcus terebrans), als Problembasaliome. Multizentrisch entstandene Basaliome und solche mit agressiv-infiltrierenden Wachstumsformen (sog. verwildertes Basaliom) können ebenfalls erhebliche therapeutische Probleme aufwerfen. Nicht zuletzt stellen Rezidiv- oder Mehrfachrezidivbasaliome, die von nicht eliminierten Tumorresten nach insuffizienter Primärtherapie ausgehen, den Operateur allzu oft vor erhebliche Probleme.

Unabhängig von Größe oder Lokalisation des Tumors und dem damit verbundenen hohen Anspruch an die funktionelle und ästhetische Rekonstruktion ist deshalb die histographisch kontrollierte Exzision bis zur vollständigen Tumorfreiheit zu fordern [1, 2]. Erst wenn histologisch die Exzision in toto nachgewiesen wurde, kann die Rekonstruktion, für die zahlreiche Möglichkeiten lokaler und regionaler Plastiken sowie freier Transplantate und Kombinationen der Verfahren zur Verfügung stehen, erfolgen. Die eingesetzte Methode wird sich dabei immer nach dem Können und den individuellen Erfahrungen des Operateurs sowie den lokalen Gegebenheiten richten. Im folgenden werden ausgewählte Verfahren der Defektrekonstruktion nach Basaliomexzision in den genannten Problemlokalisationen skizziert, ohne daß dabei ein Anspruch auf Vollständigkeit erhoben werden kann.

Zentrofazialregion und Nasolabialfalte

Die häufigste Problemlokalisation stellt mit etwa einem Drittel aller Gesichtsbasaliome die perinasale Region dar [8]. Prinzipiell besteht die Möglichkeit, aus der Nasenhaut selbst, aber auch aus der Stirn- oder Wangenhaut lokale Lappen für eine Defektdeckung zu gewinnen. Lokalen und regionalen Lappenplastiken sollte gegenüber freien Transplantaten immer der Vorzug gegeben werden, da die transponierten Hautbezirke in Oberflächenbeschaffenheit und Farbe den exzidierten Strukturen weitgehend gleichen [3, 10]. Nur bei sehr ausgedehnten Defekten kann eine freie Transplantation notwendig werden, die im Intervall von 6 bis 12 Monaten unter Umständen durch eine lokale Lappenplastik ersetzt werden kann. Bei kleineren Defekten, vor allem im Bereich der Nasolabialfalte kann auch eine sekundäre Wundheilung zu guten kosmetischen Ergebnissen führen.

Unter den lokalen Plastiken eignet sich die einfache Lappenverschiebung nach Burow gut für den Verschluß kleinerer keilförmiger Defekte der Nasolabialregion [4]. Die Narben kommen entlang der ästhetischen Einheiten Nase und Wange zu liegen. Eine Modifikation für etwas größere Defekte bietet die Wangenrotation nach Sercer [11]. Auch hier finden sich die Narben am Rande der ästhetischen Einheiten. Seltener zum Einsatz kommt der Wangen-U-Lappen, der sich bedingt auch zur Deckung von Defekten des medialen Augenwinkels eignet. Durch die fast gerade Verschiebung der Wangenhaut nach kranial liegt er etwas ungünstig zu den Hautspannungslinien.

Die Wangenhaut im Bereich der Nasolabialfalte stellt ein gutes Spenderareal für Rotationslappen dar, da sich die Hebedefekte in der Regel durch einfache Dehnungsplastik verschließen lassen. Rotationslappen können dabei einfach oder als 'bi-lobed flap' (Weerda) angelegt werden [12].

Für die Rekonstruktion perforierender Defekte im Nasenflügelbereich empfehlen sich der Nelaton-Lappen und für kleinere Defekte der 'composite graft' aus der Helix. Beim Nelaton-Lappen, dessen Entnahmedefekt sich einfach verschließen läßt, kann unter Umständen in zweiter Sitzung eine Rekonstruktion der Nasolabialfalte notwendig werden. Als kosmetisch sehr günstig hat sich der 'composite graft' aus der Helix für kleinere keilförmige, zwei- oder dreischichtige Defekte am Nasenflügel erwiesen. Auch hier läßt sich der Entnahmedefekt einfach verschließen.

Eine weitere, wenn auch seltener verwandte Möglichkeit der Defektrekonstruktion am Nasenflügel ist der subkutan gestielte Insellappen. Hier besteht die Gefahr, daß es im Bereich der Brücke zu einer Verdickung der Haut und zu einer Torquierung des Lappenstiels kommt.

Periorbitalregion und Lidinnenwinkel

Eine zweite Problemlokalisation in der operativen Basaliomtherapie stellt die Periorbitalregion vor allem mit dem inneren Lidwinkel dar. Etwa 10 % aller Basaliome im Kopfbereich treten in dieser Region auf [8]. Für Defektrekonstruktionen in dieser Region stehen wiederum eine Vielzahl von lokalen Lappenplastiken zu Auswahl, von denen einige erwähnt werden sollen.

Die Wangenrotation nach Imre erlaubt neben der Rekonstruktion größerer Defekte der kranialen Nasolabialfalte auch den Verschluß von Defekten des inneren Lidwinkels und des Unterlides [7]. Wichtig ist die Befestigung der Subkutis des Lappens am Periost der Orbita, da es sonst zum Ektropium kommen kann. Eine weitere erfolgversprechende Technik zur Defektdeckung am medialen Lidwinkel stellen die Glabella-Transpositionslappen oder auch der 'bi-lobed flap' aus der Stirn dar. Bewährt haben sich für Defekte der Unterlider oder zur Beseitigung eines Ektropiums der oben gestielte Transpositionslappen (von Langenbeck), der supraziliare Transpositionslappen (Fricke und Kreibig) und Transpositionslappen aus dem Ober- bzw. dem Unterlid. Bei den genannten Techniken ist darauf zu achten, daß die Lappen optimal dimensioniert sein müssen, da sonst die Gefahr eines Ektropiums besteht. Im Bereich des inneren Lidwinkels muß auf das Tränenpünktchen und den Tränenkanal geachtet werden. Bei ausgedehnten Basaliomen können diese Strukturen aus Gründen der Radikalität oft nicht erhalten werden. Die Rekonstruktion des Tränenkanals ist problematisch und selten von Erfolg gekrönt.

Zur Rekonstruktion sehr großer Defekte der Ober- und Unterlider kommen freie Vollhauttransplantate von retroaurikulär oder von der Oberarminnenseite zum Einsatz. Wichtig ist es, postoperativ einen gleichmäßigen Zug auf das Transplantat auszuüben, um ein Schrumpfen zu verhindern. Dazu wird der Lidspalt für ein bis zwei Wochen passager durch Naht verschlossen.

Aurikularregion und Retroaurikularfalte

Etwa 10 % der Gesichtsbasaliome betreffen die Aurikularregion. Besonders in der Retroaurikularfalte kann ein rasches subkutanes Wachstum von Basaliomen oft mit frühzeitiger Ulzeration der Tumoren beobachtet werden [8]. So entstehen bei der Operation aufgrund der besonderen Anatomie des Ohres einschichtige bis dreischichtige (penetrierende) Defekte. Zur Rekonstruktion dieser Defekte steht fast das gesamte Arsenal lokaler und freier Plastiken zur Verfügung [5].

Während kleinere Defekte sich durch Dehnungsplastik primär verschließen lassen, kommt vor allem bei penetrierenden Defekten der Helix die einfache Keilexzision zum Einsatz. Bei Defekten größer als 1 cm besteht jedoch die Gefahr der Protrusio auriculae. Durch Modifikation der Keilexzision (Trendelenburg) kann diese Gefahr beseitigt werden [4]. Im weiteren kommen bei Helixranddefekten die Helixrandverschiebung oder Rotationsplastiken zum Einsatz. Je nach Lokalisation des Defektes können auch prä, supra oder infraaurikulär gestielte Schwenklappen zur Defektrekonstruktion herangezogen wer-

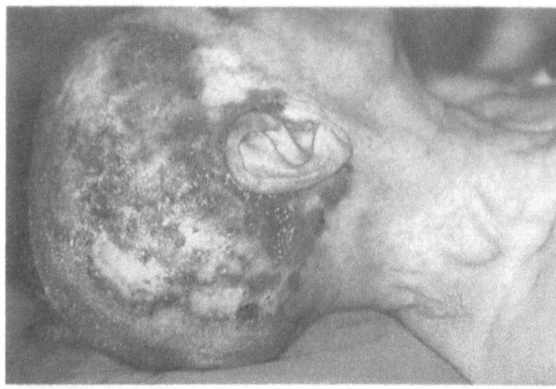

Abb. 1. 84 jährige Patientin mit ausgedehntem „Problembasaliom" in „Problemlokalisation": sklerodermiformes, teilweise verwildertes Basaliom mit Befall fast der gesamten rechten Hälfte der Kopfhaut und Teilen der rechten Helix; ausgeprägte Ulzeration besonders im Bereich der Retroaurikularfalte; präoperativer Situs

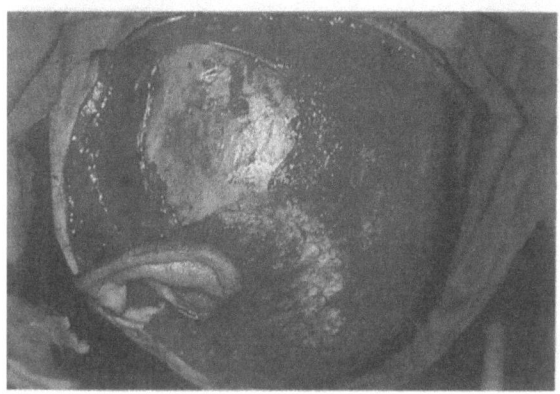

Abb. 2. komplette Exzision des Basaliom in Intubationsnarkose unter Mitnahme des gesamten retroaurikulären Areals und von Teilen der Helix; im Bereich tiefer Ulzerationen Entfernung des Periosts und der Tabula externa durch hochtouriges Fräsen

den. Transaurikulär gestielte Lappen kommen selten zum Einsatz und werden dem sehr erfahrenen Operateur vorbehalten bleiben.

Erwähnt werden muß, daß sich für die Rekonstruktion von größeren Defekten im Aurikularbereich die Vollhaut- oder Spalthauttransplantation ausgesprochen bewährt hat und zu guten bis sehr guten kosmetischen und funktionellen Ergebnissen führt (s. Abb. 1–4). Sie kann ein- oder zweizeitig ausgeführt werden, wobei bei letzterem auf eine ausreichende Wundgrundkonditionierung geachtet werden sollte, um ein optimales Einheilen des Transplantates zu gewährleisten.

Zusammenfassung

Die operative Therapie des „Basalioms in Problemregionen" verlangt vom Operateur große Erfahrung im Umgang mit diversen Techniken der plastischen Rekonstruktion. Nahezu das gesamte Spektrum einfacher Exzisionstechniken, lokaler Lappenplastiken und freier Hauttransplantationen steht dem Therapeuten zur Verfügung. Die Wahl des geeigneten Verfahrens zur Rekonstruktion

Abb. 3. Defektdeckung im
Bereich der Kalotte durch
Spalthauttransplantation in
mesh-graft Technik;
Defekte der Retroaurikularfalte und der Helix
ebenfalls mit Spalthaut
rekonstruiert

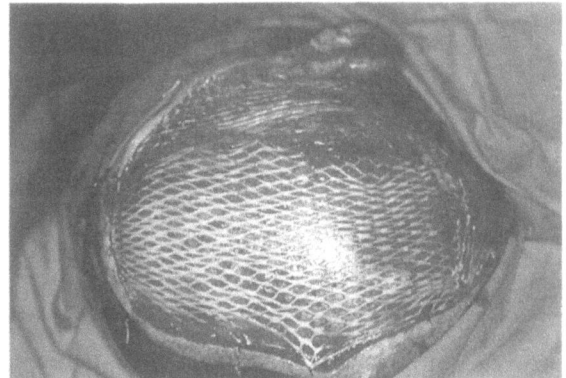

Abb. 4. Befund 4 Monate postoperativ; gutes
funktionelles und kosmetisches Ergebnis;
Versorgung der Patientin mit einer Perrücke

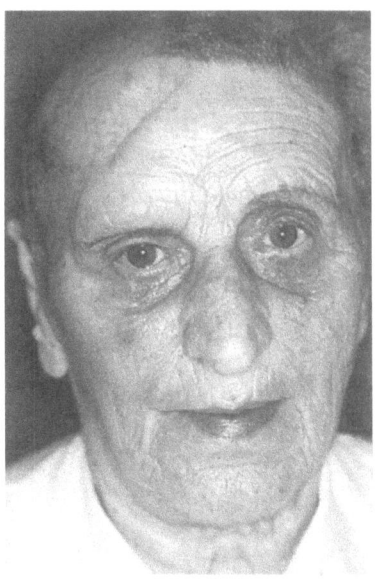

operativer Defekte richtet sich nach den lokalen Gegebenheiten aber auch nach den Erfahrungen und Fähigkeiten des Operateurs. Dabei haben neben der notwendigen Radikalität der Operation und dem möglichen Erhalt der Funktion bei operativen Eingriffen im Gesicht kosmetisch-ästhetische Aspekte Priorität. Bei mehreren operativen Möglichkeiten für einen Defektverschluß ist dem Verfahren mit dem geringsten Risiko und dem besten kosmetischen Ergebnis der Vorrang zu geben. Die histographisch kontrollierte, vollständige Exzision des Basalioms ist und bleibt jedoch unabdingbare Voraussetzung für ein optimales Behandlungsergebnis. Eine interdisziplinäre Zusammenarbeit kann unter Umständen zur Optimierung des Therapieergebnisses beitragen [7].

Literatur

1. Breuninger H, Pesch M, Dietz K, Rassner G (1992) Quantitative Analyse der Rezidivierung bzw. Spontanregression von in situ belassenen Basaliomanteilen. Hautarzt 43: 561-565
2. Breuninger H, Schippert W, Black B, Rassner G (1989) Untersuchungen zum Sicherheitsabstand und zur Exzisionstiefe in der operativen Behandlung von Basaliomen. Anwendung der dreidimensionalen histologischen Untersuchung bei 2016 Tumoren. Hautarzt 40: 693-700
3. Fietze-Fischer B, Petres J (1993) Möglichkeiten der Defektrekonstruktion im Nasenbereich. In: Petres J, Lohrisch I (Hrsg) Das Basaliom. Springer, Berlin Heidelberg New York, pp 169-176
4. Kaufmann R, Landes E (1992) Dermatologische Operationen. Thieme, Stuttgart New York
5. Krokowski M, Petres J (1993) Defektrekonstruktion der äußeren Ohrregion. In: Petres J, Lohrisch I (Hrsg) Das Basaliom. Springer, Berlin Heidelberg New York, pp 181-188
6. Panje WR, Ceilley RI (1979) The influence of embryology of the mid-face on the spread of epithelial malignancies. Lanryngoscope 89: 1914-1920
7. Petres J, Rompel R (1996) Operative Dermatologie. Springer, Berlin Heidelberg New York
8. Petres J, Rompel R (1993) Operative Therapie des Basalioms. In: Petres J, Lohrisch I (Hrsg) Das Basaliom. Springer, Berlin Heidelberg New York, pp 133-144
9. Rompel R, Petres J (1997) Operative Therapie des Basalioms. In: Garbe C, Dummer R, Kaufmann R, Tilgen W (Hrsg) Dermatologische Onkologie. Springer, Berlin Heidelberg New York, pp 150-156
10. Staindl O (1993) Regionale Lappen und freie Transplantate zur Defekt-Rekonstruktion der Nase nach Basaliomresektion. In: Petres J, Lohrisch I (Hrsg) Das Basaliom. Springer, Berlin Heidelberg New York, pp 145-156
11. Weerda H (1980) Spezielle Lappentechniken bei Defekten im Wangenbereich. HNO 28: 416-424
12. Weerda H (1978) Der „bi-lobed flap" in der Kopf- und Halschirurgie. Arch Otorhinolaryngol 219: 181-190

Operatives Vorgehen bei kutanen Plattenepithelkarzinomen in Problemregionen

J. P. BRODERSEN

Das Plattenepithelkarzinom der Haut (Spinaliom) ist einer der häufigen menschlichen Tumoren. Mehrere Faktoren, oft in Kombination, sind für die Entstehung des kutanen Plattenepithelkarzinoms verantwortlich. Ein heller Hauttyp mit seinen geringeren Schutzmöglichkeiten gegenüber UV-Strahlung (vornehmlich UVB) ist stärker als der dunkle Hauttyp gefährdet, einen solchen Tumor zu entwickeln. Physikalische Ursachen wie Strahlung (Spinaliom in Radioderm) oder Hitze können ebenso wie chemische Noxen (Arsen, Teer u.a.) oder Infektionen (Tb) zur Ausbildung eines Spinalioms führen [4, 5]. Ursächlich für die Tumorentwicklungen scheint eine Überlastung des genetisch determinierten Reparaturmechanismus auf DNA- Ebene zu sein. Das Vollbild dieser

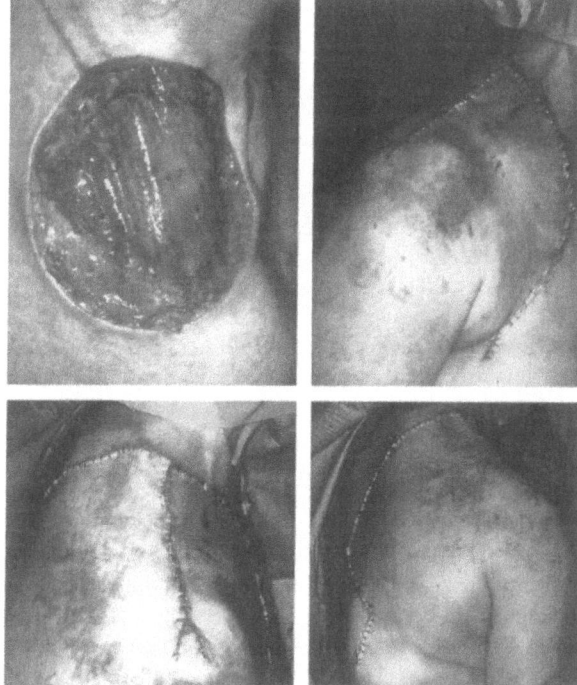

Abb. 1. Die Bilderserie zeigt eine Defektdeckung nach Tumorexzision an der Schulter. Der Defekt wurde durch eine O zu T-Plastik, also eine doppelte Rotationslappenplastik verschlossen. Darstellung des postoperativen Ergebnisses in der Ansichten von vorn, oben und hinten. Dieser Eingriff war problemlos in Tumeszenzanästhesie an der sitzenden Patientin durchführbar

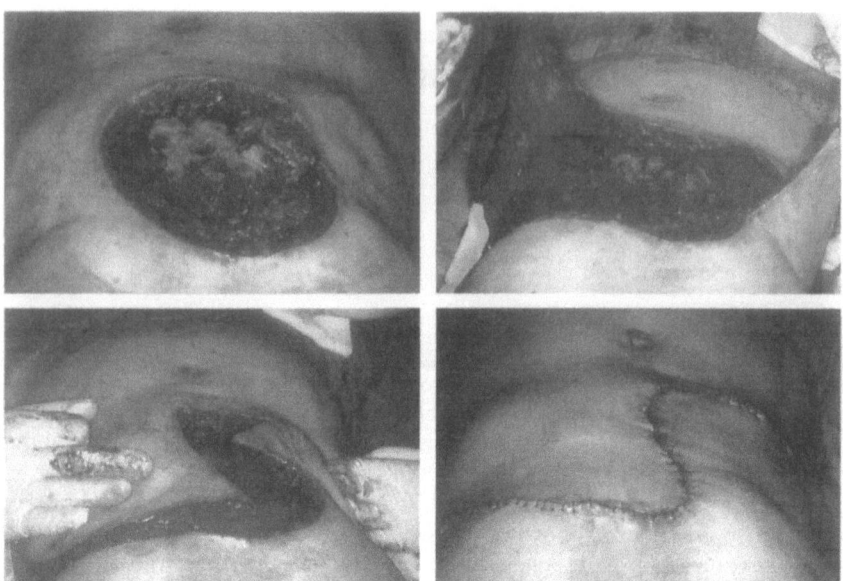

Abb. 2. Die Bilderserie zeigt den Defekt nach Exzision eines großen Plattenepithelkarzinoms am Abdomen, welches auf dem Boden eines Radioderms entstanden ist. Reste des Radioderms sind im Randbereich noch erkennbar. Die Serie zeigt eine Zusammenfassung des operativen Vorgehens nach vollständiger Tumorentfernung: der Defekt wurde durch eine O zu Z-Plastik, also eine gegenläufige doppelte Rotationslappenplastik verschlossen. Auch diese Operation war mit der Technik der Tumeszenzanästhesie durchführbar

Erkrankung findet sich im Xeroderma pigmentosum, bei dem sich aufgrund des fehlenden Reparaturmechanismus der DNA bei den betroffenen Individuen bereits im Kindesalter durch geringe UV-Strahlendosen die verschiedensten Tumore, vornehmlich Plattenepithelkarzinome und Basaliome, entwickeln. Auch bei lang andauernden viralen Infektionen mit humanen Papillomaviren (Typ 16,18 u.a.) können sich Plattenepithelkazinome entwickeln [4].

Das Metastasierungsverhalten des kutanen Plattenepithelkarzinoms ist in erster Linie von der Tumordicke und seinem Differenzierungsgrad abhängig: je größer der vertikale Tumordurchmesser (Breslow-Index) und je weniger differenziert sich der Tumor in der histologischen Aufarbeitung darstellt, um so höher ist die Wahrscheinlichkeit der Metastasierung. Bei immunsupprimierten und bei immuninsuffizienten Patienten ist das Metastasierungsrisiko um ein vielfaches höher. So haben Breuninger und Mitarbeiter ein Metastasierungsrisiko von über 20% aller Spinaliome in diesen Patientengruppen festgestellt [1].

Oberstes Ziel der operativen Therapie von kutanen Plattenepithelkarzinomen ist die vollständige Exzision des Tumors mit mikrographischer Randschnittkontrolle [7]. Problemregionen können hier beispielsweise diejenigen Lokalisationen darstellen, an denen eine Defektdeckung nicht ohne Einschränkung der Funktion (z.B. Auge oder Ohr) oder des kosmetischen Ergebnisses

Abb. 3. Die Bilderserie zeigt eine Defektdeckung am Unterlid. Nach Tumorexzision wird eine Lidklemme auf das Unterlid aufgesetzt und ein Keil aus dem Unterlid herausgetrennt, der Verschluß erfolgt durch primäre Wundrandadaptation. Nach drei Wochen war die Wundheilung fast abgeschlossen

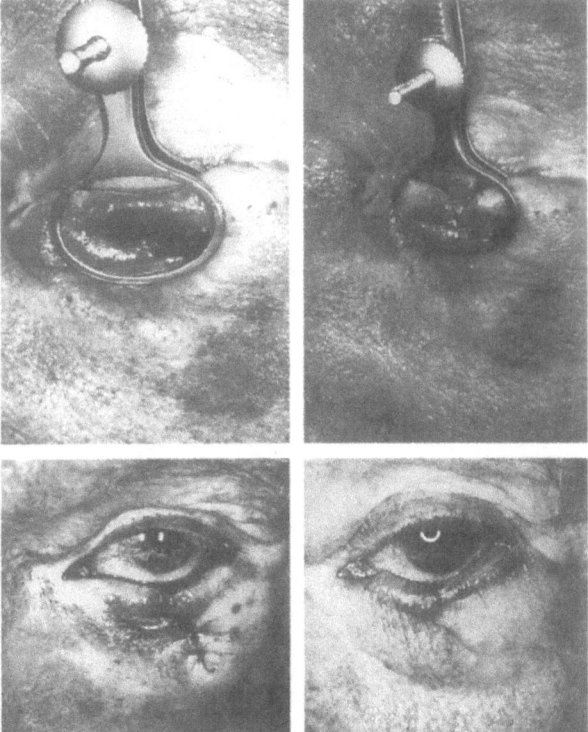

möglich ist. Dennoch stellt jedoch letztlich jedes kutane Plattenepithelkarzinom eine Herausforderung für den operativ tätigen Dermatologen dar, wenn der Tumor eine gewisse Größe überschritten hat. Dies ist immer in Verbindung mit der Lokalisation zu sehen: Ist beispielsweise ein Defekt von 2 cm Durchmesser am Abdomen meist durch eine einfache Dehnungsplastik zu verschließen, so ist ein solcher Defekt mit Lokalisation an der Schläfe sicherlich in vielen Fällen nur unter Zuhilfenahme von plastischen Operationstechniken kosmetisch befriedigend zu operieren.

Da ab einer Tumordicke von über 2 mm die Metastasierungsrate deutlich ansteigt, sollte in diesen Fällen eine Metastasensuche in der nächstgelegenen Lymphknotenstation erfolgen, denn Plattenepithelkarzinome der Haut metastasieren fast ausschließlich lymphogen [1]. Sollte eine Metastasierung nachweisbar sein, so ist die Durchführung einer radikalen Lymphadenektomie anzustreben. Elektive Lymphadenektomien haben sich als nicht prognoseverbessernd herausgestellt, daher ist diese Therapie wieder verlassen worden [3, 4, 6]. Bei Fernmetastasierung kommen neben der operativen Therapie verschiedene Chemotherapeutika zum Einsatz, teilweise in Kombination mit Immunmodulatoren. Auch mit der Radiatio kann in manchen Fällen eine Remission erreicht werden [4].

Das operative Vorgehen ist bei fortgeschrittenen Tumoren nicht anders als bei Tumoren kleinerer Durchmesser: Als erster Schritt wird die vollständige

Abb. 4. Operationsfolge mit abschließendem Ergebnis nach 6 Wochen. Nach Tumorentfernung wird der Defekt zu einer W-Form erweitert, dieser wird durch primäre Wundrandadaptation in Form eines umgedrehten Y verschlossen. Zur Vergrößerung der Mundöffnung erfolgt anschließend eine Mundwinkel-Erweiterungsplastik

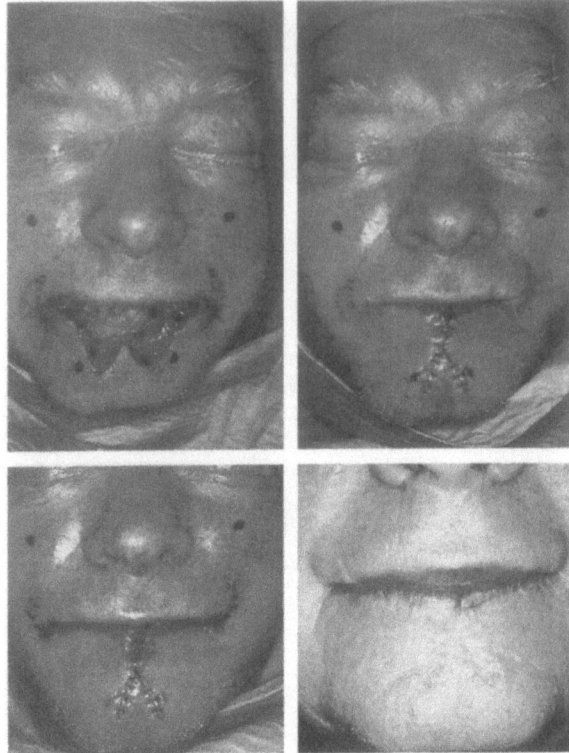

Tumorexzision mit histologischer Randschnittaufarbeitung vorgenommen. Dies ist meist in örtlicher Betäubung möglich. Der entstandene Defekt wird bis zum Vorliegen des histologischen Befundes offen belassen. Der Defekt wird bei uns mit einem Alginat-Verband versorgt. Dieses Verbandsmaterial läßt sich nach Anlösen mit physiologischer Kochsalzlösung fast schmerzfrei wieder entfernen. Nach vollständiger Exzision des Tumors erfolgt im zeitlichen Intervall in einem zweiten Schritt die Defektdeckung. Nach eigenen Erfahrungen ist in den meisten Fällen ein gutes kosmetische Ergebnis durch Verwendung einer Nahlappenplastik zu erzielen, erst in zweiter Linie sollten freie Hauttransplantate zum Einsatz kommen. Dies gilt beispielsweise bei besonderen Lokalisationen wie dem Ohr, wo nur selten durch Mobilisation eines Hautlappens in der Umgebung des Defektes eine Nahlappenplastik eingesetzt werden kann; hier kommen des öfteren Vollhaut-Transplantate oder Keilexzisionen zum Einsatz [2].

Bei großen Defekten hat sich der Einsatz von Tumeszenzanästhesie (TLA) bewährt, wodurch zwei Vorteile gegenüber der herkömmlichen Lokalanästhesie zum Tragen kommen: Erstens kann durch den Einsatz von Tumeszenzanästhesie ein wesentlich größeres Hautareal anästhesiert werden, ehe die toxische Grenzwerte für das Lokalanästhetikum erreicht werden. Zweitens wird durch die Applikation der Tumeszenzlösung bereits eine Vorpräparation des Hautlappens erreicht. Dabei wird einerseits die Präparation des Hautlappens erleichtert, andererseits entsteht durch das Aufblähen des Gewebes zusätzlich eine höhere Sicherheit beim Präparieren, da tiefer liegende Strukturen geschützt werden. So wird es möglich, die dem operativ tätigen Dermatologen gängigen Nahlappenplastiken auch zur Defektdeckung großer Substanzdefekte einzusetzen, um kosmetisch gute postoperative Ergebnisse zu erreichen.

Literatur

1. Breuninger H et al. (1998) Das desmoplastische Plattenepithelkarzinom der Haut und Unterlippe. Eine morphologische Entität mit hohem Metastasierungs- und Rezidivrisiko. Hautarzt 49(2), 104–108
2. Johnson TM, Fader DJ (1997) The staged retroauricular to auricular direct pedicle (interpolarisation) flap for helical ear reconstruction. J Am Acad Dermatol, 37(6), 975-978
3. Kraus DH, Carew JF, Harrison LB (1998) Regional lymph node metastasis from cutaneous squamous cell carcinoma. Arch Otolaryngol Head Neck Surg 124(5) 582–587
4. Orfanos C, Garbe C (1995) Therapie der Hautkrankheiten. Springer, Berlin, Heidelberg, New York, 819–827
5. Phillips TJ, Salman SM, Bhawan J, Rogers GS (1998) Burn Scar Carcinoma. Diagnosis ans management. Dermatol Surg 24(5), 561–565
6. Rowe DE, Carroll RJ, Day LL (1992) Prognostic factors for local recurrence, metastasis and survival rates in squamous cell carcinoma of the skin, ear and the lip. J Am Acad Dermatol 26, 976–990
7. Thomas WO et al. (1998) Surgical management of giant nonmelanoma skin neoplasia. South Med J 91(2), 190–195

Operativ-plastische Rekonstruktion der Periorbitalregion nach Tumorentfernung

A. Wlodarkiewicz, E. Wojszwilo-Geppert, J. Staniewicz und J. Roszkiewicz

Einleitung

Die operative Behandlung von Patienten mit Hauttumoren, respektive die sich anschließende operativ-plastische Rekonstruktion im Bereich der Augenlider und der Periorbitalregion gestaltet sich aufgrund der komplizierten anatomischen Gegebenheiten und funktionellen Besonderheiten dieses Bereiches als schwierig. Vorrangiges therapeutisches Ziel des Chirurgen ist dabei die vollständige Entfernung des Tumors im Gesunden. Um dem Grundsatz „so radikal wie nötig und so klein wie möglich" gerecht zu werden, sollte die Entfernung aller malignen und semimalignen Tumoren unter histographischer dreidimensionaler Schnittrandkontrolle (mikrographisch kontrollierte Chirurgie) erfolgen [6]. So kann neben der vollständigen Tumorentfernung auch ein optimales funktionell-ästhetisches Ergebnis gewährleistet werden.

Material und Methoden

Für die plastische Rekonstruktion in dieser anatomischen Region kommen verschiedene operative Techniken in Betracht. Die jeweilige Rekonstruktionsmethode sollte individuell auf jeden einzelnen Patienten abgestimmt werden. In jedem Fall sollte dabei die Regel gelten, erst die einfacheren in Frage kommenden Operationstechniken zu wählen und erst in zweiter Linie die komplizierteren zu erwägen [1, 2, 3, 5]. Bei der Wahl der geeignetsten Rekonstruktionsmethode hat sich die Einteilung der Periorbitalregion nach Spinelli, Glenn und Jelks in 5 chirurgische Zonen bewährt: Zone I - Oberlid, Zone II - Unterlid, Zone III - innerer Augenwinkel, Zone IV - äußerer Augenwinkel, Zone V - Fortsetzung bzw. äußerer Bereich der Zonen von I - IV. Die Zonen I und II werden dabei in Abhängigkeit von der Länge des zu rekonstruierenden Lidrandes und der Tiefe des Defektes (Resektion der vollen Liddicke oder Erhaltung der tieferen Schichten des Augenlides) weitere Untergruppen unterschieden [4].

Bei mittleren und größeren Defekten, die nur die oberen Schichten betreffen und bei denen der freie Lidrand nicht betroffen ist, ist die Defektdeckung mittels Vollhauttransplantat das Mittel der Wahl. Defekte die die gesamte Liddicke umfassen, den freien Rand des Augenlides involvieren oder aber bei denen eine freie Hauttransplantation nicht möglich ist, sind mittels nahlappenplastischer Verfahren operativ-plastisch zu versorgen. Sehr ausgedehnte Exzisionsdefekte

Tabelle 1. Übersicht über die Operationsindikationen	Diagnose	n	%
	Primäre Basaliome	110	78,0
	Rezidiv-Basaliome	26	18,4
	Spinaliome	5	3,6
	Gesamt	141	100

Tabelle 2. Übersicht über die angewandten Techniken zur operativ-plastischen Rekonstruktion von Exzisionsdefekten nach Tumorentfernung in der Periorbitalregion	Rekonstruktionsmethode	n	%
	Einfacher primärer Wundverschluß	20	14,2
	Hauttransplantate	48	34,0
	Lappenplastiken (einfache und/oder kombinierte)	73	51,8
	Gesamt	141	100

können die Anwendung auch komplizierterer Techniken erfordern. Dazu zählt insbesondere die Kombination von nahlappenplastischen Verfahren mit einfachen freien Transplantaten und/oder Composite-grafts.

Das Ziel der vorliegenden Arbeit besteht in der Darstellung der Möglichkeiten und Ergebnisse der Rekonstruktion von Exzisionsdefekten unterschiedlicher Ausdehnung und Lokalisation.

In der Dermatochirurgischen Abteilung der Universitäts-Hautklinik in Gdansk wurden insgesamt 141 Patienten mit Hauttumoren der Regio periorbitalis operativ behandelt. Darunter befanden sich 65 Frauen und 76 Männer. Das Basaliom stellte mit insgesamt 136 Fällen (96,4 %) die häufigste Diagnose. Davon handelte es sich in 26 Fällen um Rezidivbasaliome. Nur 5 Patienten (3,6 %) stellten sich mit einem Spinaliom vor.

Bei 20 Patienten (14,2 %) erfolgte der Defektverschluß mittels primärer Naht nach ausgiebiger Mobilisation der umgebenden Haut. In 48 Fällen (34,0 %) wurden freie Hauttransplantate zur operativ-plastischen Deckung eingesetzt. Darunter befanden sich 3 Composite-grafts (kutan-chondrale Transplantate). In der Mehrzahl der Fälle (n = 73; 51,8 %) wurden die Exzisionsdefekte durch einfache oder kombinierte Lappenplastiken und/oder durch Kombination von Lappenplastiken mit freien Transplantaten, Composite-grafts oder freien Knorpeltransplantaten aus der Ohrmuschel verschlossen.

Insgesamt konnten bei dem beschriebenen Patientengut, auch aus subjektiver Sicht der Patienten, gute funktionell-ästhetische Langzeitergebnisse erzielt werden.

Die folgenden klinischen Beispiele anhand ausgesuchter Fälle veranschaulichen die angewandten Techniken.

168   V. Epitheliale Tumoren der Haut

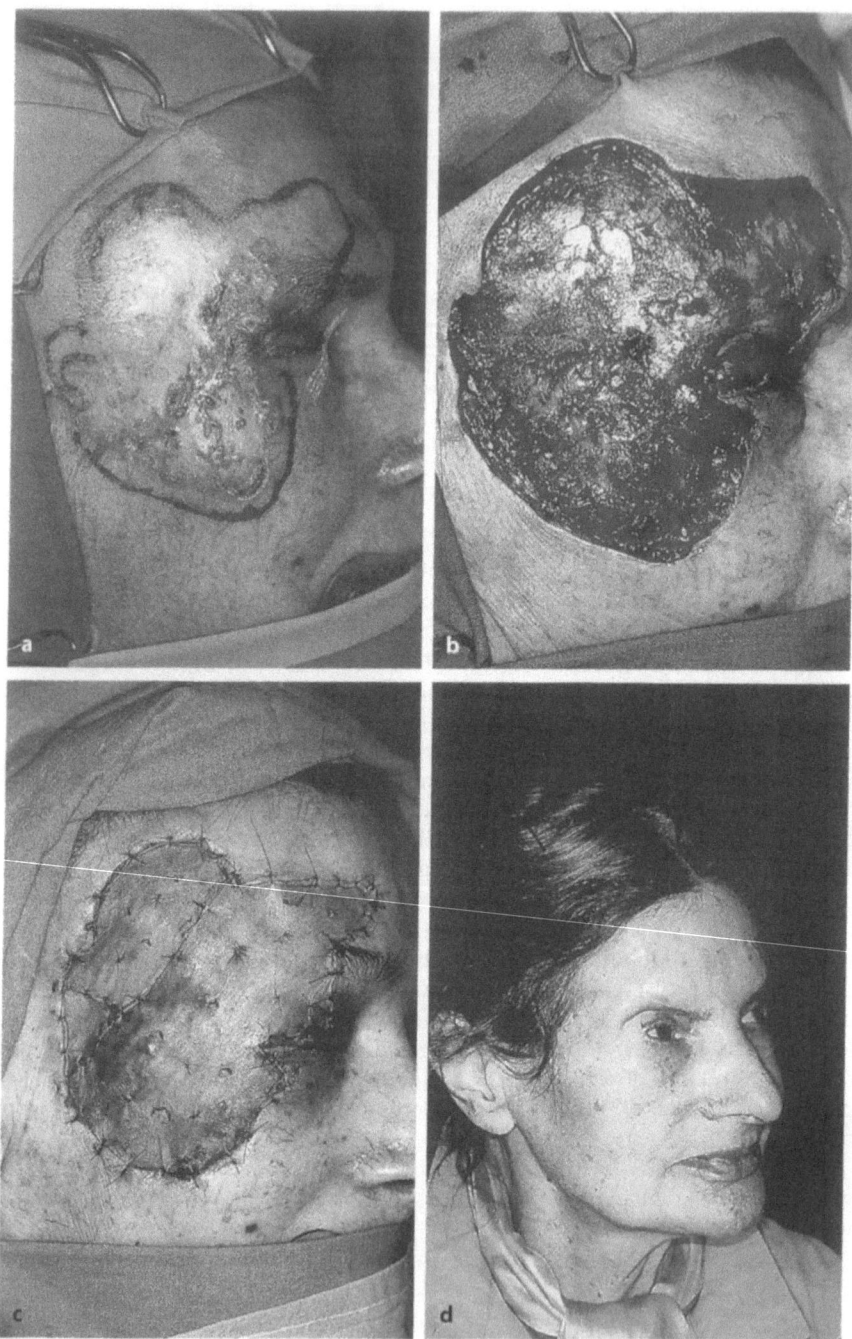

Abb. 1. a–d

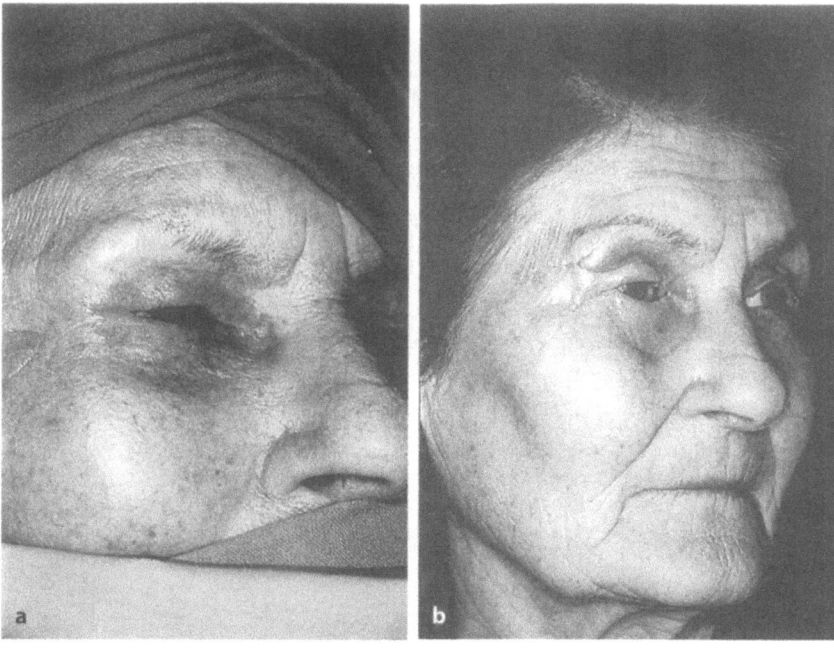

Abb. 2. a 60-jährige Patientin mit Verkürzung von Ober- und Unterlid, Entropium und unvollständigem Lidschluß bei Z.n. Exzision eines sklerodermiformen Basalioms im Bereich des lateralen rechten Augenwinkels mit Ausdehnung auf Ober- und Unterlid außerhalb. **b** Korrektur durch Verlängerung des Oberlides mittels Composite-graft (Rekonstruktion des Tarsus mit Knorpel der rechten Ohrmuschel) und des Unterlides mittels myokutanem Transpositionslappen vom Oberlid. Ergebnis 1 Jahr postoperativ – vollständiger Lidschluß, Entropium von Ober- und Unterlid beseitigt

Schlußfolgerungen

1. Bei der Rekonstruktion der Periorbitalregion müssen die operativen Techniken individuell ausgewählt werden, um sowohl gute funktionelle als auch ästhetische Ergebnisse zu erreichen.
2. Die Behandlung komplizierter ausgedehnter Defekte erfordert oft ein zweizeitiges Vorgehen. Durch kleinere sekundäre, meist unkomplizierte Korrektureingriffe läßt sich das funktionell-ästhetische Spätergebnis deutlich verbessern.

◄──────────────────────

Abb. 1. a 68-jährige Patientin mit einem ausgedehnten, sich von rechts periorbital bis frontotemporal und in die Regio zygomatica erstreckenden, sklerodermiformen Basaliom. **b** Exzisionsdefekt (intraoperative mikrographische Schnittrandkontrolle). **c** Spalthauttransplantation. **d** Ergebnis 2 Jahre nach der Transplantation (vollständiger Lidschluß und suffizienter Tränenapparat).

Literatur

1. Meulen J., Gruss J.: Color atlas and text of ocular plastic surgery. Mosby-Wolfe, 1996
2. Moy R. L., Ashian A. A.: Periorbital reconstruction. J Dermatol Surg Oncol, 1991; 17: 153–9
3. Ross J., Pham R.: Closure of eyelid defects. J Dermatol Surg Oncol, 1992; 18: 1061–4
4. Spinelli H. M. i wsp.: Piriocular reconstruction: a systematic approach. Plast Reconstr Surg, 1993; 91: 1017–24
5. Wiggs E.: Periocular flaps. J Dermatol Surg Oncol. 1992; 18: 1069–73
6. Wlodarkiewicz A. i wsp.: A case report of bilateral aggressive basal cell carcinoma of the eyelids and face. Klinika Oczna, 1998; 100: 1–5

Operative Therapie epithelialer Tumoren der Übergangsschleimhäute im Kopf-Hals-Bereich

A. Dunsche

Einleitung

Hinsichtlich Inzidenz, Ätiologie, Verlauf und Prognose unterscheiden sich die Plattenepithelkarzinome der Lippe und Mundschleimhaut so deutlich, daß sie im folgenden getrennt abgehandelt werden. Zusammengefaßt machen sie 2-5 % aller bösartigen Erkrankungen in Deutschland aus [6, 7]. Während die Inzidenz des Lippenkarzinoms abnimmt, steigt die Zahl der Neuerkrankungen beim Mundschleimhautkarzinom [6]. Drei Viertel der behandelten Lippenkarzinome sind kleiner als 20 mm, Patienten mit Mundhöhlenkarzinomen kommen viel später in die Behandlung. Die nicht korrigierte 5-Jahresüberlebensrate liegt in unselektierten Kollektiven für Lippenkarzinome zwischen 80 und 90 %, für Mundhöhlenkarzinome hingegen zwischen 40 und 50 % [5, 7, 8, 14, 17].

Lippenkarzinom

Das Lippenkarzinom befällt zu 95 % die Unterlippe. Es metastasiert mit 14 % häufiger als Gesichtshautkarzinome, hat aber eine bessere Prognose als Mundhöhlenkarzinome. Daher nimmt es eine Sonderstellung zwischen diesen Entitäten ein [5, 10, 17]. Als Therapie der Wahl hat sich die radikalchirurgische Intervention mit sofortiger Rekonstruktion durchgesetzt [5].

Die Entscheidung zur therapeutischen oder prophylaktischen Ausräumung der lokoregionären Lymphknoten (suprahyoidale Ausräumung) hängt von Tumorsitz, -größe und prätherapeutischem Lymphknotenbefund ab. Daher sollte vor jeder Biopsie der Halslymphknotenstatus sonographisch erhoben werden. Die Indikation zur Lymphknotenausräumung sehen wir bei jedem Karzinom mit einem Tumordurchmesser über 20 mm (ab T2) oder einer Tumordicke über 5 mm (5-Jahresüberlebensrate < 80 %) [5]. Bei kleineren Tumoren ist sie angezeigt, wenn submentale oder submandibuläre Lymphknoten palpiert werden oder sonographisch einen Durchmesser von über 5 mm aufweisen. Im Umkehrschluß kann lediglich bei T1- und N0-Stadien auf eine Ausräumung verzichtet werden [5, 10, 19]. Die Morbidität der suprahyoidalen Lymphknotenausräumung ist gering. Bei größeren Lymphknoten empfiehlt sich eine intraoperative Schnellschnittuntersuchung, damit die Halsausräumung ggf. erweitert werden kann. Bei mittelliniennahen oder -überschreitenden Tumoren ist ggf. eine beidseitige Ausräumung notwendig. Bei Lymphknotenmetastasen sinkt die 5-Jahres-Überlebensrate auf unter 50 % [5, 10]. Die Diskussion um den Sicherheitsabstand bei der Primärtumorexzision ist nicht abgeschlossen. Als Tumorgrenze gilt der tastbare Infiltrationsrand. Bei kleinen Tumoren (Größe < 10 mm) ist ein Sicherheitsabstand von 5 mm, bei größeren Tumoren ein Sicherheitsabstand von 10 mm zu empfehlen. Wichtiger als ein größerer Sicherheitsabstand erscheint uns die lückenlose dreidimensionale histologische Schnittrandkontrolle, da auch das Lippenkarzinom langstreckige, subklinische Ausläufer haben kann. Meist muß prophylaktisch eine Vermilionektomie mit Deckung durch Schleimhautausrotation stattfinden. Indikationen für eine postoperative Bestrahlung sind gegeben bei chirurgisch nicht angehbarem Tumorresiduum, desmoplastischem Wachstumstyp, Lymphangiosis carcinomatosa, Lymphknotenmetastasen mit Kapseldurchbruch sowie nach Rezidivoperation.

Für die funktionell und ästhetisch optimale Rekonstruktion der Lippe bietet sich ein Stufenkonzept abhängig von Tumorsitz und -größe an [5, 17]. Bei Defekten, die 1/3 der Lippenbreite unterschreiten, wird eine keil- oder W-förmige Resektion mit direkter Wundrandadaptation bevorzugt. Zur Harmonisierung der Mentolabialfalte kann gleichzeitig eine Z-Plastik sinnvoll sein. Bei flachen, auf das Lippenrot begrenzten Karzinomen kann alternativ ein kastenförmiger Defekt mit einer treppenförmigen Verschiebung nach Johanson verschlossen werden [9, 17].

Defekte, die 1/3 der Gesamtunterlippenbreite überschreiten, machen üblicherweise eine Volumenauffüllung aus der Oberlippe (Abbé-Technik) notwendig [5]. Alternativ hierzu bietet sich die Treppenplastik nach Johanson [9] an, die bei Defekten bis zur halben Lippenbreite hervorragende funktionelle Ergebnisse mit Wiederherstellung des Ringmuskels liefern kann (Abb. 1 und 2). Funktionell und ästhetisch ist sie der Abbé-Plastik überlegen. Die Treppenplastik kann am Mundwinkel und bei Defekten, die die halbe Lippenbreite überschreiten, mit Grimm-, Abbé- oder Estlander-Plastiken kombiniert werden und führt trotz der Defektgröße zu guten Ergebnissen. Subtotale oder totale Unterlippendefekte werden meist mit Rotationslappen nach Bernard, Fries, Grimm oder Karapandzic bzw. deren Kombinationen, seltener mit Transpositionslap-

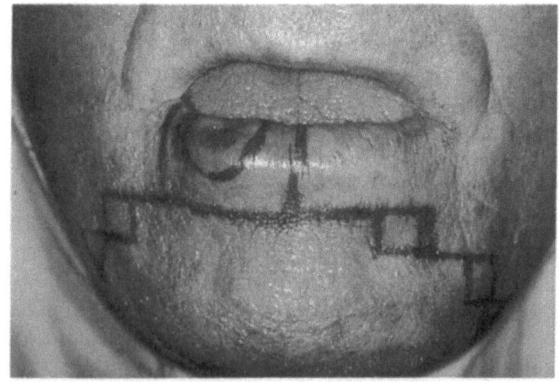

Abb. 1. Plattenepithelkarzinom Unterlippe links bei einem 74-jährigen Patienten. Schnittführung mit Sicherheitsabstand (Defekt < halbe Lippenbreite) und treppenförmiger Rekonstruktion nach Johanson 1974 [9]

Abb. 2. Postoperativer situs des Patienten aus Abb. 1 mit harmonischer und symmetrischer Mundspalte nach Johanson-Plastik

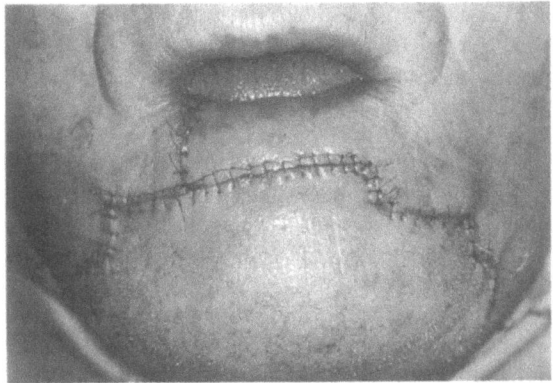

pen verschlossen [5]. Die funktionellen und ästhetischen Ergebnisse sind bei subtotalen oder totalen Unterlippendefekten häufig unbefriedigend und hängen stärker von der Defektgröße als von der Rekonstruktionstechnik ab [17].

Mundschleimhautkarzinom

Häufigste Lokalisationen des Mundschleimhautkarzinoms sind Zunge, Mundboden und Wange [14]. Zum Zeitpunkt der Diagnosestellung haben bereits 80 % der Tumoren eine Größe von 2 cm überschritten, 40 % sind in Nachbarstrukturen eingebrochen. Trotz später Diagnosestellung bleibt das Tumorgeschehen wegen vorwiegend lymphogener Metastasierung lange Zeit lokoregionär, so daß die Therapie auf die lokale Tumordestruktion unter Berücksichtigung der jeweiligen Lymphabflußwege abhebt [8, 13, 14, 19]. Sowohl die retrospektive Studie im Deutsch-Österreichisch-Schweizerischen Arbeitskreis zur Behandlung von Tumoren im Kiefer-Gesichts-Bereich (DÖSAK), als auch die prospektive DÖSAK-Studie zeigen 5 Jahres-Überlebensraten von ca. 40 % (14). Dies deckt sich mit Daten aus den 50er und 60er Jahren, die von National Cancer Institute in den USA erhoben wurden und belegt, daß sich die Prognose des Mundhöhlenkarzinoms in den letzten 40 Jahren kaum verbessern ließ [7, 8, 14]. Als Therapie konkurriert lediglich die Strahlentherapie mit der Operation. Die übliche Behandlung fortgeschrittener Mundhöhlenkarzinome ist heute eine Kombination aus Operation und präoperativer, postoperativer oder Sandwich-Bestrahlung [8, 11]. Die Chemotherapie spielt eine untergeordnete Rolle und hat lediglich in Kombination mit einer präoperativen Bestrahlung eine Verbesserung der Überlebensrate für bestimmte Tumorgrößen gebracht [11].

Die operative Tumortherapie hat sich als stadienabhängiges Stufenkonzept etabliert und basiert auf der Definition des DÖSAK zum radikalchirurgischen Vorgehen bei Plattenepithelkarzinomen der Mundhöhle [4]. Die grundsätzlichen Operationstechniken wurden von Crile bereits zu Beginn des Jahrhunderts erarbeitet [3]. Auch heute wird am Blockprinzip – der Tumorresektion mit anhängendem Lymphabflußgebiet in einem „Block" – festgehalten. Der Sicherheitsabstand zum Tumor beträgt 1 cm, auch zur Tiefe. Damit hat die eigentliche chirurgische Tumorentfernung seit Jahrzehnten kaum Veränderungen erfahren. Auch eine Ausweitung der definierten Radikalität bringt keine Verbesserung der Überlebensrate [12].

Ein wichtiger Fortschritt in der Chirurgie des Mundhöhlenkarzinoms ist die zunehmende Funktions- und Organerhaltung mit Reduktion der Morbidität bei gleicher Prognose. Bestes Beispiel ist die wachsende Verbreitung der konservativen und elektiven Neck dissection ohne Prognoseverschlechterung [2, 19]. Genauso bedeutsam für die operative Tumorbehandlung sind Fortschritte in der funktionell-rekonstruktiven Chirurgie. Die Wiederherstellung der Atem-, Sprach-, Schluck- und Kaufunktion sowie der Ästhetik steht im Mittelpunkt der Operationsplanung. Wegen der mikrochirurgischen Verfahren kann die Operationsindikation großzügiger gestellt werden und größere Tumoren sind mit akzeptablen funktionellen Ergebnissen radikalchirurgisch angehbar [15]. Die früher begrenzten Rekonstruktionsmöglichkeiten erlaubten häufig nur den Defektverschluß ohne Berücksichtigung der Funktion.

Weichteildefekte werden nahezu immer primär durch mikrochirurgisch anastomosierte Transplantate oder gestielte Hautmuskelfettlappen gedeckt [1, 12, 15, 16, 20]. Bei knöchernen Defekten – fast 50% der Mundhöhlentumoren machen eine Unterkieferresektion notwendig [15] – rekonstruieren wir meist sekundär. Die Unterkieferkontinuität wird dann durch Überbrückungsplatten bis zur Sekundärrekonstruktion erhalten.

Tumorgröße und Halslymphknotensonographie entscheiden über Notwendigkeit und Ausdehnung der Neck dissection [19]. Lediglich bei T1-Tumoren und N0-Status kann bedingt auf eine Neck dissection verzichtet werden [4]. In der Regel wird jedoch wegen häufiger okkulter Metastasierung des Mundschleimhautkarzinoms (ca. 15%) bei N0-Status (jedes T-Stadium) elektiv eine Neck dissection operiert und/oder eine Bestrahlung durchgeführt [4, 19]. Bei Tumoren der unteren Mundhöhlenetage werden die Halslymphknoten meist en bloc mit dem Tumor ausgeräumt. Dieses Prinzip wird nur bei der CO_2-Laser-Exzision und bei Tumoren von Wange, Gaumen und Oberkiefer verlassen [3, 4, 19].

Weichteilrekonstruktion

Kleine Tumoren (T1) können bei ausreichendem Abstand zum Periost (> 10 mm) mit dem CO_2-Laser exzidiert werden. Die Wunde wird der freien Granulation und sekundären Epithelisation überlassen. Ist die CO_2-Laser-Exzision wegen Periostnähe nicht möglich, wird der Defekt lokalisationsabhängig durch Mobilisation oder durch lokale Verschiebung verschlossen, im Mundboden evtl. mit einem medianen Zungeninsellappen gedeckt.

Für größere Weichgewebsdefekte stehen entweder gestielte Hautmuskelfettlappen oder mikrochirurgisch anastomosierte freie Transplantate zur Verfügung [1, 8, 12, 15, 16, 20]. Die Transplantatwahl hängt von der Defektgröße und -lokalisation ab. Der am häufigsten verwendete gestielte Lappen ist der muskulokutane Pectoralis major-Lappen [1]. Daneben kommen Lappen vom M. trape-

Abb. 3. Intraoraler Aspekt eines 54-jährigen Patienten nach Resektion eines ausgedehnten Plattenepithelkarzinoms im vorderen und seitilichen Mundboden und Defektdeckung mit mikrochirurgisch anastomosiertem Jejunumtransplantat

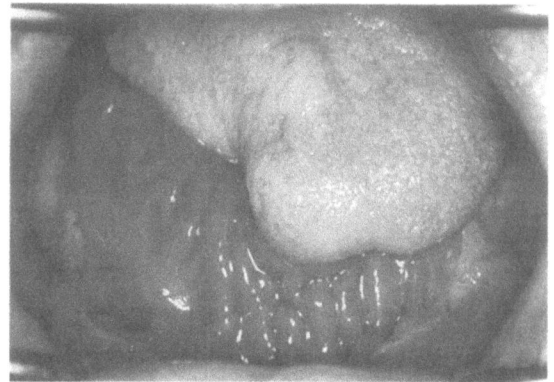

zius oder M. latissimus dorsi in Frage. Letzterer wird jedoch vorwiegend als freier Lappen mikrochirurgisch anastomosiert [12]. Wegen ihrer unsicheren Gefäßversorgung werden die muskulokutanen Platysma- und Sternocleidomastoideuslappen nur selten eingesetzt. Im Oberkiefer bietet der Musculus temporalis ausreichend Länge zum Ersatz dorsaler Schleimhautabschnitte. Unter den mikrochirurgischen Techniken ist das freie Jejunumtransplantat, 1980 von Reuther und Steinau [16] im deutschsprachigen Raum inauguriert, hervorzuheben. Mit antimesenterieller Eröffnung des Darmrohres kann es tapetenartig große Mundhöhlenareale auskleiden (Abb. 3). Wegen seiner geschmeidigen Konsistenz und guten Befeuchtung ist es als Schleimhauttransplantat ideal zur Dekkung großer Weichteildefekte der Mundhöhle geeignet [15, 16]. Nachteilig sind die erhöhte Entnahmemorbidität – wir sahen bei 6 von 105 Patienten gravierende Komplikationen an der Entnahmestelle – und das geringe Volumen. Voluminöser als das Jejunum ist der Radialislappen (Chinese flap) [20]. Er hat jedoch wie die Muskulokutanlappen den Nachteil, daß sich die Haut in der Mundhöhle funktionell nicht anpaßt, induriert und rigide ist. Vorteilhaft ist bei schwierigen anatomischen Verhältnissen der sehr lange Gefäßstiel des Radialislappen. Für ausgedehnte, tiefreichende oder perforierende Defekte sind voluminöse muskulokutane Lappen wie der mikrochirurgisch anastomosierte Latissimus dorsi-Lappen zu bevorzugen. Mit Einführung der gestielten Muskulokutanlappen und der mikrochirurgisch revaskularisierten Fernlappen wurde die primäre Weichteilrekonstruktion Standard.

Knochenrekonstruktion

Zum Knochenersatz ist bei kleinen Unterkieferdefekten oder guter Durchblutung des Lagergewebes der freie Beckenspan nach wie vor Methode der Wahl. Bei großen Defekten oder ersatzschwachem Transplantatlager (Bestrahlung) wird von uns meist das mikrochirurgisch anastomosierte Fibulatransplantat [18] bevorzugt. Mit ihm können Defekte von Kieferwinkel bis Kiefelwinkel überbrückt (Abb. 4) und bei zusätzlichem Weichteildefekt kann es mit anhän-

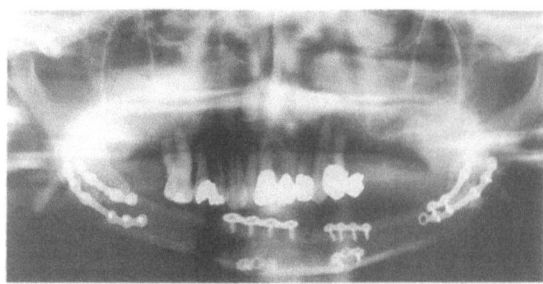

Abb. 4. Panoramaschichtröntgenaufnahme nach Unterkieferrekonstruktion mit einem mikrochirurgisch anastomosierten Fibulatransplantat. Der Unterkiefer mußte wegen eines T4-Karzinoms von Kieferwinkel bis Kieferwinkel reseziert werden. Das Transplantat wurde entsprechend der Unterkieferform gebrochen und konturiert.

gender Hautinsel präpariert werden (osteoseptukutanes Transplantat). Die Fibula hat das Beckenkammtransplantat zum Unterkieferersatz weitgehend verdrängt. Im Oberkiefer ist zur Konturierung das Scapulatransplantat mit oder ohne Hautinsel den vorgenannten Transplantaten überlegen [16].

Die mikrochirurgischen Techniken sind im letzten Jahrzehnt mehr und mehr zur Routine geworden. Das erhöht auch die Sicherheit der Verfahren. Von 1985 bis 1997 wurden in unserer Klinik 181 Transplantate (davon 107 Jejunumtransplantate) mikrochirurgisch anastomosiert, von denen nur 10 (5,5 %) verloren gingen.

Die Prognose der Patienten hat sich in den letzten Jahrzehnten zwar nicht wesentlich verbessert, die Lebensqualität der Patienten ist jedoch durch die Einführung gestielter Muskulokutanlappen, besonders jedoch durch die mikrochirurgisch anastomosierten Lappen erheblich gestiegen.

Literatur

1. Ariyan S (1979) The Pectoralis Major Myocutaneous Flap – A Versatile Flap for Reconstruction in the Head and Neck. Plast Reconstr Surg 63: 78–81
2. Bier J, Schlums D, Metelmann HR, Howaldt HP, Pitz H (1993) A comparison of radical and conservative neck dissection. Int J Oral Maxillofac Surg 22:102–107
3. Crile GW (1906) Excision of cancer of the head and neck with a special reference to the plan of dissection based upon one hundred thirty-two operations. JAMA 47: 1780–1786
4. DÖSAK [Bier] (1982) Definition zum radikalchirurgischen Vorgehen bei Plattenepithelkarzinomen der Mundhöhle. Dtsch Z Mund Kiefer GesichtsChir 56:369–372
5. Eickbohm JE (1993) Lippenkarzinom. In: Härle F (Hrsg.) Atlas der Hauttumoren im Gesicht. Hanser, München – Wien. S 147–157
6. Fröhlich M, Bernstein P, Metelmann HR, Möhner M (1992) Zur Epidemiologie der Lippen- und Mundhöhlenmalignome. Fortschr Kiefer GesichtsChir 37: 1–3
7. Hemprich A, Müller R (1989) Long-term results in treating squamous cell carcinoma of the lip, oral cavity, and oropharynx. Int J Oral Maxillofac Surg 18:39–42
8. Howaldt HP, Bitter K (1990) Fortschritte und Schwerpunkte der Geschwulstbehandlung im Mund-Kiefer-Gesichtsbereich – Systematische Erhebungen des DÖSAK. In: Scheunemann H, Schwenzer N, Busch W (Hrsg.) Fortschritte der Kiefer- und Gesichtschirurgie – Mund-, Kiefer- und Gesichtschirurgie 1990. Thieme, Stuttgart – New York. S 61–67

9. Johanson B, Aspelund E, Breine U, Holmström H (1974) Surgical treatment of nontraumatic lower lip lesions with special reference to the step technique. Scand J Plast Reconstr Surg 8: 232–240
10. Mast G, Egert G, Schwenzer N, Ehrenfeld M, Cornelius P (1992) Ergebnisse der Behandlung des Lippenkarzinom. Fortschr Kiefer GesichtsChir 37: 72–75
11. Mohr Ch, Bohndorf W, Carstens J, Härle F, Hausamen JE, Hirche H, Kimmig H, Kutzner J, Mühling J, Reuther J, Sack H, Schettler D, Stellmach R, Wagner W, Wannenmacher MF (1994) Preoperative radio-chemotherapy an radical surgery versus radical surgery alone – 3 year results of a prospective, multicentric, randomized DÖSAK-study on advanced squamous cell carcinoma of the oral cavity an the oropharynx. Int J Oral Maxillofac Surg 23: 140–148
12. Olivari N (1976) The latissimus flap. Brit J Plast Surg 29: 126–128
13. Platz H (1986) Fortschritte in der speziellen Onkologie des Mund-, Kiefer- und Gesichtsbereiches von 1975 bis 1985. Dtsch Z Mund Kiefer Gesichtschir 10: 325–336
14. Platz H, Fries R, Hudec M (1988) Einführung in die „Prospektive DÖSAK-Studie über Plattenepithelkarzinome der Lippen, der Mundhöhle und des Oropharynx". Dtsch Z Mund Kiefer GesichtsChir 12: 5–12
15. Reuther J (1990) Fortschritte und Schwerpunkte in der plastischen und wiederherstellenden Mund-, Kiefer- und Gesichtschirurgie – Weichteilersatz einschließlich Mikrogefäßchirurgie. In: Scheunemann H, Schwenzer N, Busch W (Hrsg) Fortschritte der Kiefer- und Gesichtschirurgie – Mund-, Kiefer- und Gesichtschirurgie 1990. Thieme, Stuttgart-New York. S 9–15
16. Reuther J, Steinau U (1980) Mikrochirurgische Dünndarmtransplantation zur Rekonstruktion großer Tumordefekte der Mundhöhle. Dtsch Z Mund Kiefer GesichtsChir 4: 131–136
17. Schubert J, Grimm G, Tischendorf L (1992) Funktionelle und ästhetische Aspekte bei der Therapie von Lippenkarzinomen. Fortschr Kiefer GesichtsChir 37: 75–77
18. Taylor GI, Miller GDH, Ham FJ (1975) The free vascularized bone graft – A clinical extension of microvascular techniques. Plast Reconstr Surg 55: 533–544
19. Werner JA (1997) Aktueller Stand der Versorgung des Lymphabflusses maligner Kopf-Hals-Tumoren. Eur Arch Otolaryngol, Suppl.I: 47–85
20. Vaughan ED (1990) The radial forearm free flap in orofacial reconstruction – Personal experience in 120 consecutive cases. J Cranio-Maxillofac Surg 18: 2–7

Operative Therapie bei Tumoren der anogenitalen Region

M. Hagedorn und S. Rapprich

Malignome im anogenitalen Bereich sind zum einen selten und zum anderen fehlen meist die üblicherweise typischen morphologischen Charakteristika, so daß die Diagnose oft spät gestellt wird. Auffälligerweise kommen in diesem Bereich eine Vielzahl von Tumoren vor, was mit der besonderen topographischen Lage von nahe beieinander liegenden unterschiedlichen Epithelien erklärt wird. Die Tumoren, mit denen man in der anogenitalen Region zu rechnen hat, zeigt die folgende Liste:

- Melanom
- spinozelluläres Karzinom
- Basaliom
- extramammärer Morbus Paget
- Morbus Bowen
- Adenokarzinom.

Am häufigsten sind Stachelzellkarzinome mit entsprechenden Vorstufen, sowie Basaliome mit Sonderformen und maligne Melanome. Außerdem muß der extramammäre Morbus Paget in Betracht gezogen werden, an den differentialdiagnostisch vor allem bei lange persistierenden ekzemähnlichen Veränderungen gedacht werden muß.

In jedem Falle sollte eine histologische Diagnostik erfolgen, auf die im extraanogenitalen Bereich bei diesen Tumoren oft verzichtet werden kann, da das klinische Bild eindeutig ist. Zu einer gezielten Biopsie kann die positive Essigsäureprobe hilfreich sein.

Das therapeutische Vorgehen hängt im wesentlichen vom Tumortyp ab; im allgemeinen gilt aber, daß Sicherheitszonen von 0,5–1 cm genügend sind. Dadurch können alle gängigen nahplastischen Methoden zur Defektdeckung zur Anwendung kommen, die auch aufgrund der guten Elastizität und Verschieblichkeit der Haut in dieser Region wenig technische Schwierigkeiten bereiten. Unserer Erfahrung nach hat sich im genitalen Bereich und hier insbesondere im Klitorisbereich die V-Y-Plastik bewährt. Die Bilder 1–3 zeigen diese Technik am Beispiel eines Morbus Paget der Vulva.

Aber auch Fernplastiken sind prinzipiell anwendbar, vor allem die Meshgrafts können nach ausreichender Konditionierung verwendet werden. Ohne weiteres kann man aber auch eine Wunde der Sekundärheilung mit gutem kosmetischen und funktionellen Ergebnis überlassen. Als weitere Verfahren stehen laserchirurgische und kryotherapeutische Verfahren zur Verfügung. Eine Übersicht der anwendbaren Verfahren zeigt Tabelle 1.

Abb. 1 (oben). VY-Plastik am Beispiel eines Morbus Paget der Vulva – Operationsplanung

Abb. 2 (links unten). Situs unmittelbar postoperativ

Abb. 3 (rechts unten). 2 Wochen postoperativ, das Catgut-Nahtmaterial ist noch zu entfernen

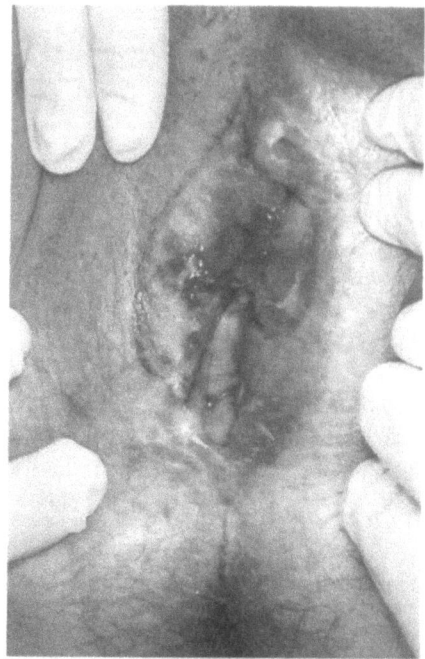

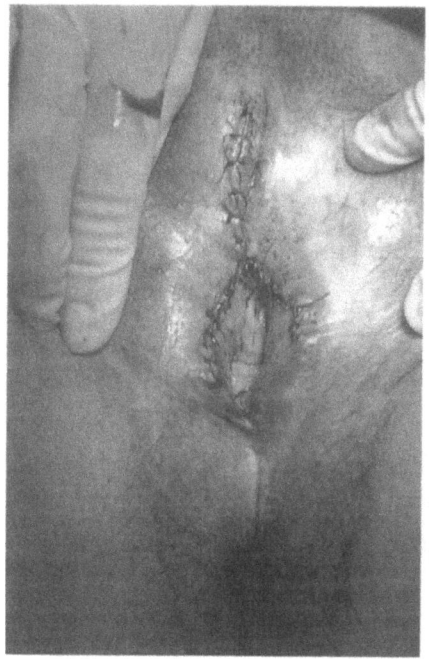

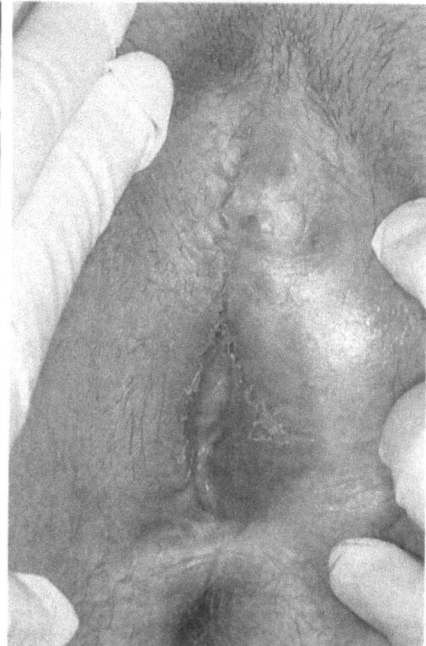

Tabelle 1. Operative Therapie in der anogenitalen Region

- Nahlappenplastiken
  - einfache Dehnungsplastik
  - Schwenklappenplastik
  - Rotationslappenplastik
  - VY-Plastik
- Fernlappenplastiken
  - Vollhaut-Transplantat
  - Spalthaut-Transplantat
- Andere Verfahren
  - Laser
  - Kryotherapie

Als Regionalanästhesieverfahren ist im anogenitalen Bereich besonders die Tumeszenzmethode geeignet, da hier das subkutane Fettgewebe in der Lage ist, ein entsprechendes Volumen an TLA-Lösung aufzunehmen und die besonderen Vorteile des Verfahrens hier besonders zum Tragen kommen.

Melanome in der anogenitalen Region

Melanome in der anogenitalen Region sind relativ selten und stellen 1-2 % aller Melanome dar. Histologisch handelt es sich meist um SSM- und NMM-Typen. Sie treten meist erst in höherem Alter auf. Gemäß den geforderten Richtlinien sollten Sicherheitsabstände von 1-2 cm eingehalten werden, wobei zu berücksichtigen ist, daß die Prognose aufgrund der raschen lymphogenen Metastasierung insgesamt infaust ist, so daß verstümmelnde Eingriffe vermieden werden sollten.

Spinozelluläre Karzinome

Spinozelluläre Karzinome gehen meist von der anokutanen Junktionszone aus und stellen den häufigsten Tumortyp in der Perianalregion dar. Klinisch-morphologisch finden sich meist exophytische oder ulzerierende Tumoren. Es sollte mit einem Sicherheitsabstand von 3-5 mm exzidiert werden.

Basaliome in der anogenitalen Region

Basaliome stellen 10 % aller Anal- und Perianalmalignome dar, insgesamt nur 0,2-1,2 % aller Basaliome überhaupt sowie 2-3 % aller Vulvamalignome bzw. 1 % aller Penismalignome. Klinisch ist das Erscheinungsbild wenig charakteristisch, meist handelt es sich um exophytisch wachsende, leicht blutende Veränderungen ohne den basaliomtypischen, perlschnurartigen Randwall. Wie bei anderen Tumoren in der Anogenitalregion ist das klinische Bild durch das intertriginöse Milieu alteriert. Die Exzision sollte mit einem Sicherheitsabstand von 3-5 mm erfolgen.

Extramammärer Morbus Paget

Die häufigste Lokalisation des extramammären Morbus Paget stellt die an apokrinen Schweißdrüsen reiche Perianalzone dar. Dieser Tumor gleicht klinisch einem Analekzem mit teils erythrosquamösen, teils erosiven Effloreszenzen. Die besondere Bedeutung ist darin zu sehen, daß in ca. 40 % bevorzugt Adenokarzinome, ausgehend von Rektum, Urethra und Zervix unterhalb des extramammären Morbus Paget zu finden sind. Histologisch können die intraepidermal liegenden, Muzin enthaltenden Paget-Zellen leicht nachgewiesen werden. Es sollte auch hier mit einem Sicherheitsabstand von 3–5 mm exzidiert werden.

Morbus Bowen

Der Morbus Bowen stellt eine Präkanzerose dar, auf der ein Stachelzellkarzinom entstehen kann. Klinisch variiert der Morbus Bowen von hyperkeratotischen bis zu erosiven Läsionen. Histologisch zeigt sich ein Carcinoma in situ. Die Exzision sollte mit 3–5 mm Sicherheitsabstand erfolgen. Als weitere Therapieverfahren stehen aber auch die Radiatio und die Ablation mittels CO_2-Laser zur Verfügung.

Literatur

1. Faber M, Hagedorn M (1983) Malignome im Anal- und Perianalbereich. Hautarzt Suppl. VI: 185
2. Goerttler E, Müller R, Hagedorn M (1981) Extramammärer Morbus Paget über einem schleimbildenden Adenokarzinom der Dammregion. In: Präkanzerosen und Papillomatosen der Haut. Hrsg. J.Petres und R.Müller, pp. 261–265. Springer – Berlin, Heidelberg, New York
3. Grimmer H (1981) Basaliome der Vulva. In: Das Basaliom (Hrsg. F.Eichmann, V.W.Schnyder) Springer – Berlin, Heidelberg, New York
4. Hagedorn M (1985) Malignome in der Analregion. Med Welt 36: 482–484.
5. Haneke E (1981) Basaliome und Karzinome im Genitalbereich. In: Das Basaliom (Hrsg. F.Eichmann, V.W.Schnyder) Springer – Berlin, Heidelberg, New York
6. Kaufmann R, Landes E (1992) Dermatologische Operationen. Thieme, Stuttgart, New York
7. Kaufmann R, Sattler G, Vranes M (1987) Intertriginöse Basaliome – Epidemiologische, Klinische und Therapeutische Aspekte. Z Hautkr 62: 961–968.
8. Kessler H (1986) Basaliom der Vulva. Geburtsh Frauenheilk 46: 194
9. Petres J, Rompel R (1996) Operative Dermatologie: Lehrbuch und Atlas. Springer, Berlin, Heidelberg, New York
10. Simonsen E, Johnsson JE, Tropé C, Alm P (1985) Basal cell carcinoma of the vulva. Acta Obstet Gynecol Scand 64: 231–234
11. Smith L (1990) Current Status – Perianal and Anal Canal Neoplasms. Dis Colon Rectum 33: 799–808

VI. Malignes Melanom

Prognosefaktoren und prognoseorientierte Therapie

R. ROMPEL

Allgemeines

Das maligne Melanom ist ein Tumor von hohem Malignitätsgrad, der von den pigmentbildenden Zellen der Haut, den Melanozyten, ausgeht. Es stellt den häufigsten metastasierenden Tumor des Hautorgans dar. Die maligne Potenz rührt dabei weniger von der lokalen Aggressivität des Primärtumors, sondern resultiert vielmehr aus seiner Neigung zur lymphogenen und/oder hämatogenen Metastasierung. Trotz der Tatsache, daß heutzutage 90–95 % der Fälle im Stadium des Primärtumors diagnostiziert und der weiteren Therapie zugeführt werden, kommt es im weiteren Verlauf in einem gewissen Prozentsatz zur Metastasierung. Die Überlebensraten ausgehend vom primären malignen Melanom (klinisches Stadium I) reichen von 80–85 % nach 5 und 70–80 % nach 10 Jahren [5, 36]. Fortschritte auf den Gebieten der Primärprävention, Früherkennung, klinischen Diagnostik sowie verbesserte Kenntnis um die prognostischen Faktoren und der daraus resultierenden prognoseorientierten Therapie haben dazu beigetragen, die Gesamtüberlebenschancen der betroffenen Patienten zu verbessern [48].

Die Einschätzung der Prognose des malignen Melanoms ist von entscheidender Bedeutung für die Therapie und für die Verlaufsbeobachtung der betroffenen Patienten. Wohl kaum ein anderer Tumor unterliegt einer derart breiten Variabilität in seinem Verlauf [50]. Die klassischen Stagingsysteme, die neben dem klinischen oder pathologischen Stadium alleine die Tumordicke einbeziehen, scheinen nicht ausreichend genau zu sein, um das biologische Verhalten des malignen Melanoms zu prognostizieren und die Therapie auszurichten. Sinnvoll ist es, die Gesamtkonstellation der verfügbaren Prognosefaktoren zu betrachten, d.h. neben der Tumordicke stets die weiteren klinischen und histopathologischen Parameter in die Therapieplanung und Prognosebeurteilung einzubeziehen. Die eigenen Erfahrungen und Ergebnisse sollen im folgenden daher im Zusammenhang mit den Daten der Literatur kritisch beleuchtet und bewertet werden.

Klinische und histopathologische Prognosefaktoren

Das Stadium der pathologisch-anatomischen Ausbreitung des Melanoms, wie es in der Stadieneinteilung nach AJCC/TNM Anwendung findet, ist in erster Linie prognosebestimmend [10, 29]. Darunter ist es gerade das klinische Stadium I,

VI. Malignes Melanom

Tabelle 1. Ausgewählte Studien, in denen eine multivariate Analyse der prognostischen Faktoren im klinischen Stadium I durchgeführt wurde (ergänzt und modifiziert nach [29]). Die Ziffern geben die Priorität der signifikant unabhängigen prognostischen Faktoren wieder

Studie	n	Tumordicke	Clark-Level	Ulzeration	Lokalisation	Geschlecht	Alter	Tumortyp
Balch et al. [5] (4 = pathologisches Stadium) (5 = chirurgische Therapie)	6516	1	6	2	3	7	8	n.s.
Garbe et al. [25]	5264	1	2	n.u.	4	5	6	3
Drepper et al. [22] (* gemeinsam als pT untersucht) (4 = chirurgische Therapie)	3616	1*	1*	n.u.	3	2	n.s.	n.s.
Morton et al. [43]	3323	1	3	n.u.	3	2	4	n.u.
Häffner et al. [28]	2495	1	4	n.u.	2	3	n.s.	n.s.
MacKie et al. [39] (3 = Mitoserate)	1978	2	4	1	8	7	6	5
Rompel et al. [52]	1768	1	4	n.u.	3	3	n.s.	2
Sondergaard et al. [59] (+ = Mitoserate) (+ = lymphozytäre Reaktion)	1469	+	+	+	+	+	n.s.	n.u.

n.s. = nicht signifikant; n.u. = nicht untersucht, bzw. nicht in die multivariate Analyse eingeschlossen; + = signifikant, ohne Angabe der Rangordnung.

also das Stadium des Primärtumors (entsprechend den Stadien I und II nach AJCC/TNM), das eine sprichwörtliche Unberechenbarkeit aufweist. Die Tatsache, daß 90–95 % aller Melanome in diesem Stadium diagnostiziert werden, unterstreicht die Bedeutung einer umfassenden Analyse der prognostischen Faktoren in diesem Stadium. Welchen Stellenwert die einfließenden Prognosefaktoren haben, wurde in zahlreichen multivariaten Analysen untersucht, die in Tabelle 1 zusammengestellt sind. Wenngleich die einzelnen Studien in Tabelle 1 z. T. methodisch differieren, ist fast allen die Tumordicke in erster Rangordnung gemein. Als weitere unabhängige Faktoren, die sich in den meisten Studien herausstellen ließen, folgen Ulzeration, Clark-Level, Geschlecht, Alter und Lokalisation, wenngleich in sehr differierender Rangordnung.

Tumordicke nach Breslow. Die Tumordicke ist leicht zu bestimmen und stellt einen objektiven und reproduzierbaren Wert dar. Die vertikale Tumordicke nach Breslow gilt unumstritten als der wichtigste unabhängige prognostische Parameter im Stadium des Primärtumors (klinisches Stadium I) [3, 4, 5, 14, 21, 33, 43, 55]. In multivariaten Analysen nimmt die Tumordicke meist die erste Priorität gegenüber den anderen unabhängigen Faktoren ein (Tabelle 1). Dennoch scheinen gerade bei dünnen Tumoren zahlreiche andere histopathologische Faktoren eine Rolle zu spielen [26, 38, 40].

Gegenwärtig wird am häufigsten die Unterteilung in 4 Klassen verwendet, wie sie auch dem AJCC/TNM-Staging entspricht: $\leq$ 0,75 mm; 0,76–1,50 mm;

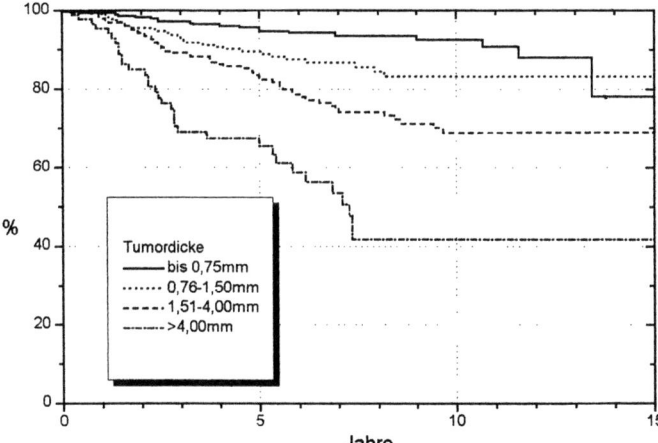

Abb. 1. Überlebenswahrscheinlichkeit (ÜW) nach Kaplan-Meier differenziert nach verschiedenen Tumordickeklassen (log-rank-Test: p<0,0001). 10-Jahres-ÜW: ≤0,75 mm: 92,5%; 0,76–1,50 mm: 83,2%; 1,51–4,00 mm: 68,9%; >4,00 mm: 41,7%. Hautklinik Kassel: Patienten mit Erstdiagnose im Zeitraum 1979–1992

1,51–4,00 mm; > 4,00mm [10]. Letztlich gibt es keine naturgegebenen Sprünge („natural breakpoints"), sondern es können nur statistische Untergruppen abgegrenzt werden, die von dem jeweils untersuchten Patientenkollektiv abhängig sind und dementsprechend differieren [17, 21, 33]. Im eigenen Kollektiv der Hautklinik der Städtischen Kliniken Kassel (1979–1992, n = 1413) zeigt der Faktor Tumordicke nach den gängigen Tumordickeklassen eine gute prognostische Aufsplittung der Patienten mit malignem Melanom im klinischen Stadium I (Abb. 1).

Invasionslevel nach Clark. Einen ersten Ansatz zum histologischen Staging beim malignen Melanom lieferten Mehnert und Heard [42], deren System nachfolgend durch Clark erweitert wurde und den Invasionslevel von I–V orientierend an der Mikroanatomie der Kutis und Subkutis angibt [18]. Naturgemäß besteht eine enge Korrelation zwischen Clark-Level und Tumordicke nach Breslow. Jeder Level umschließt andererseits eine weite Spanne von Melanomen unterschiedlicher Tumordicken, und es ergeben sich Abweichungen durch die interindividuell und intraindividuell regionär unterschiedliche Hautdicke [17, 30, 43]. Dementsprechend bestehen Kontroversen über den prognostischen Stellenwert des Invasionslevels [10, 43]. Der Vergleich von Tumordicke und Invasionslevel hat in zahlreichen multivariaten Untersuchungen ergeben, daß die Tumordicke einen Prognoseparameter höherer Rangordnung darstellt (Tabelle 1). Zum Teil wurde auch kein unabhängiger Einfluß des Clark-Levels auf die Prognose festgestellt [46]. Morten et al. fanden eine signifikante prognostische Bedeutung des Levels in den Fällen niedriger Tumordicke [43]. Dies ist insbesondere vor dem Hintergrund des Wachstumsmusters von Bedeutung, da der Übergang von Level II zu Level III häufig dem Übergang der radiären in die vertikale Wachstumsphase entspricht [19, 46].

Tumortyp. Zum Teil wurde die unterschiedliche Prognose nach Melanomtypen in der Abhängigkeit von anderen Prognosefaktoren gesehen, wie z.B. der höheren Tumordicken bei NM oder der akralen Lokalisation bei ALM [19]. In der Übersicht (Tabelle 1) schreiben nur wenige multivariate Analysen dem Melanomtyp demnach eine unabhängige prognostische Rolle zu. Generell zeichnet sich in vielen Untersuchungen jedoch der Trend einer zunehmend günstigeren Prognose entsprechend der Tumortypen wie folgt ab: NM/ALM < SSM < LMM [5, 25, 39].

Ulzeration. Die Rate der ulzerierten Melanome liegt im Durchschnitt bei 10–25 % [5]. Wie auch allgemein im Laufe der letzten 20 Jahre die hohen Tumordicken rückläufig sind, nimmt die Zahl der ulzerierten Primärtumoren ab [6, 26]. Die Ulzeration korreliert am stärksten mit der Tumordicke [20, 41]. Nach Balch et al. fand sich eine mediane Tumordicke von 3 mm bei ulzerierten gegenüber 1,3 mm bei nicht ulzerierten Melanomen [5, 6]. In der univariaten Analyse im Kollektiv der Hautklinik Kassel zeigt sich eine signifikant höhere Überlebensrate für Patienten mit nicht-ulzerierten Melanomen (Abb. 2). In den meisten multivariaten Untersuchungen, bei denen die Ulzeration einbezogen war, kristallisierte sich der Faktor Ulzeration als hochrangiger unabhängiger Prognosefaktor heraus (Tabelle 1). Im Hinblick auf das biologische Verhalten des Melanoms bringen Barnhill et al. die Ulzeration mit gewissen intrinsischen Faktoren in Zusammenhang wie z.B. Tumorzellproliferationsrate, Vaskularisation, Tumoraggressivität, Tumorarchitektonik [9]. Dies könnte den signifikanten Einfluß der Ulzeration begründen.

Alter. Das Durchschnittsalter bei Diagnosestellung liegt je nach Untersucher zwischen 45 und 55 Jahren [6]. Im allgemeinen zeigen sich niedrigere Überle-

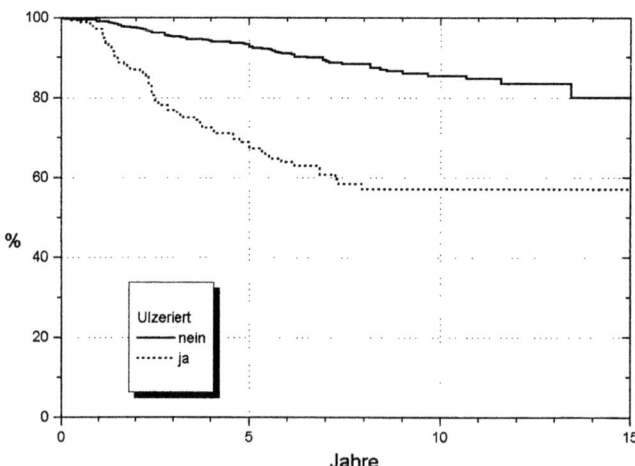

Abb. 2. Überlebenswahrscheinlichkeit (ÜW) nach Kaplan-Meier differenziert nach dem Faktor „Ulzeration" (log-rank-Test: p<0,0001). 10-Jahres-ÜW: nicht ulzeriert: 85,6 %; ulzeriert: 57,1 %

bensraten in den höheren Altersklassen [5]. Eine erklärende Hypothese wäre, daß ältere Patienten eine geringere Immunantwort gegenüber dem Tumorgeschehen entwickeln [50]. Die enge Korrelation von höherem Alter mit höheren Tumordicken läßt den Einfluß der Tumordicke erkennen [2, 5, 24, 31]. Ferner ist der Tumortyp in den Altersklassen unterschiedlich verteilt. Dennoch zeigten die meisten multivariaten Analysen einen unabhängigen prognostischen Einfluß des Alters im klinischen Stadium I (Tabelle 1).

Geschlecht. Die Beziehungen von Geschlecht und Lokalisation sowie Geschlecht und Tumordicke machen die Beurteilung dieses Prognosefaktors problematisch. Typischerweise sitzt der Primärtumor bei Frauen in einem hohen Prozentsatz (bis 75%) an der unteren Extremität, dagegen entwickeln sich in > 60% der Fälle bei Männern die Melanome an Brust und Rücken [57]. Diese geschlechtsspezifische Konkordanz zeigt beispielhaft die mögliche enge Kopplung prognostischer Faktoren. Zahlreiche Studien belegen eine günstigere Prognose für das weibliche Geschlecht [5, 6, 47, 61]. Mögliche endokrine Faktoren, die dies erklärten, bleiben jedoch spekulativ [50].

Lokalisation. Patienten mit Melanomen an den Extremitäten weisen im allgemeinen eine günstigere Prognose auf [5, 51, 62]. Reintgen et al. fanden häufiger lokoregionäre Metasen als Fernmetastasen bei Extremitätenmelanomen im Gegensatz zu einem höheren Anteil von Fernmetastasen bei Melanomen am Rumpf und im Kopf-Hals-Bereich, wodurch sich die höheren Überlebensraten der Patienten mit Extremitätenmelanomen erklärten [49]. Die ungünstigen Lokalisationen Kopf-Hals-Bereich und Stamm wurden in zahlreichen Studien bestätigt [11, 49]. Eine weitere Differenzierung ergibt eine ungünstigere Prognose bei Melanomen am behaarten Kopf im Gegensatz zum Gesicht. Melanome an den Händen und Füßen besitzen eine ungünstige Prognose, wenngleich hier das ALM möglicherweise als ungünstiger Tumortyp einfließt. Gleichartig wie bei den anderen Faktoren ist auch für die Lokalisation der Einfluß der Tumordicke nur schwer auszuschließen, da Extremitätenmelanome häufig eine niedrigere Tumordicke aufweisen. In einigen multivariaten Analysen fand sich, bei unterschiedlicher Differenzierung, für den Faktor Lokalisation ein unabhängiger Einfluß auf das Überleben (Tabelle 1).

Korrelation der konventionellen Prognosefaktoren untereinander

Die Tabelle 2 zeigt ausgehend vom Kollektiv der Hautklinik Kassel die Korrelationen der einzelnen klinischen und histopathologischen Prognoseparameter untereinander. Dabei bestätigen sich die bekannten Beziehungen der Faktoren. Das Geschlecht korreliert mit der Lokalisation und der Tumordicke. Die Lokalisation (unterteilt nach Kopf-Hals, Rumpf, obere und untere Extremität) korreliert mit dem Alter, dem Tumortyp und dem Geschlecht. Die Ulzeration korreliert mit der Tumordicke, dem Alter und dem Tumortyp. Das Alter korreliert mit der Tumordicke, der Lokalisation, dem Level und der Ulzeration. Die stärkste Korrelation findet sich zwischen Tumordicke und dem Invasionslevel nach

Tabelle 2. Korrelation (nach Spearman) der klinischen und histopathologischen Parameter untereinander

		Geschlecht (m vs w)	Lokalisation (KH, R, O, U)	Level (II-V)	Ulzeration (ja vs nein)	Alter (Jahre)	Tumordicke (mm)
Lokalisation	r	-0,243					
	p	<0,001					
Level	r	0,019	-0,058				
	p	0,545	0,070				
Ulzeration	r	-0,008	0,030	0,292			
	p	0,804	0,358	<0,001			
Alter	r	0,036	-0,188	0,241	0,117		
	p	0,259	<0,001	<0,001	<0,001		
Tumordicke	r	0,083	-0,004	0,720	0,406	0,200	
	p	<0,05	0,912	<0,001	<0,001	<0,001	
ALM/NM/UCM	r	0,021	0,080	0,318	0,270	0,006	0,384
versus SSM/LM	p	0,500	<0,05	<0,001	<0,001	0,847	<0,001

KH = Kopf-Hals-Bereich; R = Rumpf; O = obere Extremität; U = untere Extremität; UCM = unklassifizierte Melanome und sonstige Melanome; r = Korrelationskoeffizient

Clark mit r = 0,720. Die Tumordicke korreliert mit allen anderen Parametern, mit Ausnahme der Lokalisation.

Die Tabelle verdeutlich somit in der Übersicht die Interaktionen der einzelnen Parameter. Diese Interaktionen führen zu einem verdeckten Einfluß der jeweiligen korrelierenden Faktoren in der univariaten Überlebenszeitanalyse. Dementsprechend ist die multivariate Anaylse entscheidend, um den unabhängigen Einfluß der einzelnen Parameter zu bestimmen.

Multivariate Analyse

Die multivariate Analyse bezüglich der Überlebenszeit im Kollektiv der Hautklinik Kassel bestätigt die Faktoren Alter, Tumordicke, Ulzeration, Geschlecht und Tumortyp als unabhängige prognostische Faktoren bezüglich der Überlebenszeit (Tabelle 3). Das relative Risiko (= relative hazard) beschreibt das veränderte Risiko für den nächst höheren Wert der Variable, z.B. nimmt für das Alter > 50 Jahre das Risiko um den Faktor 1,78 gegenüber ≤ 50 Jahren zu, für Tumordicken > 0,75mm ist das relative Risiko gegenüber ≤ 0,75mm um den Faktor 2,53 höher. Die Rangfolge der Wertigkeit dieser unabhängigen prognostischen Parameter ergibt sich aus dem Chi^2-Wert, so daß Tumordicke, Ulzeration und Alter die höchsten Ränge innehaben, gefolgt von den Faktoren Geschlecht und Tumortyp. Nicht signifikant, d.h. abhängige Prognosefaktoren, waren der Invasionslevel nach Clark und die Lokalisation einerseits unterteilt nach den Hauptlokalisationen Kopf-Hals, Rumpf und Extremitäten und andererseits unterteilt in BANS (upper back, upper arm, neck, scalp). Dies bedeutet, daß sich diese Faktoren in ihrer prognostischen Wertigkeit bezüglich der Überlebenszeit den oben genannten Faktoren unterordnen.

Tabelle 3. Multivariate Analyse der Überlebenszeit nach dem Cox-regression-Modell. Signifikante prognostische Faktoren

Faktor	Koeffizient	Chi^2-Wert	df	p-Wert	RR
Tumordicke		26,00	3	<0,0001	
>0,75 vs ≤0,75mm	0,928	12,35	1	<0,0005	2,53
>1,50 vs 0,76–1,50mm	0,709	9,14	1	<0,005	2,03
>4,00 vs 1,51–4,00mm	0,782	11,28	1	<0,001	2,19
Ulzeration					
ja vs nein	0,844	19,24	1	<0,0001	2,33
Alter					
>50 J. vs ≤50 J.	0,576	9,03	1	<0,005	1,78
Tumortyp					
ALM/NM/UCM vs SSM/LMM	0,438	5,43	1	<0,05	1,55
Geschlecht					
männlich vs weiblich	0,397	5,11	1	<0,05	1,49

RR = relatives Risiko; KI = Konfidenzintervall; UCM = unklassifizierte Melanome; df = Freiheitsgrade

CART-Analyse

Die CART-Analyse bezüglich der Überlebenszeit zeigt den sequentiellen Einfluß der prognostischen Faktoren in den verschiedenen Ebenen des Regressionsmodells (Abb. 3). Die Tumordicke erweist sich als wichtigster Prognosefaktor in den ersten beiden Ebenen der Regressionsanalyse, an die sich für dicke Tumoren (> 4,0mm) ebenso wie für dünne Tumoren (≤ 1,5 mm) der Faktor Ulzeration anschließt. Bei den mittleren Tumordicken (1,51–4,0 mm) ergeben sich weitere Einflußfaktoren wie Geschlecht ab der dritten Ebene sowie Alter und Ulzeration ab der vierten Ebene. Eine Aufsplittung zeigt sich auch bei nicht ulzerierten Tumoren ≤ 1,5 mm, bei denen die Faktoren Alter und Tumortyp signifikant unabhängig prognosewirksam werden. Interessant ist die Tatsache, daß der Clark-Level auf keiner Stufe der CART-Analyse einen unabhängigen prognostischen Einfluß zeigt. Dies bedeutet, daß in dem untersuchten Kollektiv der Clark-Level einen abhängiger Faktor hinsichtlich der Prognose darstellt. Auffallend ist, daß insbesondere bei den mittleren Tumordicken weitere Faktoren einfließen und sich signifikant eine weitere Ebene des Regressionsmodells abzeichnet. Dies spiegelt die Besonderheit des „medium-risk"-Melanoms wider, bei dem eine Vielzahl von unabhängigen Prognosefaktoren einen signifikanten Einfluß auf die Überlebenszeit ausüben. Aufgrund ebendieser Variabilität wurde stets versucht, weitere Prognosefaktoren zu ermitteln, die im klinischen Stadium des Primärtumors eine zusätzliche Aussagekraft beinhalten.

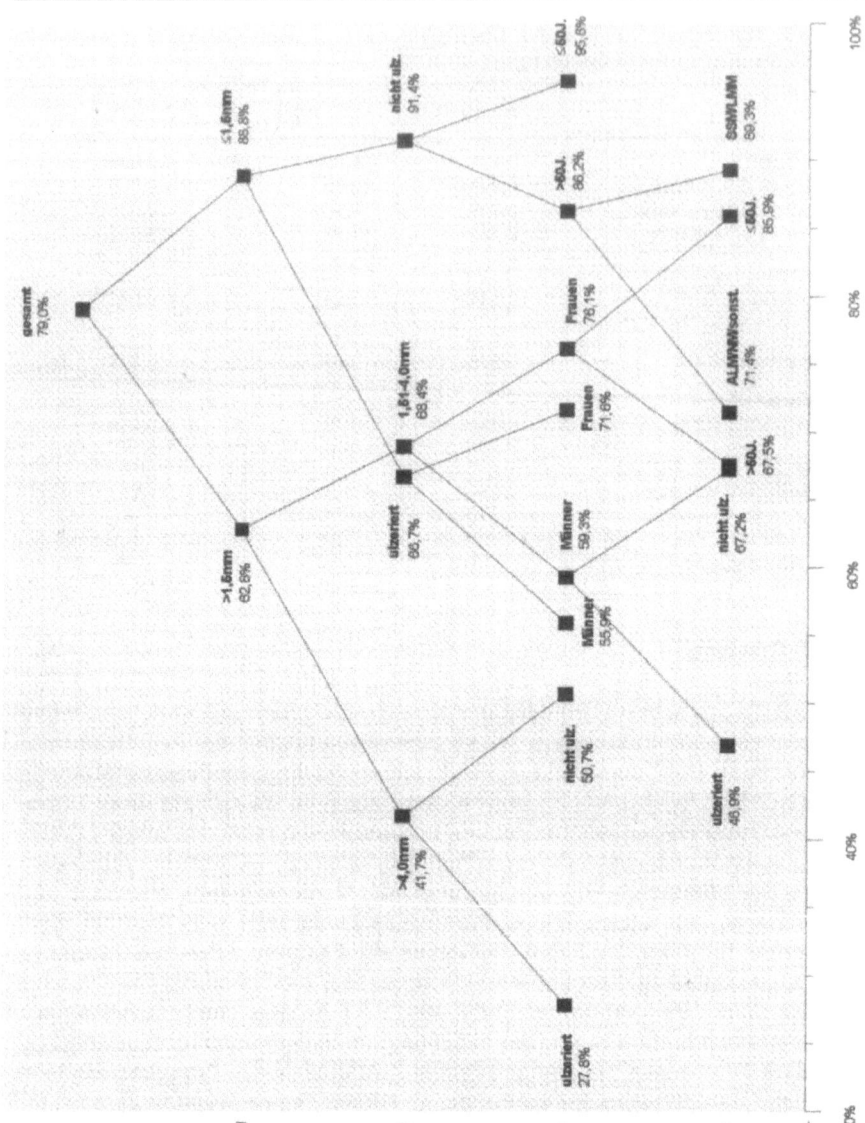

Abb. 3. CART-Analyse der unabhängigen prognostischen Faktoren hinsichtlich der Überlebenszeit. Die prozentualen Angaben beziehen sich auf die 10-Jahresüberlebenswahrscheinlichkeit nach Kaplan-Meier. Hautklinik Kassel 1979–1992

Weitere histopathologische Faktoren

Mitoserate. Im allgemeinen weisen dicke Tumoren eine höhere Mitoseaktivität auf als dünne. Ebenso finden sich häufig bei NM mehr Mitosen als bei SSM oder LMM. In einigen Untersuchungen konnte ein signifikant ungünstiger prognostischer Einfluß einer erhöhten Mitoserate festgestellt werden, wenngleich sich auch hier eine mehr oder minder starke Korrelation mit der Tumordicke und der Ulzeration zeigten [39, 59]. In verschiedenen Untersuchungen konnte jedoch weder dem prognostischen Index noch der Mitoserate an sich ein unabhängiger prognostischer Einfluß bestätigt werden [53, 65].

Regression. Die Tumorregression ist das Ergebnis einer Immunantwort, die zum Untergang und mehr oder weniger fibrotischen Umbau von Teilen des Tumors führt. Die exakten immunologischen Mechanismen sind jedoch unklar [15, 50]. Einige Autoren folgerten, daß das Mikrostaging bei regressiv veränderten Melanomen ohne prognostische Bedeutung sei, da Tumordicke und Invasionslevel des ursprünglichen Tumors nicht zu eruieren seien. Einerseits wäre zu bedenken, daß durch die Regression eine günstige immunologische Eigenabwehr gegenüber dem Tumor besteht, die sich günstig auf die Prognose auswirkt [35]. Andererseits deutet die Regression darauf hin, daß vormals ein möglicherweise fortgeschrittener Tumor mit höherer Metastasierungspotenz bestanden haben muß [8, 16, 27]. Verschiedene Untersucher wiesen dementsprechend einen signifikanten prognoseverschlechternden Einfluß der Regression bei dünnen Melanomen nach [16, 27, 56].

Lymphozytäre Infiltration. Die lymphozytäre Begleitinfiltration findet sich in unterschiedlichem Maße subtumoral sowie in den Randausläufern des Melanoms. Zum Teil wurden Beobachtungen gemacht, daß die Prognose bei starkem lymphozytären Infiltrat günstiger ist [19, 53, 59]. Die Verifizierung dieser Beobachtungen mußte jedoch bislang an dem nicht einheitlichen Vorgehen in der, mehr oder weniger subjektiven, Beurteilung dieses Phänomens scheitern. Im allgemeinen steht die Stärke des Infiltrats im umgekehrten Verhältnis zur Tumordicke [53, 59].

Immunologische Faktoren. Zahlreiche andere immunologische Faktoren, die den host-response gegenüber dem Melanom widerspiegeln, wurden untersucht. Die HLA-DR-Expression korrelierte mit der Tumordicke, inwieweit sie jedoch prognostisch von Bedeutung ist oder nur ein sekundäres Phänomen, bleibt unklar [15, 50]. Die Bedeutung von Oberflächenantigenen wie Gangliosiden, Wachtumsfaktorrezeptoren sowie Adhäsionsmolekülen wie ICAM-1 und MUC18 ist gegenwärtig unklar. Die z.T. nachweisbaren Korrelationen mit einem lokalen Tumorprogress widerspiegeln den komplexen und gegenwärtig nur fragmentartig nachvollziehbaren Mechanismus der Immunantwort gegenüber dem malignen Melanom.

DNA-zytophotometrische Faktoren. Der DNA-Gehalt von Tumorzellkernen reflektiert vielfach das klinische Verhalten eines Tumors. Abweichungen vom normalen Chromosomengehalt werden zytogenetisch als relativ harter Marker für neoplastische Zellen gewertet [12], jedoch kann Aneuploidie auch in benignen Tumoren vorkommen oder reversibel sein. Für das maligne Melanom wurden weite Schwankungen der Chromosomenzahl und Chromosomenaberrationen festgestellt [58]. Zahlreiche zytophotometrische Untersuchungen beim malignen Melanom liegen vor, die zumeist auf der Flowzytometrie basieren. Eine signifikante Korrelation mit der Tumordicke konnte vielfach festgestellt werden [37, 58, 60]. Zur statischen DNA-Zytophotometrie, die eine wesentlich genauere Bestimmung des zellulären DNA-Gehalts erbringt, liegen beim malignen Melanom nur wenige Untersuchungen vor. Vogt et al. zeigten eine signifikante Korrelation zwischen der Tumordicke und den Faktoren 5c-exceeding-Rate, mittlerer Kernfläche, mittlerem DNA-Gehalt, 2c-Deviationsindex [64]. Die Faktoren zeigten in dieser Untersuchung ebenso einen signifikaten Einfluß nach multivariater Analyse in bezug auf die Überlebenszeit. Letztlich lassen die vorliegenden Studien aufgrund der uneinheitlichen zytophotometrischen Methoden und aufgrund zumeist nur geringer Patientenkollektive keinen Schluß über die prognostische Wertigkeit der DNA-Zytophotometrie beim malignen Melanom zu.

Bedeutung der Prognosefaktoren für die Therapie

Bei Verdacht auf ein malignes Melanom sollte möglichst eine komplette diagnostische Exzision erfolgen, d.h. der Herd sollte primär bereits im Gesunden entfernt werden, wobei die Exzision das bis zur Faszie reichende subkutane Gewebe einschließen sollte [45]. Nach histologischer Diagnosesicherung richtet sich der definitive Sicherheitsabstand im wesentlichen nach der Tumordicke als wichtigsten prognostischen Faktor. Der Hintergrund der weiten Exzision basiert auf der notwendigen Entfernung möglicher Mikrofoci von Melanomzel-

Tabelle 4. Übersicht der Therapieempfehlungen zum Sicherheitsabstand

	Tumordicke	Sicherheitsabstand
Kommission Malignes Melanom der DDG [45]	≤1,0 mm >1,0 mm	≥1,0 cm 3 cm
Entwurf der Leitlinien der ADO [23]	in situ ≤1 mm >1 - ≤ 4,0 mm >4,0 mm	0,5 cm 1 cm 2 cm 3 cm
NIH Consensus Conference, USA [44]	in situ ≤1 mm >1 mm	0,5 cm 1,0 cm 2–3 cm
Dutch Melanoma Working Party [54]	≤1 mm 1,1–2,0 mm 2,1–3,0 mm ≥3,0 mm	1,0 cm 2,0 cm 3,0 cm kein Konsens

len in der Umgebung des Primärtumors, die Ausgangspunkt für Lokalrezidive oder Fernmetastasen sein könnten [34]. Kontroversen bestehen hinsichtlich des Umfangs dieser weiten Lokalexzision [1]. Die derzeitigen Empfehlungen zum Sicherheitsabstand basieren im wesentlichen auf zwei kontrollierten prospektiv-randomisierten Studien [7, 63]. Tabelle 4 stellt die Empfehlungen der Kommission Malignes Melanom [45], der Arbeitsgemeinschaft Dermatologische Onkologie [23], der NIH Consensus Conference [44] und der Consensus Conference der Dutch Melanoma Working Party [54] gegenüber.

Die vorliegende Arbeit unterstreicht die z. T. in den Konsensuskonferenzen gegebene Empfehlung, daß größere Sicherheitsabstände in Betracht gezogen werden müssen, sofern weitere prognostisch ungünstige Konstellationen wie Ulzeration, ungünstiger Tumortyp, hohes Alter, männliches Geschlecht, ungünstige Lokalisation etc. gegeben sind [32, 45]. Die genaue Analyse der Prognosefaktoren im klinischen Stadium des Primärtumors macht deutlich, welch außerordentliche Variabilität und welche Vielzahl von Faktoren gerade bei „medium-risk"-Melanomen bestehen. Letzteres könnte eine Erklärung beinhalten für die jahrzentelangen kontroversen Diskussionen um das optimale prognoseorientierte Vorgehen und demnach immer wieder sich wandelnden Therapieempfehlungen für maligne Melanome mittlerer Tumordicken.

Literatur

1. Ackerman AB, Scheiner AM (1983) How wide and deep is wide and deep enough? A critique of surgical practice in excision of primary cutaneous malignant melanoma. Human Pathol 14: 743–744
2. Austin PF, Cruse CW, Lyman G, Schroer K, Glass F, Reintgen DS (1994) Age as a prognostic factor in the malignant melanoma population. Ann Surg Oncol 1: 487–494
3. Bachaud JM, Shubinski R, Boussin G, Chevreau C, David JM, Viraben R, Bonafe JL, Daly NJ (1992) Stage I cutaneous malignant melanoma: risk factors of loco-regional recurrence after wide local excision and clinical perspectives. Eur J Surg Oncol 18: 442–448
4. Balch CM, Murad T, Soong SJ, Ingalss AL, Richards PC, Maddox WA (1979) Tumour thickness as a guide to surgical management of clinical stage I melanoma patients. Cancer 43: 883–888
5. Balch CM, Soong S-j, Shaw HM, Urist MM, McCarthy WH (1992) An analysis of prognostic factors in 8500 patients with cutaneous melanoma. In: Balch CM, Houghton AN, Milton GW, Sober AJ, Soong SJ (Hrsg) Cutaneous melanoma. 2nd edition. Lippincott, Philadelphia, pp 165–187
6. Balch CM, Soong SJ, Shaw HM, Maddox WA, Urist MA, McCarthy WH, Milton GW (1992) Changing trends in the clinical and pathologic features of melanoma. In: Balch CM, Houghton AN, Milton GW, Sober AJ, Soong SJ (Hrsg) Cutaneous melanoma. 2nd edition. Lippincott, Philadelphia, pp 40–45
7. Balch CM, Urist MM, Karakousis CP, Smith TJ, Temple WJ, Drzewiecki K, Jewell WR, Bartolucci AA, Mihm MC, Barnhill R et al. (1993) Efficacy of 2-cm surgical margins for intermediate-thickness melanomas (1–4mm): results of a multi-institutional randomized surgical trial. Ann Surg 218: 262–267
8. Barnhill RL, Levy MA (1993) Regressing thin cutaneous malignant melanomas (< 1.0mm) are associated with angiogenesis. Am J Pathol 143: 99–104
9. Barnhill RL, Mihm MC, Fitzpatrick TB, Sober AJ (1993) Neoplasms: malignant melanoma. In: Fitzpatrick TM, Eisen AZ, Wolff K, Freedberg IM, Austen KF (Hrsg) Dermatology in gereal medicine. McGraw-Hill, New York, pp 1078–1115

10. Beahrs OH, Meyers MH, Hutter RVP (1992) American Joint Committee on Cancer: Manual for staging of cancer. 4nd ed. Lippingcott, Philadelphia, pp 143-148
11. Benmeir P, Baruchin A, Lusthaus S, Weinberg A, Ad-El D, Nahlieli O, Neuman A, Wexler MR (1995) Melanoma of the scalp: the invisible killer. Plast Reconstr Surg 95: 496-500
12. Böcking A, Chatelain R, Biesterfeld S, Noll E, Biesterfeld D, Wohltmann D, Goecke C (1989) DNA-grading of malignancy in breast cancer. Analyt Quant Cytol Histol 11: 73-80
13. Breslow A (1970) Thickness, cross-sectional areas, and depth of invasion in the prognosis of cutaneous melanoma. Ann Surg 172: 902-908
14. Breslow A (1975) Tumor thickness, level of invasion and node dissection in stage I cutaneous melanoma. Ann Surg 182: 572-575
15. Bröcker EB, Becker JC (1995) Die Immunologie des Melanoms. Hautarzt 46: 818-828
16. Brogelli L, Reali UM, Moretti S, Urso C (1992) The prognostic significance of histologic regression in cutaneous melanoma. Melanoma Res 2: 87-91
17. Büttner P, Garbe C, Bertz J, Burg G, d'Hoedt B, Drepper H, Guggenmoos-Holzmann I, Lechner W, Lippold A, Orfanos CE, et al (1995) Primary cutaneous melanoma. Optimized cutoff points of tumor thickness and importance of Clark's level for prognostic classification. Cancer 75: 2499-2506
18. Clark WH Jr (1967) A classification of malignant melanoma in man correlated with histogenesis and biologic behavior. In: Montagna W, Hu F (Hrsg) Advances in biology of the skin. The pigmentary system. Pergamon, New York, pp 621-647
19. Clark WH Jr, Elder DE, Guerry D 4th, Braitman LE, Trock BJ, Schultz D, Synnestvedt M, Halpern AC (1989) Model predicting survival in stage I melanoma based on tumor progression. J Natl Cancer Inst 81: 1893-1904
20. Day CL Jr, Lew RA, Harrist TJ (1984) Malignant melanoma prognostic factors 4: ulceration width. J Dermatol Surg Oncol 10: 23-24
21. Day CL, Lew RA, Mihm MC, Harris MN, Kopf AW, Sober AJ, Fitzpatrick TM (1981) The natural break points for primary tumor thickness in clinical stage I melanoma. N Engl J Med 305: 1155
22. Drepper H, Köhler CO, Bastian B, Breuninger H, Bröcker EB, Gohl J, Groth W, Hermanek P, Hohenberger W, Kölmel K et al (1993) Benefit of elective lymph node dissection in subgroups of melanoma patients. Results of a multicenter study of 3616 patients. Cancer 72: 741-749
23. Entwurf zu den Leitlinien zur Qualitätssicherung in der Dermatologischen Onkologie (1996) Malignes Melanom. derm 2: 17-22
24. Epstein E Sr (1990) Age and melanoma prognosis. J Dermatol Surg Oncol 16: 877
25. Garbe C, Büttner P, Bertz J, Burg G, d'Hoedt B, Drepper H, Guggenmoos-Holzmann I, Lechner W, Lippold A, Orfanos CE, et al (1995) Primary cutaneous melanoma. Identification of prognostic groups and estimation of individual prognosis for 5093 patients. Cancer 75: 2484-2491
26. Green MS, Ackerman AB (1993) Thickness is not an accurate gauge of prognosis of primary cutaneous melanoma. Am J Dermatopathol 15: 461-473
27. Gromet MA, Epstein WL, Blois MS (1978) The regressing thin malignant melanoma: A distinctive lesion with metastatic potential. Cancer 42: 2282-2292
28. Häffner AC, Garbe C, Burg G, Büttner P, Orfanos CE, Rassner G (1992) The prognosis of primary and metastasising melanoma. An evaluation of the TNM classification in 2,495 patients. Br J Cancer 66: 856-861
29. Hermanek P, Blinov NN (1995) Malignant melanoma of skin. In: Hermanek P, Gospodarowicz MK, Henson DE, Hutter RVP, Sobin LH (Hrsg) Prognostic factors in cancer. Springer, Berlin Heidelberg New York, pp 152-165
30. Hurt MA, Santa Cruz DJ (1994) Malignant melanoma microstaging. History, premises, methods, problems, and recommendations - a call for standardization. Pathol Annu 29: 51-74
31. Johnson OK Jr, Emrich LJ, Karakousis CP, Rao U, Greco WR (1985) Comparison of prognostic factors for survival and recurrence in malignant melanoma of the skin, clinical Stage I. Cancer 55: 1107-1117

32. Johnson TM, Smith JW, Nelson BR, Chang A (1995) Current therapy for cutaneous melanoma. J Am Acad Dermatol 32: 689–707
33. Karakousis CP, Emrich LJ, Rao U (1989) Tumor thickness and prognosis in clinical stage I malignant melanoma. Cancer 64: 1432–1436
34. Kelly JW, Sagebiel RW, Calderon W, Murillo L, Dakin RL, Blois MS (1984) The frequency of local recurrence and microsatellitoses as a guide to re-excision margins for cutaneous malignant melanoma. Ann Surg 200: 759–763
35. Kelly JW, Sagebiel RW, Blois MS (1985) Regression in malignant melanoma: A histologic feature without independent prognostic significance. Cancer 56: 2278–2291
36. Ketcham AS, Moffat FL, Balch CM (1992) Classification and staging. In: Balch CM, Houghton AN, Milton GW, Sober AJ, Soong SJ (Hrsg) Cutaneous melanoma. 2nd edition. Lippincott, Philadelphia, pp 213–220
37. Kheir SM, Bines SD, Vonroenn JH, Soong SJ, Urist MM, Coon JS (1988) Prognostic significance of DNA aneuploidy in stage I cutaneous melanoma. Ann Surg 207: 455–461
38. Kühnl-Petzoldt C, Keil H, Schöpf E (1984) Prognostic significance of the patient's sex, tumor site, and mitotic rate in thin (less than or equal to 1.5 mm) melanoma. Arch Dermatol Res 276: 151–155
39. MacKie RM, Aitchison T, Sirel JM, McLaren K, Watt DC (1995) Prognostic models for subgroups of melanoma patients from the Scottish Melanoma Group database 1979–86, and their subsequent validation. Br J Cancer 71: 173–176
40. Mansson-Brahme E, Carstensen J, Erhardt K, Lagerlof B, Ringborg U, Rutqvist LE (1994) Prognostic factors in thin cutaneous malignant melanoma. Cancer 73: 2324–2332
41. McGovern VJ, Shaw HM, Milton GW, McCarthy WH (1982) Ulceration and prognosis in cutaneous malignant melanoma. Histopathology 6: 399–407
42. Mehnert JH, Heard JL (1965) Staging of malignant melanomas by depth of invasion: a proposed index to prognosis. Am J Surg 110: 168–175
43. Morton DL, Davtyan DG, Wanek LA, Foshag LJ, Cochran AJ (1993) Multivariate analysis of the relationship between survival and the microstage of primary melanoma by Clark level and Breslow thickness. Cancer 71: 3737–3743
44. National Institutes of Health Consensus Development Conference (1993) Statement on diagnosis and treatment of early melanoma. 15: 34–51
45. Orfanos CE, Jung EG, Rassner G, Wolff HH, Garbe C (1994) Stellungnahme und Empfehlungen der Kommission malignes Melanom der Deutschen Dermatologischen Gesellschaft zur Diagnostik, Behandlung und Nachsorge des malignen Melanoms der Haut. Stand 1993/94. Hautarzt 45: 285–291
46. Pontikes LA, Temple WJ, Cassar SL, Lafreniere R, Huchcroft SA, Jerry LM, Alexander F, Marx LH (1993) Influence of level and depth on recurrence rate in thin melanomas. Am J Surg 165: 225–228
47. Reintgen DS, Paul DE, Seigler HF, Cox EB, McCarty KS Jr (1984) Sex related survival differences in instances of melanoma. Surg Gynecol Obstet 159: 367–372
48. Reintgen DS, Ross M, Bland K, Seigler HF, Balch C (1993) Prevention and early detection of melanoma: a surgeon's perspective. Semin Surg Oncol 9: 174–187
49. Reintgen DS, Vollmer R, Tso CY, Seigler HF (1987) Prognosis for recurrent stage I malignant melanoma. Arch Surg 122: 1338–1342
50. Rivers JK, Ho VC (1992) Malignant melanoma. Who shall live and who shall die? Arch Dermatol 128: 537–542
51. Rogers GS, Kopf AW, Rigel DS, Friedman RJ, Levine JL, Levenstein M, Bart RS, Mintzis MM (1983) Effect of anatomical location on prognosis in patients with clinical stage I melanoma. Arch Dermatol 119: 644–649
52. Rompel R, Garbe C, Büttner P, Teichelmann K, Petres J (1995) Elective lymph node dissection in primary malignant melanoma: a matched-pair analysis. Melanoma Res 5: 189–194
53. Ronan SG, Han MC, Das Gupta TK (1988) Histologic prognostic indicators in cutaneous malignant melanoma. Semin Oncol 15: 558–565
54. Rumke P, van Everdingen JE (1992) Consensus on the management of melanoma of the skin in the Netherlands. Dutch Melanoma Working Party. Eur J Cancer 28: 600–604

55. Shaw HM, Balch CM, Soong SJ, Milton GW, McCarthy WH (1985) Prognostic histopathological factors in malignant melanoma. Pathology 17: 271–274
56. Shaw HM, McCarthy WH, McCarthy SW, Milton GW (1987) Thin malignant melanomas and recurrence potential. Arch Surg 122: 1147–1150
57. Shaw HM, McGovern VJ, Milton GW, Farago GA, McCarthy WH (1980) Malignant melanoma: influence of site of lesion and age of patient in the female superiority in survival. Cancer 46: 2731–2735
58. Sondergaard K, Larsen JK, Moller U, Christensen IJ, Hou-Jensen K (1983) DNA ploidy-characteristics of human manignant melanoma analysed by flow cytometry and compared with histology and clinical course. Virchows Arch 42: 43–52
59. Sondergaard K, Schou G (1985) Therapeutic and clinico-pathological factors in the survival of 1,469 patients with primary cutaneous malignant melanoma in the clinical stage I. Virchows Arch 408: 249–258
60. Sorensen FB, Kristensen IB, Grymer F, Jakobsen A (1991) DNA level, tumor thickness, and stereological estimates of nuclear volume in stage I cutaneous malignant melanomas. A comparative study with analysis of prognostic impact. Am J Dermatopathol 13: 11–19
61. Stidham KR, Johnson JL, Seigler HF (1994) Survival superiority of females with melanoma. A multivariate analysis of 6383 patients exploring the significance of gender in prognostic outcome. Arch Surg 129: 316–324
62. Thorn M, Adami HO, Ringborg U, Bergstrom R, Krusemo U (1989) The association between anatomic site and survival in malignant melanoma. An analysis of 12,353 cases from the Swedish Cancer Registry. Eur J Cancer Clin Oncol 25: 483–491
63. Veronesi U, Cascinelli N (1991) Narrow excision (1-cm margin): a safe procedure for thin cutaneous melanoma. Arch Surg 126: 438–441
64. Vogt T, Stolz W, Hohenleutner U, Schiffner R, Landthaler M (1995) Prognostic significance of DNA cytometry in comparison with histologic measurements in malignant melanomas. Recent Results Cancer Res 139: 195–204
65. Vollmer RT (1989) Malignant melanoma. A multivariate analysis of prognostic factors. Pathol Annu 24: 383–407

Diagnostische Exzision – therapeutische Exzision – Rekonstruktion: Vorgehen und Techniken en détail

U. HOHENLEUTNER

Maligne Melanome der Haut nehmen in den letzten Jahrzenten weltweit deutlich an Häufigkeit zu – und damit auch die Eingriffe zu deren operativer Versorgung [1]. Ein abgestimmtes und rationelles Vorgehen ist daher erforderlich.

Bei der Planung des operativen Procedere bei einem Melanom-verdächtigen Hauttumor sind zunächst folgende Fragen zu beantworten: Soll eine diagnostische Exzision durchgeführt werden, oder ist die klinische Diagnose ausreichend sicher, so daß primär eine therapeutische Exzision angestrebt werden soll? Muß die therapeutische Exzision mit 1 oder 3 cm Sicherheitsabstand (siehe auch [7]) durchgeführt werden, und welche Form des Defektverschlusses verspricht das optimale ästhetische und funktionelle Resultat? Soll in Lokal-, Regional- oder Allgemeinanästhesie vorgegangen werden, und nicht zuletzt, ist das geplante operative Vorgehen dem Patienten bezüglich seines Allgemeinzustandes auch zumutbar? Dabei ist selbstverständlich davon auszugehen, daß immer der kleinstmögliche Eingriff mit der jeweils optimalen Defektdeckung, der den Patienten am wenigsten belastet, gewählt werden sollte.

Diagnostische Exzision

Diese wird durchgeführt, wenn klinisch das Vorliegen eines malignen Melanoms nicht sicher ausgeschlossen werden kann oder zwar Verdacht auf das Vorliegen eines malignen Melanoms besteht, diese Diagnose klinisch jedoch nicht mit ausreichender Sicherheit zu stellen ist. An unserer Klinik wird folgendes Vorgehen durchgeführt (Abb. 1 und 2): Handelt es sich klinisch-palpatorisch um einen Tumor mit einer Tumordicke größer als 1 mm, so kann im allgemeinen in der intraoperativen Schnellschnittdiagnostik die histologische Diagnose mit ausreichender Sicherheit gestellt werden. In diesen Fällen führen wir daher, in der Regel in Allgemeinanästhesie, eine Exzisionsbiopsie mit anschließender Kryostat-Schnellschnittdiagnostik durch. Wird der Verdacht auf ein malignes Melanom bestätigt, so erfolgt in gleicher Sitzung die definitive operative Versorgung (siehe unten).

Bei flachen Läsionen, welche, falls ein Melanom vorliegen sollte, aller Voraussicht nach eine Tumordicke kleiner 1 mm aufweisen, ist das Vorgehen anders. In anatomischen Lokalisationen, bei denen eine Exzision mit 1 cm Sicherheitsabstand funktionell und ästhetisch unproblematisch durchgeführt werden kann, exzidieren wir in Lokalanästhesie mit 1 cm Sicherheitsabstand.

Abb. 1. Vorgehen bei Melanomverdacht

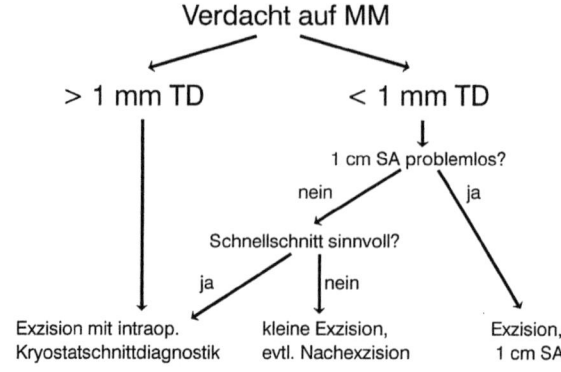

Abb. 2. Vorgehen bei klinisch sicherem malignem Melanom

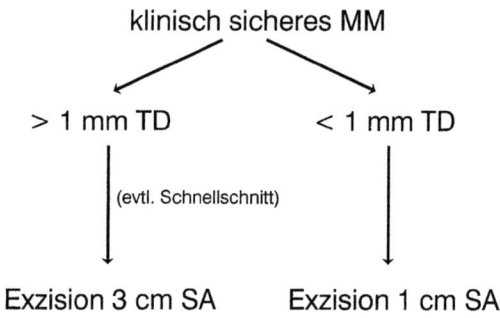

Sollte die Diagnose „malignes Melanom mit einer Tumordicke kleiner 1 mm" gesichert werden können, ist damit der Patient nach den Richtlinien der DDG [7] ausreichend versorgt. Eine Wiedervorstellung zur eventuellen Nachexzision wird dem Patienten somit erspart.

Ist eine Exzision mit 1 cm Sicherheitsabstand aufgrund der Lokalisation der Läsion nicht problemlos möglich, ist zunächst zu entscheiden, ob eine intraoperative Schnellschnittuntersuchung sinnvoll ist. Bei flachen, melanozytären Läsionen kann in den Kryostatschnitten die Dignität oft nicht mit Sicherheit beurteilt werden. In dieser differentialdiagnostischen Situation führen wir daher zunächst eine Exzision mit einigen Millimetern Sicherheitsabstand durch und schließen ggf. eine Nachexzision an.

Können die eventuellen Differentialdiagnosen dagegen in der Kryostatschnellschnittdiagnostik wahrscheinlich sicher diagnostiziert werden (z.B. pigmentiertes Basaliom, flache seborrhoische Warze etc.), führen wir in der Regel diese durch.

Handelt es sich um ein klinisch ausreichend sicheres malignes Melanom, so wird bei einer wahrscheinlichen Tumordicke unter 1 mm eine Exzision mit 1 cm Sicherheitsabstand in Lokalanästhesie durchgeführt, bei einer Tumordicke über 1 mm die Exzision mit 3 cm Sicherheitsabstand und entsprechender Defektdeckung. In vielen Fällen ist hierzu eine Regional- oder Allgemeinanästhesie erforderlich. Eine intraoperative Schnellschnittuntersuchung wird hier nur durchzuführen sein, wenn das Vorliegen eines anderen Hauttumors (z.B. pigmentiertes Basaliom) nicht ausreichend sicher ausgeschlossen werden kann.

Therapeutische Exzision und Rekonstruktion

Die operative Versorgung erfolgt entsprechend den Richtlinien der DDG mit 1 cm Sicherheitsabstand bei einer Tumordicke kleiner 1 mm und 3 cm Sicherheitsabstand bei einer entsprechend größeren Tumordicke [7].

Bei Exzisionen mit 1 cm Sicherheitsabstand ist in aller Regel ein Vorgehen in Lokalanästhesie ausreichend. In der überwiegenden Mehrzahl der Fälle wird hier ein Defektverschluß durch eine einfache Mobilisationsplastik (spindelförmige Exzision, pregnant belly-Exzision, lazy-S-Exzision) möglich sein. Keilexzisionen werden an Ohr und Lippe durchgeführt, in Regionen mit straffer unelastischer Haut können je nach Größe der Veränderung Nahlappenplastiken erforderlich werden (vor allem im Gesichtsbereich). Freie Hauttransplantate sind bei diesem Sicherheitsabstand in der Regel selten nötig, können jedoch insbesondere bei Lokalisation an den Händen oder Füssen, gelegentlich auch am Kapillitium, erforderlich werden. Abbildung 3 zeigt den jeweils durchgeführten Defektverschluß bei den 193 seit 1992 durchgeführten Exzisionen bis 1 cm Sicherheitsabstand, die an der Klinik und Poliklinik für Dermatologie der Universität Regensburg durchgeführt wurden.

Exzisionen mit einem größeren Sicherheitsabstand bis zu 3 cm erfordern naturgemäß meist aufwendigere Verfahren zur Defektdeckung. Dennoch konnte in der überwiegenden Zahl der Fälle in unserer Klinik ein Wundverschluß durch Mobilisationsplastik erzielt werden (Abb. 4). Insbesondere am Rumpf und den proximalen Extremitäten bewähren sich hier auch die verschiedenen Nahlappenplastiken (Verschiebeplastik nach Burow, Rotation und Doppelrotation, Limberg und Dufourmentel-Lappen, H-Lappen, etc.). Auf die Technik der Nahlappen im Einzelnen kann hier nicht eingegangen werden, es sei auf die entsprechende Literatur verwiesen [4,6].

Auch zur Deckung größerer Defekte durch Primärverschluß und durch Nahlappenplastiken hat sich uns insbesondere die versenkte Intradermalnaht bewährt. Hierbei erfolgt der Einstich im subkutanen Fettgewebe, der Ausstich unmittelbar subepidermal, der Einstich am gegenüberliegenden Wundrand ebenfalls unmittelbar subepidermal und der zugehörige Ausstich wiederum im

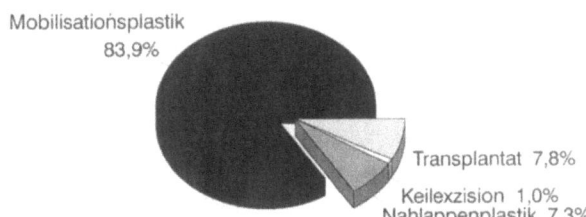

Abb. 3. Art der Defektdeckung bei Exzisionen bis 1 cm Sicherheitsabstand (n=193)

Abb. 4. Art der Defektdeckung bei Exzisionen bis 3 cm Sicherheitsabstand (n=130)

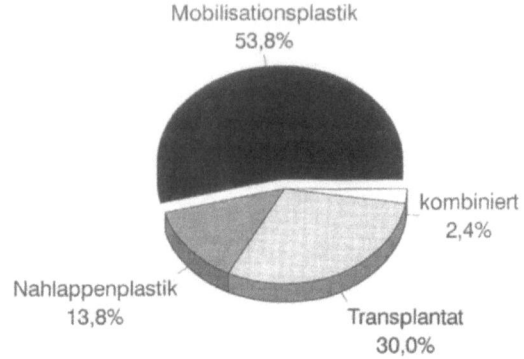

subkutanen Fettgewebe. Mit diesen Einzelknopfnähten mit versenktem Knoten, welche ausgezeichnet mit Polidioxanon-Monofilnahtmaterial, aber auch mit allen anderen modernen resorbierbaren Materialien durchgeführt werden können, lassen sich auch Wunden, die unter größerer Spannung stehen, in der Regel problemlos verschließen. Hierbei sind meist, wenn überhaupt, nur einzelne zusätzliche Adaptationshautnähte erforderlich, in der Regel kann eine Hautnaht ganz entfallen. Eine zusätzliche Wundrandadaptation erfolgt mit Klammerpflasterstreifen.

Freie Transplantate sind insbesondere bei Lokalisation an den distalen Extremitäten nicht selten erforderlich. In der Regel verwenden wir bei den doch größeren Defekten hier Spalthauttransplantate. Diese werden bei größeren Defekten auch als Meshgraft-Transplantate eingesetzt. Wir führen die freien Hauttransplantate in einer Sitzung mit der Tumorexzision durch und verzichten auf eine Wundgrundkonditionierung. Zur Vermeidung tieferer Defekte bei stärker ausgeprägtem Fettgewebe legen wir die Inzisionsränder schräg an und versuchen durch Nähte mit resorbierbarem Nahtmaterial das subkutane Fettgewebe soweit als möglich in den Defekt hineinzuverlagern. Die Transplantate werden mit Fibrinkleber fixiert und zirkulär angenäht. Eine passend zugeschnittene Schaumstofflage, welche mit Überknüpfnähten fixiert wird, sorgt für einen gleichmäßigen Andruck des Transplantates auf die Unterlage. Die Lösung der Kompression erfolgt bei uns nach 6-7 Tagen; während dieser Zeit sollte insbesondere an den distalen Extremitäten eine Ruhigstellung der Gliedmaße durchgeführt werden. Die ästhetisch-funktionellen Ergebnisse dieser Technik sind in der Regel sehr gut.

An der Fußsohle dagegen gehen wir normalerweise zweizeitig vor. Die Defektdeckung durch ein freies Transplantat erfolgt hier erst nach ausreichender Konditionierung des Wundgrundes, so daß eine ausreichende Belastbarkeit in tragenden Arealen der Fußsohle gewährleistet ist.

Besonders problematisch ist der Verschluß von größeren Defekten im Gesichtsbereich. Wo eine Defektdeckung durch Nahlappenplastiken inklusive der verschiedenen Verfahren der Wangenrotation nicht ausreichend möglich ist, ist ein kombiniertes Vorgehen mit freien Vollhauttransplantaten erforderlich. Die Anwendung von Spalthauttransplantaten sollte unserer Auffassung nach im Gesichtsbereich möglichst vermieden werden, da hier die kosmeti-

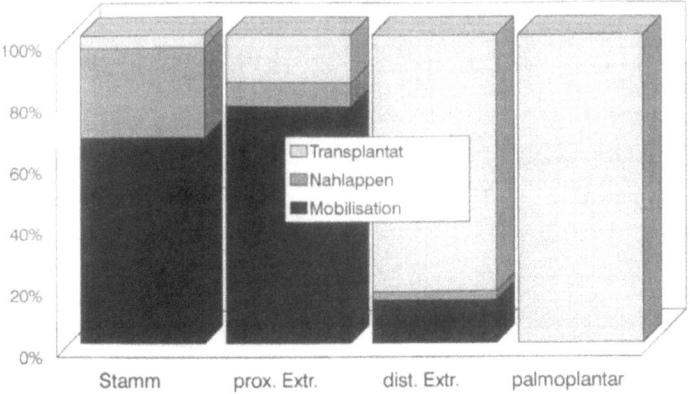

Abb. 5. Art der Defektdeckung bei Exzisionen bis 3 cm Sicherheitsabstand nach anatomischer Lokalisation (n=130)

schen Ergebnisse oft sehr unbefriedigend sind. Hier sei jedoch auf den folgenden Beitrag verwiesen.

Welche Defektdeckung im Einzelfall in Frage kommt, ist in erster Linie von der Lokalisation des Melanoms abhängig. Naturgemäß sind in Regionen mit gut verschieblicher Haut Mobilisations- und Nahlappenplastiken besser möglich als im Bereich der distalen Extremitäten und der Hände und Füße. Dies spiegelt sich in der Verteilung der Art der Defektdeckung nach anatomischer Region (Abb. 5).

Auch bei der operativen Versorgung des Melanoms gilt wie bei allen anderen Hauttumoren, daß in der Regel das am wenigsten aufwendigste operative Vorgehen, welches einen problemlosen Defektverschluß ermöglicht, zu bevorzugen ist, da dieses die besten ästhetisch funktionellen Ergebnisse verspricht und den Patienten meist am wenigsten belastet.

Bezüglich des Stellenwertes einer elektiven Lymphknotendissektion oder der Sentinel-Lymphknotendissektion, welche in die operative Versorgung des malignen Melanoms Einzug zu halten beginnt [2, 3, 5], sei auf die nächsten Beiträge verwiesen.

Literatur

1. Garbe C, Büttner P, Ellwanger U, Bröcker EB, Jung EG, Orfanos CE, Rassner G, Wolff HH (1995) Das Zentralregister Malignes Melanom der Deutschen Dermatologischen Gesellschaft in den Jahren 1983-1993. Epidemiologische Entwicklungen und aktuelle therapeutische Versorgung des malignen Melanoms der Haut. Hautarzt 46: 683-692
2. Hochwald SN, Coit DG (1998) Role of elective lymph node dissection in melanoma. Semin Surg Oncol 14: 276-282
3. Kelley MC, Ollila DW, Morton DL (1998) Lymphatic mapping and sentinel lymphadenectomy for melanoma. Semin Surg Oncol 14: 283-290
4. Petres J, Rompel R (1996) Operative Dermatologie. Lehrbuch und Atlas. Springer, Berlin Heidelberg New York

5. Petres J, Rompel R, Büttner P, Teichelmann K, Garbe C (1996) Elektive Lymphknoten-Dissektion bei primärem malignen Melanom. Hautarzt 47: 29–34
6. Roenigk RK, Roenigk HH (1996) Roenigk & Roenigk's Dermatologic Surgery. Principles and practice. Dekker, New York Basel Hongkong
7. Tronnier M, Garbe C, Bröcker EB, Stadler R, Steinkraus V, Soyer HP, Wolff HH (1997) Standards der histopathologischen Diagnose maligner Melanome. Empfehlungen der Arbeitsgruppe des Zentralregisters Malignes Melanom der Deutschen Dermatologischen Gesellschaft. Hautarzt 48: 720–729

Der Unterschied zwischen der lokalen subklinischen Ausbreitung von lentigiösen und anderen Melanomtypen und Behandlungskonsequenzen

H. BREUNINGER, B. SCHLAGENHAUFF UND W. STROEBEL

Einleitung

Bisher ist die lokale weite Exzision immer noch die Standardtherapie des Melanoms der Haut, obwohl sich die Sicherheitsabstände von ursprünglich dogmatisch vertretenen 5 cm Sicherheitsabstand auf nunmehr 10 und 20 mm sich verringert haben. Daher ist es nicht mehr weit zu den Empfehlungen im amerikanischen Schrifttum die mikrographische Chirurgie für die lokale Melanomtherapie anzuwenden. Die Durchführung dieser Methode beruht auf einer lückenlosen dreidimensionalen Darstellung der Schnittränder des Tumorexzisates und reduziertem Sicherheitsabstand. Gut bewährt hat sich die Methode bei der Lentigo maligna und beim Lentigo maligna Melanom und hat sogar schon Eingang in die offiziellen Leitlinien der Deutschen Krebsgesellschaft gefunden [6] Voraussetzung dafür ist eine kontinuierliche Ausbreitung des Tumors.

Wir haben deshalb die subklinische Ausbreitung folgender Melanomtypen analysiert: Superfiziell spreitende Melanome (SSM), auch akral lokalisierte SSM (ALSSM), noduläre Melanome (NM), auch akral lokalisierte NM (ALNM), Lentigo maligna Melanome (LMM) und akral lokalisierte lentiginöse Melanome (ALLM).

Material und Methode

Wir wandten die Paraffinmethode der lückenlosen histologischen Schnittrandkontrolle (Tübinger Torte ohne Basisschnitte an, die von uns 1980 eingeführt wurde und seit 1985 auch bei der lokalen Melanomtherapie Anwendung fand. Wir wandten dabei zwei unterschiedliche Methodenansätze an:

Methode 1. Bei 1395 SSM, 376 NM und 83 palmoplantaren und subungualen Melanomen erfolgte im Abstand von 5 mm eine lückenlose Schnittrandkontrolle mit Paraffinschnitten. Die akralen Melanome wurden histologisch weiter differenziert in 22 superfiziell spreitende (ALSSM), 9 noduläre (ALNM) und 46 lentigiöse (ALLM) Typen. An tumorpositiven Randabschnitten wurde bis zur Tumorfreiheit nachexzidiert. Auch bei tumorfreiem Randschnitt wurde bei den SSM und NM Typen bis 1 mm Dicke und allen dickeren in akraler Lokalisation und im Gesicht der Sicherheitsabstand auf 10 mm erweitert, außerhalb der genannten Regionen bei Tumoren mit mehr als 1 mm Dicke auf 20 mm.

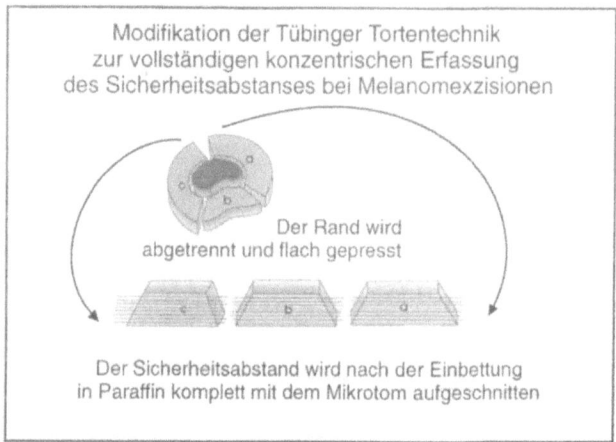

Abb. 1. Modifikation der lückenlosen histologischen Schnittrandkontrolle zur kompletten konzentrischen Untersuchung des peritumoralen Sicherheitsabstandes

Methode 2. Eine 10 mm Zone um den Tumor wurde bei 35 SSM, 5 NM, 10 LMM und 5 ALLM lückenlos konzentrisch in je 1200–1500 HE-gefärbten Paraffinschnitten aufgearbeitet und jeder dritte Schnitt begutachtet (Abb. 1).

Ergebnisse

Methode 1. Die Trefferquote bei 5 mm einen subklinischen Tumoranteil zu finden betrug bei den SSM und NM Typen 1,8 % (immer nicht kontinuierlich) bei den lentiginösen Typen 54 % (immer kontinuierlich). Nachoperationen waren üblicherweise nur in einem Teilstück des Randes (Bezeichnung durch Uhrzeiten) notwendig. Der mediane Sicherheitsabstand für eine tumorfreie Resektion betrug zwischen 7 und 8 mm mit einem Maximum bei einem LMM Rezidiv von 65 mm Länge, bei den ALLM max. 35 mm.

Methode 2. Es fand sich ein grundsätzlicher Unterschied in der subklinischen Ausbreitung von SSM, NM, einerseits und LMM und ALLM andererseits. Erstere hatten eine Ausbreitung in einzelnen verstreuten Zellnestern (Abb. 2, Tabelle 1), 92 % davon innerhalb einer Zone von 6 mm, letztere eine klar nachweisbare kontinuierliche Ausbreitung meistens in einem Sektor (Abb. 3).

Deshalb ist bei ersteren die Mikrographische Chirurgie nicht sinnvoll, bei letzteren ist sie die Methode der Wahl. Die lückenlose Schnittrandkontrolle im Paraffinschnittverfahren (Tübinger Torte) [1, 2] erscheint hierzu günstig, wegen der besseren Schnittqualität. Der Sicherheitsabstand bei der Erstexision kann auf 3–5 mm reduziert werden. Während einer 5 jährigen Nachbeobachtung (min. 1 Jahr max. 11 Jahre) war die Lokalrezidivrate bei 179 LMM, 1,7 % (LM-Typ) und bisher 0 % bei 46 ALLM-Typen.

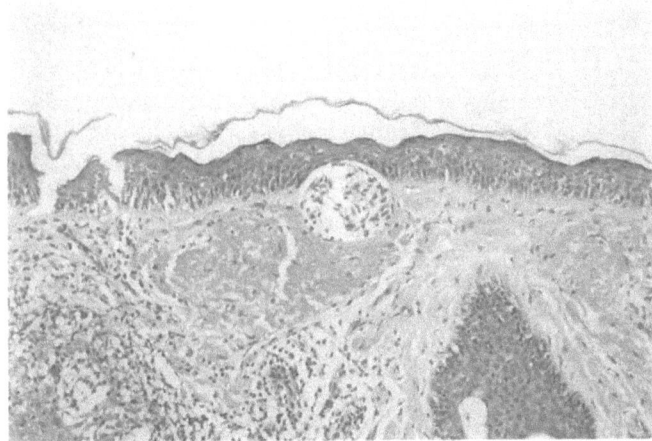

Abb. 2. Subklinisches isoliertes Zellnest auf einem konzentrischen Schnitt 6 mm neben dem klinischen Tumorrand eines superfiziell spreitenden Melanoms. H & E, × 140 (siehe Abb. 3, linke Seite)

Tabelle 1. Anzahl der Zellnester innerhalb des 10 mm Sicherheitsabstandes

Zellnester	n = SSM	N = NM
6–9	5	
3–5	7	
2	4	1
1	6	1
0	12	3

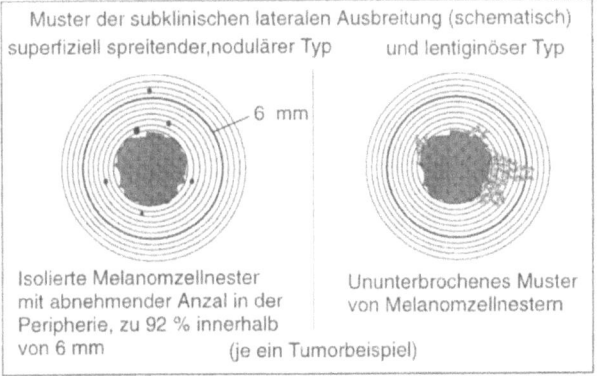

Abb. 3. Vergleich des zellulären subklinischen Musters von superfiziell spreitenden und nodulären auf der linken Seite und den lentiginösen Typen auf der rechten Seite (je ein exemplarisches Beispiel)

Diskussion

Viele Studien belegen der Wert der mikrographischen Chirurgie in Gefrierschnitttechnik für die Lentigo maligna, wobei der Sicherheitsabstand reduziert werden kann (3-5, 7-14). Auch für das Lentigo maligna Melanom und andere Melanomtypen wurde die Methode empfohlen [8, 10, 12, 13, 15]. Zitelli [16] publizierte Daten von 535 mittels mikrographischer Chirurgie behandelter Melanome mit einer Nachbeobachtungszeit von 5 Jahren mit gleich guten Ergebnissen wie Zentren, die mit weiter lokaler Exzision arbeiten. Allerdings werden in der Arbeit die Melanome nicht nach Typen differenziert. Die in Abbildungen gezeigten Beispiele einer weiten subklinischen Ausbreitung betrifft ausnahmslos Tumoren des Gesichtes, so daß man hier den Typ des Lentigo maligna Melanoms annehmen muß. Die Arbeit trägt insofern nichts zur gestellten Frage der Art der subklinischen Ausbreitung bei. Außerdem werden bei dünnen Melanomen die Zitelli vorwiegend behandelte, heute schon nicht mehr als 10 mm Sicherheitsabstand empfohlen.

Die vorgelegte Untersuchung zeigt zweifelsfrei, daß die subklinische Ausbreitung bei den lentiginösen Typen kontinuierlich ist und bei den anderen Typen diskontinuierlich, wobei wohl 92 % aller Tumornester sich in einem Areal von 6 mm um den klinischen Tumorrand befinden. Das bedeutet, daß die lentiginösen Typen (LMM, ALLM) mit geringem Sicherheitsabstand primär exzidiert werden können, da die laterale subklinische Ausbreitung mittels einer durchgeführten lückenlosen Schnittrandkontrolle des Tumorexzisates erkennbar wird und entsprechend gezielt nachoperiert werden kann. Das hat Vorteile, insofern als lentigiöse Melanome (LMM und ALLM) vorwiegend an Lokalisationen vorkommen wo größere Hautdefekte nachteilig für die Funktion und Ästhetik sind. Im Gegensatz zur Literatur [8, 10, 12, 13, 15, 16, 18, 19] ist die Anwendung der mikrographischen Chirurgie bei den anderen Melanomtypen (SSM, NM, ALSSM, ALNM) nicht sinnvoll. Die Daten lassen aber den Schluß zu, daß bei der lokalen Exzision von Tumoren dieser Typen mit einer größeren Dicke als 1 mm ein Sicherheitsabstand von 10 mm ausreichend sein könnte.

Literatur

1. Breuninger H (1984) Histologic control of excised tissue edges in the operative Treatment of basal-cell-carcinoma. J Dermatol Surg 10: 724-728
2. Breuninger H, Schaumburg-Lever G (1988) Control of excisional margins by conventional histopathological techniques in the treatment of skin tumours: An alternative to Mohs' technique. Brit J of Pathol 154: 167-171
3. Braun M (1985) Comparison of frozen sections and paraffin preparations for examination of malignant melanoma. J Dermatol Surg Oncol 11: 431-432
4. Cohen LM, Mc Call MW, Hodge SJ, et al (1994) Successful treatment of lentigo maligna with Mohs Micrographic surgery and rush permanent sections. Cancer 73: 2964-70
5. Coleman WP, Davis RS, Ree RJ, Krementz ET (1980) Treatment of lentigo maligna and lentigo maligna melanoma. J Dermatol Surg Oncol 6: 476-479
6. Garbe C (Hrsg) (1998) Diagnostische und therapeutische Standards in der dermatologischen Onkologie. Zuckschwerdt Verlag

7. Grande DJ, Koranda TC, Whitaker DC (1982) Surgery of extensive, subclinical lentigo maligna. J Dermatol Surg Oncol 5: 493–496
8. Kaspar TA, Wagner RF (1992) Mohs' micrographic surgery for thin stage I malignant melanoma: rationale for a modern strategy. Cutis 50: 350–1
9. Michaelsen C, Breuninger H, Rassner G, Dietz K (1990) Der subklinische Anteil im Randbereich der Lentigo maligna und des Lentigo maligna melanoms. Der Hautarzt 41: 142–145
10. Mohs FE (1986) Micrographic surgery for satellites and in-transit metastasis of melignant melanomas. J Dermatol Surg Oncol 12: 471–6
11. Robinson JK (1994) Margin control for lentigo maligna. J Am Acad Dermatol 31: 79–85
12. Zitelli JA, Mohs FE, Larson P (1989) Mohs micrographic surgery for melanomas. Dermatol Clin 7: 833–43
13. Zitelli JA, Moy RL, Abell E (1991) The reliability frozen sections i the evaluation of surgical margins for melanoma. J Am Acad Dermatol 24: 102–106
14. Cohen LM, Zax RH (1996) Recurrent lentigo maligna invading a skin graft successfully treated with Mohs' micrographic surgery. Cutis 57: 175–8
15. Mohs FE, Snow SN, Larson PO (1990) Mohs Micrographic Surgery, Fixed-Tissue-Technique for Melanoma of the nose. J Dermatol Surg Oncol 16: 1111–1120
16. Zitelli JA, Brown Ch, Hanusa BH (1997) Mohs micrographic surgery for the treatment of primary cutaneous melanoms. J Am Acad Dermatol 37: 236–45
17. Pitman GH, Kopf AW, Bast RS, Cassan PR (1979) Treatment of lentigo maligna and lentigo maligna melanoma. J Dermato Surg Oncol 5: 727–737
18. Brooks NA (1992) Fixed tissue micrographic surgery in the treatment of cutaneous melanoma. An overlooked cancer treatment strategy. J Dermatol Surg Oncol 18: 999–1000
19. Stone JL (1993) Mohs micrographic surgery: a synopsis. Hawaii-Med-J 52: 134–9

Operative Therapie akraler und subungualer Melanome

E. Haneke

Melanome an Handtellern, Fußsohlen und Nägeln machen ca. 5 % der Melanome in Deutschland aus und sind somit relativ selten. Ihre Prognose wird im allgemeinen als recht ungünstig angesehen, da sie oft erst sehr spät diagnostiziert und noch später therapiert werden. Die erforderliche operative Behandlung bereitet daher gewöhnlich erhebliche Probleme bei der funktionellen Wiederherstellung von Handtellern, Fußsohlen oder Nägeln.

Methodik

Palmae und Plantae

Palmoplantare Melanome sind bei ihrer Diagnose oft flächenmäßig bereits so groß, daß eine Exzision mit primärer Wundnaht nicht mehr möglich ist. Wegen der einzigartigen Struktur der Palmoplantarhaut sind lokale Lappenplastiken selten durchführbar. Größere Defekte werden deshalb entweder nach Wundgrundkonditionierung mit freien Transplantaten versorgt oder mit gekreuzten Beinlappen bzw. mikrovaskulär anastomosierten Lappen verschlossen. Auch die beste Lappenplastik kann das Polstergewebe der Fußsohle nicht wirklich ersetzen.

Die Lokalanästhesie wird am günstigsten vom Fußrand her vorgenommen, weil sie dann am wenigsten schmerzhaft ist, oder der Eingriff wird in Regional- oder Allgemeinanästhesie vorgenommen. Der melanomverdächtige Bezirk wird mit ausreichendem Sicherheitsabstand entfernt; dabei ist zu beachten, daß der intraepidermale Anteil oft sehr groß ist und selbst an der nicht pigmentierten Palmoplantarhaut nur als schmutzig-grauer Bezirk imponieren kann. Beim invasiven Melanom ist die Entfernung bis zur Palmar- bzw. Plantaraponeurose erforderlich. Eine Lappenplastik ist allenfalls bei nicht zu tiefen Defekten an nicht mechanisch belasteten Stellen vom medialen Fußrand her sinnvoll. Andere Defekte sollten mittels Wundgrundkonditionierung für eine Transplantation vorbereitet werden. Es empfiehlt sich dann Vollhaut aus einem Spenderareal, das nur eine feine Vellusbehaarung aufweist; andernfalls können die Haarwurzeln von der Unterseite des Transplantates, z. B. von der Inguinalhaut, abgeschnitten werden. Eine gute Alternative ist die Verwendung des umgekehrten Koriumtransplantates, das wegen seines Faserreichtums und seiner Zellarmut mechanisch widerstandsfähig und hinsichtlich der Anforderungen an den

Wundgrund der Empfängerstelle sehr anspruchslos ist [3, 4, 10]. Dieses umgedrehte Koriumtransplantat kann dann später noch mit Voll- oder 2/3-Haut übertransplantiert werden, was ein mechanisch voll belastbares Transplantat ergibt [7].

Nagelapparat

Melanome des Nagelapparates sind zu mehr als zwei Drittel pigmentiert und beginnen meist als brauner Längsstreifen im Nagel. Besonders an den Zehen können sie aber einen eingewachsenen Nagel mit Granulationsgewebe imitieren, weshalb bei Patienten ab dem 35. Lebensjahr grundsätzlich Granulationsgewebe hier auch histologisch untersucht werden sollte. Als Faustregel gilt, daß bei einem hellhäutigen erwachsenen Europäer ein erworbener longitudinaler Pigmentstreifen im Nagel eher malignen als benignen Ursprungs ist; dabei ist weder die Breite noch die Farbintensität in irgendeiner Weise charakteristisch für das unguale Melanom [1, 6, 9]. Bei der Melanonychia longitudinalis wird deshalb von uns immer eine Exzisionsbiopsie in Leitungsanästhesie vorgenommen, die bei kleinen Herden entsprechend einem schmalen Streifen praktisch

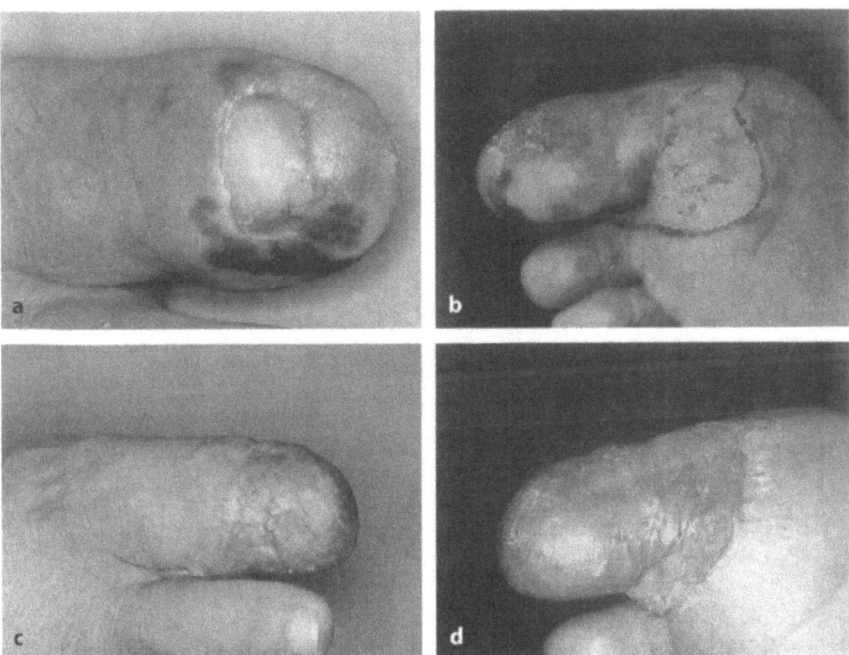

Abb. 1 a–d. Akrolentiginöses Melanom des Nagels und der Parungualhaut mit Übergang auf die Fußsohle. **a** Ansicht von dorsal. **b** Ansicht von plantar. **c** Zustand 6 Monate nach Vollhautdeckung, Ansicht von dorsal. **d** Zustand 6 Monate nach Vollhautdeckung, Ansicht von plantar

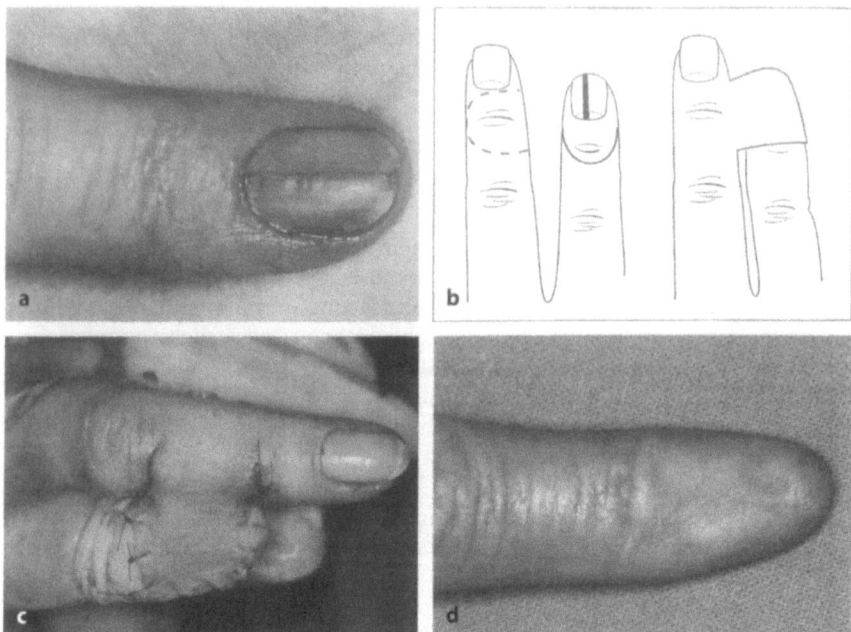

Abb. 2 a-d. Subunguales Melanom des Zeigefingers. **a** Klinisches Bild. **b** Schematische Darstellung des gekreuzten Fingerlappens. **c** Trainierter Lappen auf den Defekt genäht. **d** Befund 3 Jahre später

ohne jede Nagelschädigung abheilen kann. Bei Lokalisation im seitlichen Nagelanteil bietet sich die laterale longitudinale Nagelbiopsie an, bei der ein Gewebsblock von der distalen dorsalen Gelenksfalte des Fingerendgliedes bis zum Hyponychium entnommen wird. Durch eine Rückstichnaht läßt sich der seitliche Nagelwall einfach rekonstruieren [5]. Mehr zentral gelegene Streifen erfordern die Exzision aus der Matrix. Der Ursprung eines weniger als 3 mm breiten Streifens kann herausgestanzt werden, bei breiteren Streifen ist eine fusiforme oder sichelförmige Exzision indiziert [1]. In letzter Zeit haben wir festgestellt, daß insbesondere bei jüngeren Patienten viele schmale Pigmentstreifen im zentralen Nagel histologisch einer nävoiden Lentigo oder einem Junktionsnävus entsprechen. Wir sind daher dazu übergegangen, dann nur eine Flachexzision des Pigmentherdes in der Matrix mit einem ca. 2 mm breiten Sicherheitsrand vorzunehmen. Diese oberflächliche Wunde heilt ohne Matrixdefekt und daher auch ohne postoperative Nageldystrophie (Haneke, unveröffentl.).

Breitere Defekte, insbesondere wenn sie lateral lokalisiert sind, können mit einem Brückenlappen vom lateralen Nagelwall verschlossen werden [8]. Der Pigmentherd wird mit Sicherheitsabstand entfernt und ein Schnitt etwa parallel zum lateralen Defektrand durch den seitlichen Anteil der Finger- bzw. Zehenspitze gelegt. Diese Gewebsbrücke wird ausreichend mobilisiert, um sie nach dorsal in den Defekt ziehen zu können. Rückstichnähte sorgen wiederum dafür, daß ein neuer lateraler Nagelwall geschaffen wird. Mit dieser Technik lassen sich Längsdefekte des Nagelorgans verschließen, die über die Hälfte der Nagelbreite einnehmen.

Ist die Entfernung des gesamten Nagelapparates erforderlich, kann der Defekt mit einem freien Korium- oder Vollhauttransplantat oder einer Muffplastik vom Abdomen verschlossen werden. Wir bevorzugen den gekreuzten Finger- bzw. Zehenlappen. Hierzu empfiehlt sich für die Anästhesie der beiden nebeneinander liegenden Finger bzw. Zehen eine Injektion in den Raum direkt proximal der Metacarpale- bzw. Metatarsaleköpfchen, da hierbei die dorsalen und volaren Fingernerven noch vor ihrer Aufspaltung in die Nn. digitales proprii der benachbarten Finger bzw. Zehen ausgeschaltet werden. Das gesamte Nagelorgan wird mit einem ausreichenden Sicherheitsabstand vom Knochen der Endphalanx abgelöst; der Schnitt reicht nach proximal mindestens bis zur distalen Gelenksfalte des Endgelenkes, nach volar bis zur Mitte zwischen Nagel und Fingerpulpa. Auch hier ist zu beachten, daß subunguale akrolentiginöse Melanome oft deutlich ausgedehnter sind, als es der klinische Aspekt vermuten läßt. Dann wird ein dem Defekt entsprechender Lappen vom benachbarten Finger umschnitten, für den Daumen vom Zeigefingergrundglied, für die langen Finger vom Mittelglied des benachbarten Fingers. Dieser Lappen wird gut von der umgebenden Haut, jedoch noch nicht von der Unterlage getrennt. Nach ca. 10tägigem Training kann er abgelöst und auf den Defekt genäht werden. Die Spenderstelle wird mit Vollhaut gedeckt. Der Lappen bleibt weitere 18 bis 20 Tage gestielt, bis die Durchblutung von der Empfängerstelle gewährleistet ist. Er wird dann abgetrennt, anmodelliert und die Spenderstelle endgültig verschlossen. Das funktionelle Ergebnis ist stets ausgezeichnet, Finger- bzw. Zehenspitze bleiben mechanisch belastbar und behalten ihre Sinnesfunktionen, das kosmetische Ergebnis ist akzeptabel.

Fortgeschrittene dicke Melanome

Bei fortgeschrittenen dicken Melanomen der Handflächen und Fußsohlen sowie der Nagelregion ist noch immer die Amputation von Hand, Fuß, Finger oder Zehe erforderlich; es hat sich jedoch gezeigt, daß auch hier ein relativ konservatives Vorgehen dieselben Überlebenschancen bietet wie eine sehr radikale Amputation.

Diskussion

Die Erfahrung mit vielen Patienten mit akrolentiginösem Melanom hat erwiesen, daß die rechtzeitige Diagnose für die Prognose ausschlaggebend ist. Statistiken mit großen Fallzahlen haben jedoch gezeigt, daß viele akrolentiginöse Melanome erst sehr spät diagnostiziert werden, weil sie sowohl vom Patienten als leider auch von Ärzten nicht erkannt und ernst genommen werden [2]. Der Tumor muß lokal ausreichend im Gesunden entfernt werden. Die Heilungsrate wird durch mutilierende Eingriffe nicht verbessert. Ob die routinemäßige Anwendung der elektiven Lymphonodektomie und der hyperthermen Zytostatikaperfusion zur Verbesserung der Prognose beitragen kann, ist nicht erwiesen.

Literatur

1. Baran R, Haneke E (1984) Diagnostik und Therapie der streifenförmigen Nagelpigmentierung. Hautarzt 35, 359–365
2. Blessing K, Kernohan NM, Park KGM (1991) Subungual malignant melanoma – clinicopathological features of 100 cases. Histopathol 19: 425–429
3. Haneke E (1981) Das umgedrehte Koriumtransplantat zur Defektdeckung im Schädelbereich. Z Hautkr 56: 84–87
4. Haneke E (1981) Versatility of dermal grafts. J Méd esthét 8: 122–123
5. Haneke E (1985) Behandlung einiger Nagelfehlbildungen. In: Wolff HH, Schmeller W (Hrsg) Fehlbildungen – Nävi – Melanome. Fortschritte der operativen Dermatologie 2: 71–77, Springer, Berlin–Heidelberg–New York
6. Haneke E (1986) Pathogenese der Nageldystrophie beim subungualen Melanom. Verh Dtsch Ges Pathol 70: 484
7. Haneke E (1989) Operationen an Händen und Füßen. In: Altmeyer P, Schultz-Ehrenburg U, Luther H (Hrsg) Dermatologische Erkrankungen der Hände und Füße. Editiones Roche, Basel: 239–252
8. Haneke E (1998) Deckung von Defekten des Nagelorgans mit einem Brückenlappen. In: Konz B (Hrsg) Fortschritte der operativen Dermatologie, Blackwell, Berlin, in Druck
9. Haneke E, Binder D (1978) Subunguales Melanom mit streifiger Nagelpigmentierung. Hautarzt 29, 389–391
10. Pleier R, Schwantes H, Balda B-R (1988) Das „gemeshte" umgedrehte Koriumtransplantat. In: Haneke E (Hrsg) Gegenwärtiger Stand der operativen Dermatologie. Fortschritte der operativen Dermatologie 4: 126–129, Springer, Berlin

Elektive Lymphknotendissektion

J. Petres und R. Rompel

Einleitung

Die operative Entfernung von regionären Lymphknotenmetastasen beim malignen Melanom stellt einen kurativen Behandlungsansatz für einen nicht unbeträchtlichen Anteil der betroffenen Patienten dar. Die 5-Jahresüberlebensraten nach Lymphadenektomie bei metastatisch befallenen Lymphknoten liegen zwischen 13 und 45 % [7, 8, 12, 17]. Dementsprechend ist die Indikation zur sogenannten therapeutischen Lymphknotendissektion (TLND) allgemein anerkannt [27, 28, 32, 50].

Im Gegensatz dazu wird die Rolle der elektiven Lymphknotendissektion (ELND) in der Behandlung des malignen Melanoms seit langem kontrovers diskutiert [Übersicht: 41]. Trotz einer Vielzahl von vergleichenden Studien – sei es prospektiv oder retrospektiv, unicenter oder multicenter, randomisiert oder nicht randomisiert – steht die definitive Klärung dieser Thematik noch aus. Allgemein scheint akzeptiert, daß bei niedriger Tumordicke aufgrund des geringen Metastasierungsrisikos, sowie andererseits bei dicken Tumoren aufgrund des hohen Risikos für eine systemische Metastasierung die ELND keinen Überlebensvorteil bringen dürfte [18, 22, 34, 38]. Die Diskussion bezieht sich daher v.a. über den Wert der ELND bei Patienten mit Melanomen mittlerer Tumordicke.

Die elektive Lymphknotendissektion zielt darauf hin, vor allem bei Melanomen mittlerer Tumordicke (1,5 – 4,0 mm) mögliche okkulte Lymphknotenmetastasen im Rahmen der chirurgischen Primärtherapie frühzeitig zu entfernen, bevor sie an Größe zunehmen und ihrerseits Ausgangspunkt einer weiteren Metastasierung werden können [3, 4, 21]. Der rationale Hintergrund für den positiven Einfluß der ELND basiert auf der „vereinfachenden" Annahme einer schrittweisen Tumorabsiedlung zunächst im regionären Lymphabstromgebiet und der später folgenden Fernmetastasierung [3, 45]. Tatsächlich sind die regionären Lymphknoten der häufigste Ort der Erstmetastasierung, abgesehen davon, daß auch zeitgleich okkulte Fernmetastasen bereits vorliegen können [2, 11, 33, 37]. Dementsprechend hätten Patienten mit einer Mikrometastasierung in den regionären Lymphknoten den größten Nutzen von einer ELND, und andererseits würde eine Lymphknotenausräumung zu einem späteren Zeitpunkt das Risiko einer größeren Tumormasse als weiteren Streuherd in sich bergen [16, 21]. Demgegenüber steht der relativ geringe Anteil an okkulten Lymphknotenmetastasen, der von 5–25 % je nach histologischer Aufarbeitung reicht, so daß davon auszugehen ist, daß die elektive Lymphknotendissektion für einen gewissen Anteil der Patienten eine „Übertherapie" mit dem damit verbundenen höheren Risiko einer operationsbedingten Morbidität darstellt [10, 27, 28, 47].

Unabdingbar ist die Radikalität der Lymphknotendissektion, die alle Lymphknotengruppen der jeweiligen Abflußregion erfassen sollte. Als Richtmaß kann die Zahl der entfernten Lymphknoten gelten, die axillär etwa 15–25 und bei inguinaler Lymphadenektomie etwa 10–20 betragen sollte [39, 41, 47].

Bei Melanomen am Rumpf soll der elektiven Lymphknotendissektion eine 99-Technetium-Szintigraphie vorausgehen, um die genaue Abflußregion zu detektieren [31]. In jüngster Zeit wird in diesem Zusammenhang die „sentinel"-Lymphknotendissektion zunehmend propagiert, bei der entsprechend dem Lymphabfluß und einer Patentblau-Farbmarkierung nur der initiale Lymphknoten entfernt wird und erst bei Nachweis dessen metastatischen Befalls eine komplette regionäre Lymphknotendissektion angeschlossen wird [23, 30, 36, 51]. Dabei wurden in bis zu 21 % der Fälle im klinischen Stadium I okkulte Lymphknotenmetastasen detektiert und eine therapeutische Lymphknotendissektion angeschlossen [36]. Problematisch sind jedoch die anatomischen Gegebenheiten der breiten und äußerst variablen Interaktion der einzelnen Lymphknotengruppen innerhalb einer Region, die die Gefahr einer falsch negativen Beurteilung in sich birgt [41]. Dies wird nach ersten Untersuchungen mit 1–6 % angegeben [6, 36].

Eigene Ergebnisse

Bedeutung okkulter Lymphknotenmetastasen

Die elektive Lymphknotendissektion zielt auf eine radikale Eliminierung einer möglichen subklinischen Tumorabsiedlung in den regionären Lymphknoten. Okkulte (subklinische) Lymphknotenmetastasen werden laut Literaturangaben durch die elektive Lymphknotendissektion in 5–25 % der Fälle festgestellt.

Im Gesamtkollektiv der durch elektive Lymphknotendissektion behandelten Patienten (Hautklinik Kassel 1979–1992) liegt die Rate der okkulten Lymphknotenmetastasen bei 6,6 %. Die Tabelle 1 zeigt, daß mit zunehmender Tumordicke und zunehmendem Clark-Level die Häufigkeit des Lymphknotenbefalls zunimmt. Bei den mittleren Tumordicken von 1,51–4,00 mm beträgt die Rate 9,5 % und bei Clark-Level IV beträgt sie 9,1 %. Auch der Faktor Ulzeration trägt zu einer höheren Rate bei. Am höchsten ist die Rate der okkulten Metastasen bei den hohen Tumordicken und bei Clark-Level IV. Die geringere prognostische Bedeutung der elektiven Lymphknotendissektion bei den hohen Tumordicken wird auf eine mögliche weitere okkulte Fernmetastasierung zurückgeführt.

Tabelle 1. Häufigkeit des okkulten (subklinischen) Lymphknotenbefalls nach durchgeführter elektiver Lymphknotendissektion bei invasiven malignen Melanomen im klinischen Stadium I (n = 519). Zeilenangaben jeweils ad 100 %. Hautklinik Kassel 1979–1992

	Kein Lymphknotenbefall n = 485 93,4 %	Okkulter Lymphknotenbefall n = 34 6,6 %
Tumordicke		
≤ 0,75 mm	99,3 %	0,7 %
0,76–1,50 mm	96,5 %	3,5 %
1,51-4,00 mm	90,5 %	9,5 %
> 4,00 mm	71,1 %	28,9 %
Clark-Level		
II	100,0 %	0,0 %
III	97,3 %	2,7 %
IV	90,9 %	9,1 %
V	80,8 %	19,2 %
Ulzeration		
ja	81,7 %	18,3 %
nein	96,8 %	3,2 %

Überlebenszeitanalyse

In dem Kollektiv aller Patienten mit invasivem malignen Melanom im klinischen Stadium I wurde in 519 Fällen eine elektive Lymphknotendissektion der regionären Lymphabflußstation durchgeführt (Hautklinik Kassel im Zeitraum von 1979 bis 1992). Einschlußkriterien für die Durchführung einer elektiven Lymphknotendissektion waren Tumordicke ≥ 0,75 mm und/oder Clark-Level ≥ III und/oder vorhandene Ulzeration. Bei gegebenen Einschlußkriterien wurde in 340 Fällen keine ELND durchgeführt. Diese Fälle liegen darin begründet, daß die Patienten die Durchführung der ELND ablehnten oder in anderen Fällen nach auswärtiger Vorbehandlung keine ELND durchgeführt wurde. Wenngleich dieses Kontrollkollektiv somit einer Selektion unterliegt, läßt sich dennoch ein gewisser Trend ableiten. Bei den mittleren Tumordicken zeigte sich eine signifikant günstigere Überlebensprognose nach durchgeführter elektiver Lymphknotendissektion mit einer 10-Jahres-Überlebenswahrscheinlichkeit von 76,3 % gegenüber 51,6 % ohne ELND (Abb. 1).

Matched-pair-Analyse

Unsere vormals publizierte Studie in Zusammenarbeit mit dem Zentralregister Malignes Melanom ergab den Trend einer verbesserten Überlebensprognose nach ELND bei mittlerer Tumordicke [40]. Die Überlebenswahrscheinlichkeiten im Kollektiv ELND+WLE lagen nach 5 Jahren (85,3 % gegenüber 73,1 %) und nach 10 Jahren (73,1 % gegenüber 60,3 %) deutlich über dem Vergleichskollektiv mit alleiniger WLE (Abb. 2). Das rezidivfreie Intervall wurde durch eine ELND signifikant verlängert. Hierbei ergab sich insbesondere für die mittleren

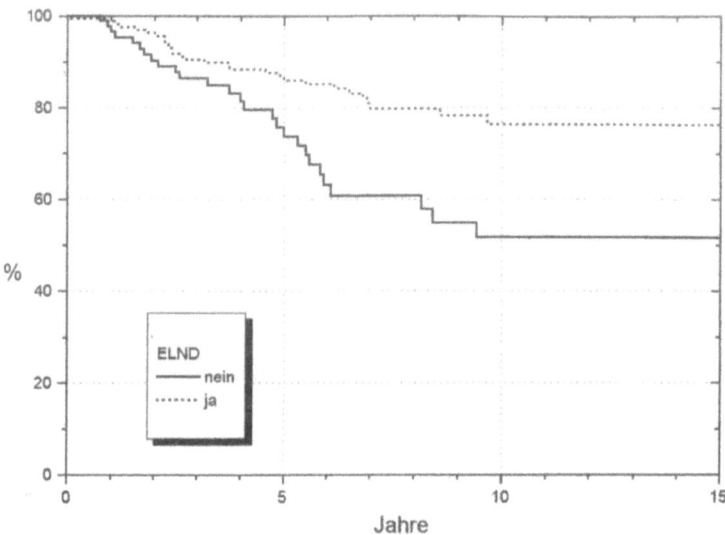

Abb. 1. Überlebenswahrscheinlichkeiten in Abhängigkeit von der Durchführung einer ELND bei Tumordicke 1,51–4,00 mm (ELND: n = 169, keine ELND: N = 99): p < 0,005 log-rank-Test. Kollektiv der Hautklinik Kassel 1979–1992

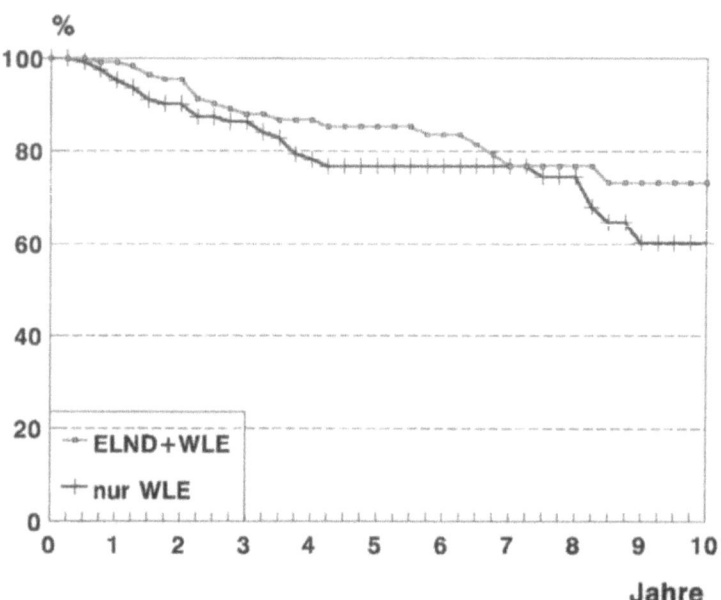

Abb. 2. Überlebenswahrscheinlichkeiten differenziert bei Tumordicken 1,51–4,00 mm: 10-Jahres-ÜW 73,1% nach ELND+WLE gegenüber 60,3% nach alleiniger WLE (log-rank-Test: p = 0,140). Matched-pair-Analyse [40]

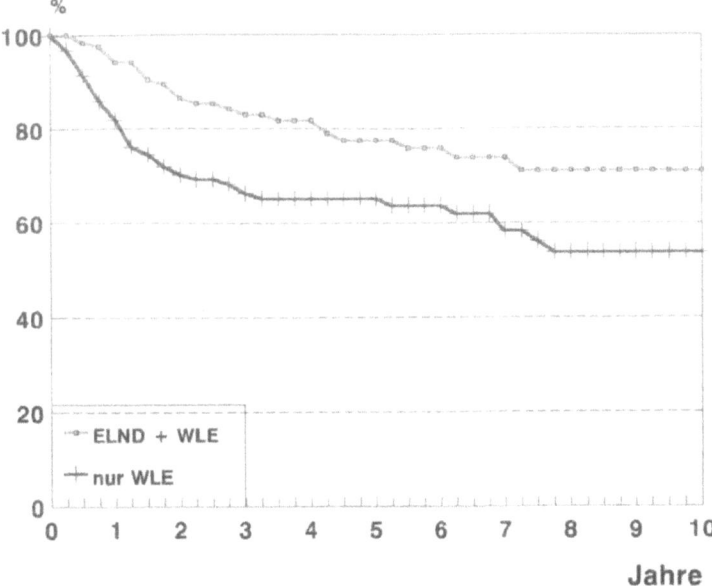

Abb. 3. Rezidivfreie Überlebenswahrscheinlichkeit bei Tumordicken 1,51–4,00 mm: 10-Jahres-RÜW 71,1% nach ELND+WLE gegenüber 53,8% nach alleiniger WLE (log-rank-Test: $p = <0,001$). Matched-pair-Analyse [40]

Tumordicken von 1,51–4,00 mm eine hoch signifikante Verlängerung der rezidivfreien Zeit durch die ELND (Abb. 3).

Die multivariate Analyse in gleichnamiger Untersuchung in Zusammenarbeit mit dem Zentralregister erbrachte eine signifikante prognostische Bedeutung der ELND hinsichtlich des rezidivfreien Intervalls (Tabelle 2). Bezüglich der Überlebenswahrscheinlichkeit zeigte sich jedoch kein signifikanter Einfluß der ELND im Gesamtkollektiv (Tabelle 3). Unabhängige prognostische Faktoren der

Tabelle 2. Multivariate Cox-regression-Analyse. Unabhängige prognostische Faktoren bezüglich der rezidivfreien Zeit. n = 750. Matched-pair-Analyse [40]

Faktor	Koeffizient	p-Wert	RR	95% KI von RR
Geschlecht				
männlich vs weiblich	0,373	<0,05	1,5	1,0–2,1
Tumordicke				
>0,75 vs ≤ 0,75 mm	1,116	<0,05	3,1	1,3 – 7,2
>1,50 vs 0,76–1,50 mm	0,734	<0,01	2,1	1,3 – 3,4
>4,00 vs 1,51–4,00 mm	0,511	<0,05	1,7	1,0 – 2,7
Clark-Level				
≥IV vs ≤III	0,547	<0,05	1,7	1,1 – 2,7
ELND				
WLE vs WLE+ELND	0,3626	< 0,05	1,4	1,0 – 2,0

Tabelle 3. Multivariate Cox-regression-Analyse. Unabhängige prognostische Faktoren bezüglich der Gesamtüberlebenszeit. n = 750. Matched-pair-Analyse [40]

Faktor	Koeffizient	p-Wert	RR	95% KI von RR
Geschlecht				
männlich vs weiblich	0,511	<0,05	1,7	1,1 - 2,6
Tumordicke				
>1,50 vs 0,76-1,50 mm	0,927	<0,01	2,5	1,4 - 4,5
> 4,00 vs 1,51-4,00 mm	0,761	<0,01	2,1	1,3 - 3,6
Clark-Level				
≥IV vs ≤III	0,787	<0,01	2,2	1,2 - 3,9
ELND				
WLE vs WLE + ELND	0,0012	0,995 = n.s.	1,0	0,7 - 1,5

multivariaten Analyse der rezidivfreien Zeit waren Tumordicke, Geschlecht, Clark-Level sowie die elektive Lymphknotendissektion. Alleinige weite lokale Exzision war gegenüber der weiten lokalen Exzision plus ELND mit einem erhöhten relativen Hazard von 1,4 verbunden. Dies bedeutet, daß sich die zusätzliche Durchführung einer ELND protektiv hinsichtlich des Ereignisses Rezidiv bzw. Metastasierung auswirkt. Bezüglich der Gesamtüberlebenszeit erbrachte die multivariate Analyse Tumordicke, Geschlecht, Clark-Level als unabhängige prognostische Faktoren. Das Alter des Patienten, Tumortyp, Lokalisation sowie die Durchführung einer elektiven Lymphknotendissektion waren ohne signifikante Bedeutung in der multivariaten Analyse (Tabelle 3).

Diskussion

Die Daten unserer Untersuchungen belegen den tendenziell prognoseverbessernden Effekt der elektiven Lymphknotendissektion in der Primärbehandlung des malignen Melanoms mittlerer Tumordicke, wie dies auch in zahlreichen retrospektiven Untersuchungen gefunden wurde. Die Befürworter der ELND sehen deren Indikation insbesondere bei den mittleren Tumordicken, die das höchste Risiko für Mikrometastasen aufweisen. Bei höherer Tumordicke ist davon auszugehen, daß gleichzeitig eine prognosebestimmende Fernmetastasierung vorliegt [24, 26]. Slingluff et al. zeigten eine deutliche Abhängigkeit der Häufigkeit okkulter Lymphknotenmetastasen von der Tumordicke: ≤ 0,75 mm = 0%, 0,76-1,5 mm = 5%, 1,5-2,5 mm = 16%, 2,5-4 mm = 24%, >4 mm = 36% (im Gesamtkollektiv durchschnittlich 16%) ausgehend von 3550 Patienten, davon 911 durch ELND behandelt. Adjustiert nach prognostischen Faktoren fand sich jedoch kein unabhängiger Einfluß der ELND [49].

Die Häufigkeit von negativem Lymphknotenbefall in der ELND in meist über 70% wird als Hauptargument gegen die ELND angeführt, da somit ein hoher Prozentsatz der Patienten einer „Übertherapie" mit entsprechend höherer Komplikationsrate unterzogen würde [13]. Die häufigsten Komplikationsraten z.B. nach inguinaler Dissektion bezifferten Karakousis et al. mit Lymphödem in 40% und Wundinfektionen in 16% der Fälle [27]. In unserem Kollektiv lag der

Prozentsatz okkulter Lymphknotenmetastasen für Tumordicken von 1,51–4,0 mm bei 9,5 % und > 4,0 mm bei 28,9 %. Die Zahl der detektierten okkulten Lymphknotenmetastasen ist jedoch auch abhängig von der Aufarbeitung der Lymphknotenpräparate [43]. So zeigten z. B. Heller et al. mittels Einzelzellaufarbeitung und Zellkultur einen Befall in 125 von 173 untersuchten Lymphknoten, wohingegen lediglich 14 von 173 in der histopathologischen Routinediagnostik detektiert wurden. Bei 43 der Patienten mit positivem Nachweis in der Zellkultur und negativem Nachweis in der Routinediagnostik kam es zu einer weiteren Metastasierung im Verlauf, was die klinische Bedeutung dieser Methode unterstreicht [25]. Eldh et al. fanden 26 % Lymphknotenmetastasen in der mittleren Tumordickegruppe von 1,5–4 mm und 43 % für Tumordicken > 4 mm und schlossen, daß letztere Gruppe einen höheren Benefit von einer elektiven Lymphknotendissektion hätte [20].

Tatsächlich sind die regionären Lymphknoten der häufigste Ort der Erstmetastasierung [2, 11, 33, 37]. Das primäre Metastasierungsmuster unabhängig von der Tumordicke wurde in einer Studie an 2403 Patienten von Braun-Falco et al. mit 20 % Lokalrezidiven, 50 % Lymphknotenmetastasen, 30 % Fernmetastasen angegeben [11]. Shaw et al. zeigten bei 846 Patienten im klinischen Stadium I mit Tumordicke ≤ 0,75 mm, daß bei den Patienten, die initial keine ELND erfahren hatten, die Mehrzahl der Erstmetastasierung in den regionalen Lymphknoten erfolgt. Dabei wurde durch Ulzeration die Rate der okkulten LK von 6,7 auf 26,1 % erhöht, bei hoher Mitoserate fanden sich 23,8 gegenüber 4,3 % bei niedriger Mitoserate, 12 % bei Level III und 5 % bei Level II [46]. Demzufolge würde eine elektive Lymphknotendissektion in der Primärbehandlung eine definitive chirurgische Versorgung mit maximaler Tumorelimination bedeuten.

Die Befürworter der ELND stützen sich auf retrospektive Untersuchungen, in denen die ELND eine Prognoseverbesserung bei malignen Melanomen mittlerer Tumordicke erbrachte [Übersicht: 41]. Neben retrospektiven Studien, die keinen Überlebensvorteil nach ELND nachweisen konnten, berufen sich die Gegner der ELND im wesentlichen auf die prospektiv randomisierten Studien der WHO Melanoma Group und der Mayo Clinic [48, 52], wenngleich die Schlußfolgerungen dieser Studien aufgrund methodischer Mängel nicht unkritisiert blieben [45]. Von Cascinelli et al. wurden jüngst die Ergebnisse einer prospektiv randomisierten Studie publiziert, in der Patienten mit Melanomen am Rumpf und einer Tumordicke von 1–5 mm eingeschlossen wurden. Der Unterschied in der Überlebenszeitanalyse zwischen WLE+ELND (n = 122) und alleiniger WLE (n = 118) war hier nicht signifikant (p = 0,09), wenngleich bei 5-Jahresüberlebenraten nach ELND mit 61,7 % gegenüber 51,3 % ein gewisser Trend zugunsten der ELND erkennbar war. Eindeutiges Ergebnis dieser Untersuchung war jedoch der signifikante prognostische Einfluß des Lymphknotenstatus, woraufhin die Autoren die sentinel-Lymphonodektomie als diagnostische Maßnahme vorschlagen, und – leider nicht ganz folgerichtig – die elektive Lymphknotendissektion ablehnen, trotz des selbst nachgewiesenen Trends [14]. Demgegenüber steht die prospektiv randomisierte Studie von Balch et al., die 740 Patienten mit primärem malignen Melanom der Tumordicken 1–4 mm einschloß. Es zeigte sich eine signifikant höhere 5-Jahresüberlebenszeit nach

WLE+ELND gegenüber alleiniger WLE (88% vs 81%, $p < 0{,}05$) bei Patienten unter 60 Jahren [6].

Zunehmend wird die „sentinel"-Lymphknotendissektion im Vorfeld der Lymphknotendissektion favorisiert [23, 30, 36, 51]. Dies beinhaltet, daß der szintigraphisch- und farbmarkierte initiale Lymphknoten entfernt und untersucht wird, bevor eine weitergehende radikale Lymphknotendissektion angeschlossen wird [36]. Nach Morton et al. betrug die Identifikation des sentinel-Lymphknotens 99 % [36]. Mit dieser Methode wurde nach Thomson et al. allerdings nur in 105 von 118 Fällen (89 %) der sentinel-Lymphknoten identifiziert. Davon waren 21 % (22) positiv, wovon nur dieser eine Lymphknoten in 18 Fällen betroffen war, in 4 Fällen waren weitere Lymphknoten positiv. In 2 Fällen fand sich ein positiver Lymphknoten jenseits des nicht befallenen initialen Lymphknotens (Skip-Metastasierung) [51]. Letzteres bedeutet, daß durch die sentinel-Lymphknotendissektion die Gefahr einer falsch negativen Beurteilung besteht. Falsch-negative Ergebnisse der sentinel-Lymphknotendissektion lagen hingegen nach Glass et al. unter 2 % bei 132 Patienten. In 83 % war der sentinel-Lymphknoten der einzig befallene [23]. Krag et al. identifizierten den sentinel-Lymphknoten in 118 von 121 Fällen (97,5 %), dabei fanden sich in 108 Fällen weitere Metastasierung der übrigen Lymphknoten [30]. Karakousis et al. identifizierten in 51 von 55 Fällen (93 %) den sentinel-Lymphknoten [29]. Die z. T. erheblich differierenden Ergebnisse der verschiedenen Untersucher deuten auf methodische Unterschiede und womöglich unterschiedliche Erfahrung in der Durchführung dieser hinsichtlich der Spezifität nicht einfachen Operation. Die Wertigkeit der sentinel-Lymphknotendissektion bedarf daher der weiteren Untersuchung in Langzeitstudien. Unser derzeitiges Vorgehen in der Hautklinik Kassel beinhaltet die sentinel-Lymphonodektomie als diagnostische Maßnahme, an die sich in gleicher Sitzung die komplette Lymphknotendissektion anschließt. In bislang 43 derart kombinierten sentinel- plus elektiven Lymphknotendissektion stellten wir in 2 Fällen eine Skip-Metastasierung fest, was die oben angeführte Problematik der sentinel-Lymphonodektomie verdeutlicht.

Unter kritischer Würdigung der zum gegenwärtigen Zeitpunkt in der Literatur vorliegenden Daten muß demnach festgestellt werden, daß die kontroverse Diskussion bezüglich der ELND noch nicht abgeschlossen ist. Nach wie vor ist die Durchführung der elektiven Lymphknotendissektion beim malignen Melanom mittlerer Tumordicke (1,51–4,00 mm) vertretbar, wie dies auch in der Empfehlung der Kommission Malignes Melanom der Deutschen Dermatologischen Gesellschaft ausgesprochen wurde [38]. Bei der individuellen Entscheidung für oder wider eine ELND sollten neben der Tumordicke zusätzliche Faktoren, wie Geschlecht, ungünstige Lokalisation, Ulzeration, mit in die Überlegungen einfließen, um ein optimiertes Behandlungskonzept zu erzielen [1, 9, 15, 19, 20, 35, 42]. Dieses Regimen orientiert sich an den bislang berichteten Untersuchungsergebnissen und den eigenen Erfahrungen, wenngleich daraus derzeit noch keine einheitliche Empfehlung auszusprechen ist.

Literatur

1. Ariel IM (1982) Malignant melanoma of the trunk: a retrospective review of 1128 patients. Cancer 49: 1070-1078
2. Balch CM (1980) Surgical management of regional lymph nodes in cutaneous melanoma. J Am Acad Dermatol 3: 511-524
3. Balch CM (1988) The role of elective lymph node dissection in melanoma: rationale, results, and controversies. J Clin Oncol 6: 163-172
4. Balch CM (1990) Axillary lymph node dissection: Differences in goals and techniques when treating melanoma and breast cancer. Surgery 108: 118-119
5. Balch CM, Milton GW, Cascinelli N, Sim FM (1992) Elective lymph node dissection: pros and cons. In: Balch CM, Houghton AN, Milton GW, Sober AJ, Soong SJ (Hrsg) Cutaneous melanoma. 2nd edition. Lippincott, Philadelphia, pp 345-366
6. Balch CM, Soong SJ, Bartolucci AA, Urist MA, Karakousis CP, Smith TJ, Temple WJ, Ross MI, Jewell WR, Mihm MC, Barnhill RL, Wanebo HJ (Efficacy of an elective regional lymph node dissection of 1 to 4 mm thick melanomas for patients 60 years of age and younger. Ann Surg 224: 255-266
7. Barth RJ Jr, Venzon DJ, Baker AR (1991) The prognosis of melanoma patients with metastases to two or more lymph node areas. Ann Surg 214: 125-130
8. Berdeaux DH, Meyskens FL Jr, Parks B, Tong T, Loescher L, Moon TE (1989) Cutaneous malignant melanoma. II. The natural history and prognostic factors influencing the development of stage II disease. Cancer 63: 1430-1436
9. Blois MS, Sagebiel RW, Tuttle MS, Caldwell TM, Taylor HW (1983) Judging prognosis in malignant melanoma of the skin. A problem of inference over small data sets. Ann Surg 198: 200-206
10. Bowsher WG, Taylor BA, Hughes LE (1986) Morbidity, mortality and local recurrence following regional node dissection for melanoma. Br J Surg 73: 906-908
11. Braun-Falco O, Landthaler M, Hölzel D, Konz B, Schmoeckel C (1986) Therapie und Prognose maligner Melanome der Haut. Dtsch Med Wochenschr 111: 1750-1756
12. Calabro A, Singletary SE, Balch CM (1989) Patterns of relapse in 1991 consecutive patients with melanoma nodal metastases. Arch Surg 124: 1051-1055
13. Cascinelli N, Belli F (1993) The case for minimal margins and delayed regional node dissection for high-risk cutaneous melanoma. Curr Opin Gen Surg 93: 310-315
14. Cascinelli N, Morabito A, Santinami M, MacKie RM, Belli F (1998) Immediate or delayed dissection of regional nodes in patients with melanoma of the trunk: a randomized trial. Lancet 351: 793-796
15. Coates AS, Ingvar CI, Petersen-Schaefer K, Shaw HM, Milton GW, O'Brien CJ, Thompson JF, McCarthy WH (1995) Elective lymph node dissection in patients with primary melanoma of the trunk and limbs treated at the Sydney Melanoma unit from 1960 to 1991. J Am Coll Surg 180: 402-409
16. Cochran AJ, Wen DR, Morton DL (1992) Management of the regional lymph nodes in patients with cutaneous malignant melanoma. World J Surg 16: 214-221
17. Cohen MH, Ketcham AS, Felix EL, Li SH, Tomaszewski MM, Costa J, Rabson AS, Simon RM, Rosenberg SA (1977) Prognostic factors in patients undergoing lymphadenectomy for malignant melanoma. Ann Surg 186: 635-642
18. Crowley NJ, Seigler HF (1990) The role of elective lymph node dissection in the management of patients with thick cutaneous melanoma. Cancer 66: 2522-2527
19. Drepper H, Köhler CO, Bastian B, Breuninger H, Bröcker EB, Gohl J, Groth W, Hermanek P, Hohenberger W, Kölmel K et al (1993) Benefit of elective lymph node dissection in subgroups of melanoma patients. Results of a multicenter study of 3616 patients. Cancer 72: 741-749
20. Eldh J, Suurkula M, Holmstrom H (1987) Prognosis for localized cutaneous melanoma treated with wide excision only, with special reference to development of regional node metastases. Tumori 73: 51-54
21. Evans RA (1995) Elective lymph node dissection for malignant melanoma: the tumor burden of nodal disease. Anticancer Res 15: 575-579

22. Evans RA (1995) Malignant melanoma: primary surgical management (excision and node dissection) based upon pathology and staging. Cancer 76: 2384–2385
23. Glass LF, Fenske NA, Messina JL, Cruse CW, Papaprot DW, Berman C, Puleo CA, Hepper R, Milotes G, Albertini J et al. (1995) The role of selective lymphadenectomy in the management of patients with malignant melanoma. Dermatol Surg 21: 979–983
24. Harris MN, Shapiro RL, Roses DF (1995) Malignant melanoma. Primary surgical management (excision and node dissection) based on pathology and staging. Cancer 75(Suppl 2): 715–725
25. Heller R, Becker J, Wasselle J, Baekey P, Cruse W, Wells K, Cox C, King B, Reintgen DS (1991) Detection of submicroscopic lymph node metastases in patients with melanoma. Arch Surg 126: 1455–1460
26. Karakousis CP (1993) The case for wide local excision and regional node dissection for high-risk cutaneous melanoma. Curr Opin Gen Surg 93: 303–309
27. Karakousis CP, Driscoll DL (1994) Groin dissection in malignant melanoma. Br J Surg 81: 1771–1774
28. Karakousis CP, Hena MA, Emrich LJ, Driscoll DL (1989) Axillary node dissection in malignant melanoma: Results and complications. Surgery 108: 10–17
29. Karakousis CP, Velez AF, Spellman JE, Scarozza J (1996) The technique of sentinel node biopsy. Eur J Surg Oncol 22: 271–275
30. Krag DN, Meijer SJ, Weaver DL, Loggie BW, Harlow SP, Tanabe KK, Laughlin EH, Alex JC (1995) Minimal-access surgery for staging of malignant melanoma. Arch Surg 130: 654–660
31. Lamki LM, Logic JR (1992) Defining lymphatic drainage patterns with cutaneous lymphoscintigraphy. In: Balch CM, Houghton AN, Milton GW, Sober AJ, Soong S-j. Cutaneous melanoma. 2nd edition. Philadelphia: Lippincott, pp 367–375
32. Landthaler M, Braun-Falco O (1989) Zur Therapie des malignen Melanoms im Stadium I. Offene Fragen und Empfehlungen. Onkologie 12: 269–272
33. Little JH, Davis NC (1978) Secondary malignant melanoma in lymph nodes: Incidence, time of occurence, and mortality. Aust N Z J Surg 48: 9–13
34. McCarthy WH, Shaw HM, Cascinelli N, Santinami M, Belli F (1992) Elective lymph node dissection for melanoma: two perspectives. World J Surg 16: 203–213
35. Meyskens FL Jr, Berdeaux DH, Parks B, Tong T, Loescher L, Moon TE (1988) Cutaneous malignant melanoma (Arizona Cancer Center experience). I. Natural history and prognostic factors influencing survival in patients with stage I disease. Cancer 62: 1207–1214
36. Morton DL, Wen DR, Wong JH, Economou JS, Cagle LA, Storm FK, Foshag LJ, Cochran AJ (1992) Technical details of intraoperative lymphatic mapping for early stage melanoma. Arch Surg 127: 392–399
37. O'Rourke MG, Louis A (1982) Metastases in malignant melanoma. Aust N Z J Surg 52: 154–157
38. Orfanos CE, Jung EG, Rassner G, Wolff HH, Garbe C (1994) Stellungnahme und Empfehlungen der Kommission malignes Melanom der Deutschen Dermatologischen Gesellschaft zur Diagnostik, Behandlung und Nachsorge des malignen Melanoms der Haut. Stand 1993/94. Hautarzt 45: 285–291
39. Petrek JA, Blackwood MM (1995) Axillary dissection: current practice and technique. Curr Probl Surg 32: 257–323
40. Petres J, Rompel R, Büttner P, Teichelmann K, Garbe C (1996) Elektive Lymphknotendissektion bei primärem malignen Melanom. Hautarzt 47: 29–34
41. Petres J, Rompel R (1997) Technik und Ergebnisse der elektiven Lymphknotendissektion beim malignen Melanom. In: Garbe C, Dummer R, Kaufmann R, Tilgen W (Hrsg) Dermatologische Onkologie. Springer, Berlin Heidelberg New York, pp 336–343
42. Reintgen DS, Cox EB, McCarty KS Jr, Vollmer RT, Seigler HF (1983) Efficacy of elective lymph node dissection in patients with intermediate thickness primary melanoma. Ann Surg 198: 379–385

43. Robert ME, Wen DR, Cochran AJ (1993) Pathological evaluation of the regional lymph nodes in malignant melanoma. Semin Diagn Pathol 10: 102-115
44. Ross MI, Balch CM (1992) General principles of regional lymphadenectomy. In: Balch CM, Houghton AN, Milton GW, Sober AJ, Soong SJ (Hrsg) Cutaneous melanoma. 2nd edition. Philadelphia: Lippincott, pp 339-344
45. Scott RN, McKay AJ (1993) Elective lymph node dissection in the management of malignant melanoma. Br J Surg 80: 284-288
46. Shaw HM, McCarthy WH, McCarthy SW, Milton GW (1987) Thin malignant melanomas and recurrence potential. Arch Surg 122: 1147-1150
47. Shaw JH, Rumball EM (1990) Complications and local recurrence following lymphadenectomy. Br J Surg 77: 760-764
48. Sim FH, Taylor WF, Pritchard DJ, Soule E (1986) Lymphadenectomy in the management of stage I malignant melanoma: a prospective randomized study. Mayo Clin Proc 61: 697-705
49. Slingluff CL, Stidham KR, Ricci WM, STanley WE, Seigler HF (1994) Surgical management of regional lymph nodes in patients with melanoma. Experience with 4682 patients. Ann Surg 219: 120-130
50. Sterne GD, Murray DS, Grimley RP (1995) Ilioinguinal block dissection for malignant melanoma. Br J Surg 82: 1057-1059
51. Thompson JF, McCarthy WH, Bosch CM, O'Brien CJ, Quinn MJ, Paramaesvaran S, Crotty K, McCarthy SW, Uren RF, Howman-Giles R (1995) Sentinel lymph node status as an indicator of the presence of metastatic melanoma in regional lymph nodes. Melanoma Res 5: 255-260
52. Veronesi U, Adamus J, Bandiera DC, Brennhovd O, Caceres E, Cascinelli N, Claudio F, Ikonopisov RL, Javorski VV, Kirov S et al. (1982) Delayed regional lymph node dissection in stage I melanoma of the skin of the lower extremities. Cancer 49: 2420-2430

Sentinel-Lymphknoten-Dissektion

J. Koller, D. Gmeiner, J. Kiesler und L. Rettenbacher

Die Bedeutung regionaler Lymphknoten beim malignen Melanom

Das Melanom gehört zu den bevorzugt lymphogen metastasierenden Tumoren. Regionale Lymphknotenmetastasen stellen bei etwa 50 % aller Melanompatienten das erste Progressionsereignis dar, wobei das erste Rezidiv in 80 % aller Fälle innerhalb der ersten 3 Jahre nach der Operation des Primärtumors auftritt [1].

Der metastatische Befall regionaler Lymphknoten bedeutet eine wesentliche Prognoseverschlechterung. Bei klinisch faßbaren, regionalen Lymphknotenvergrößerungen fällt die 5 Jahres-Überlebensrate auf 27 % [2].

Andererseits gehen klinisch noch nicht faßbare regionale Lymphknotenmetastasen, die nur einen oder zwei der Lymphknoten betreffen, mit einer deutlich besseren Überlebensrate einher, als bei Patienten im klinischen Stadium II [3]. Dennoch beeinflussen sogar Mikrometastasen in regionalen Lymphknoten, die mit der konventionellen HE-Färbung nicht sichtbar sind, die Prognose nachhaltig: 43 % (6 von 14) der Patienten bei denen eine prophylaktische selektive Lymphadenektomie durchgeführt wurde, verstarben mit zwar negativem sentinel lymphnode in der konventionellen HE-Färbung, aber immunhistochemisch nachweisbaren Mikrometastasen innerhalb von 12 Jahren, während nur 21 % der Patienten mit sowohl histologisch als auch immunhistochemisch negativem Lymphknoten im selben Beobachtungszeitraum verstarben [4]. Die Annahme eines möglichen Vorteils der frühzeitigen prophylaktischen Entfernung eventuell metastatisch befallener regionärer Lymphknoten bewirkte die Einführung der elektiven regionalen Lymphadenektomie (ELND) bzw. der En-bloc-Resektion des gesamten Weichteilmantels zwischen Primärtumor und der regionären Lymphknotenstation.

Obwohl einige Autoren einen gewissen Überlebensvorteil durch die ELND für bestimmte Patienten-Subgruppen postulieren [5], konnte sich die Methode nicht allgemein etablieren. Weisen doch immerhin etwa 75 % aller derart operierten Melanompatienten im klinischen Stadium I einen histologisch und immunhistochemisch negativen SN auf und wurden daher unnötigerweise einer relativ großen und komplikationsreichen Operation unterzogen.

Dazu kommt noch, daß der eigentliche „sentinel node" durch die ELND nicht immer miterfaßt wird, weil er abgelegen und anders als zuvor vermutet situiert war, was auch die immer wieder vorkommenden regionalen Lymphknotenrezidive trotz Durchführung der ELND erklärt.

Die Einführung des „lymphatic mapping" Mitte der 80er-Jahre durch Donald Morton vermeidet die Nachteile der ELND.

Die Methode beruht auf einer selektiven Darstellung des jeweils ersten im regionalen Abfluß eines Melanoms liegenden Lymphknotens, des „sentinel lymphnode" (SN, auch Wächter- oder Vorposten-Lymphknoten) mit einem radioaktiven bzw. Farbstoffmarker. Man kann die Funktion des SN durchaus mit der einer Kläranlage in einem Fluß vergleichen, in welcher neoplastische Zellen, die über die zugehörige regionäre Lymphbahn in den SN gelangen, hängenbleiben. Daß dieser Vergleich zulässig ist beweist die hohe Spezifität des SN. In weniger als 2 % aller Fälle erweisen sich andere regionäre Lymphknoten als der SN metastasiert.

Indikation und Technik

Wir führen die Biopsie des SN ab einer Eindringtiefe von 1 mm nach Beslow und/oder Clark III durch, weil dünnere Melanome nur selten zur Metastasierung führen.

In einem ersten Schritt erfolgt die szintigraphische Darstellung des SN durch intrakutane Injektion mit TC 99m markiertem Nanocolloid in einer durchschnittlich verabreichten Dosis von 50 mmBq in die unmittelbare Umgebung des primären Melanoms bzw. der Narbe nach einer knappen diagnostischen Exzision.

Die maximale Radioaktivität der Haut unmittelbar über dem SN wird mit der Gammakamera gemessen und im Punktum maximum mit einem Farbstift markiert. Nach der Einleitung der Narkose erfolgt eine weitere, ebenfalls intrakutane Umspritzung des Tumors (bzw. der Narbe nach knapper diagnostischer Exzision) mit Patentblau-5 Lösung, die in der Regel innerhalb weniger Minuten über die drainierenden Lymphbahnen zum SN gelangt, sich dort anreichert und eine zusätzlich visuelle Darstellung des SN ermöglicht (Abb. 1).

Die Schnittführung erfolgt im Bereich des vom Nuklearmediziner markierten Punktum maximums, wobei man sich zunächst mit Hilfe einer intraoperativ

Abb. 1. Das afferente Lymphgefäß endet beim SN

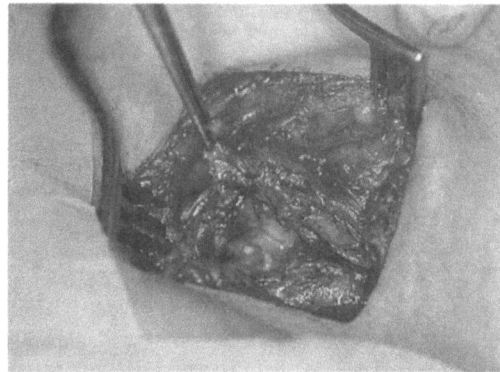

Abb. 2. Gammasonde zur intraoperativen Verwendung

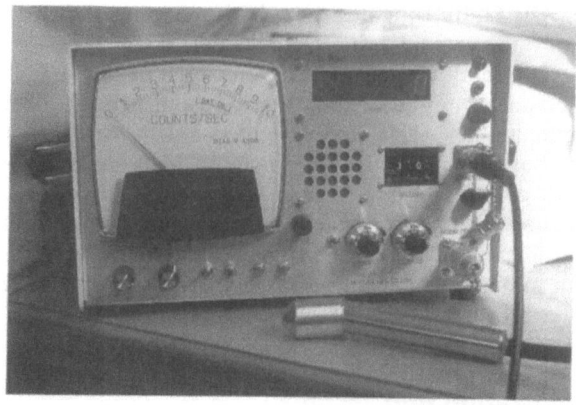

verwendbaren Gammasonde (Abb. 2) an den SN heranarbeitet, bis dieser dann aufgrund der Anfärbung mit Patentblau-5 auch optisch sichtbar wird. In den meisten Fällen sind der szintigraphisch maximal anreichernde Lymphknoten und der angefärbte Lymphknoten ident, bisweilen gelingt es jedoch nicht einen angefärbten SN darzustellen. Nach der Entfernung des SN darf nur schwache Restradioaktivität im Operationsgebiet vorhanden sein, ansonsten muß nach einem zweiten (oder auch mehreren) SN gesucht werden, weil sich die abführende Lymphbahn des Melanoms manchmal aufteilt und bei mehreren Lymphknoten enden kann. In etwa 2/3 aller Fälle ist jedoch nur ein sentinel lymphnode vorhanden [6].

Am Stamm kommt es nicht selten zu Mehrfachabflüssen, beispielsweise in eine Leistenregion und beide Axillen. In diesem Fall müssen alle drainierenden Lymphknotenstationen biopsiert werden;

In seltenen Fällen läßt sich bereits mit freiem Auge eine meist punktförmige Mikrometastasierung im SN erkennen, meistens jedoch sind nur mikroskopisch sichtbare Metastasen vorhanden. Ergibt die Untersuchung des SN eine bereits eingetretene Mikrometastasierung, müssen alle weiteren regionären Lymphknoten mitentfernt werden, um sicherzustellen, daß nicht andere, potentiell metastasierte regionäre Lymphknoten im Operationsgebiet verblieben sind. Weitere positive Lymphknoten sind allerdings nur in etwa 23 % der Patienten vorhanden [7].

Ergebnisse der SN-Biopsie

Seit 1995 bis Februar 1998 konnten an den Salzburger Landeskliniken 142 Patienten mit malignem Melanom nach dieser Methode operiert werden. 21 Patienten (15 %) wiesen einen oder mehrere positive SN auf. Wie zu erwarten, fand sich ein großer Unterschied in der Häufigkeit positiver SN, je nach Eindringtiefe des Primärtumors: In der Patientengruppe mit Melanom < 1,5 mm waren bei uns nur 6,7 % positiv, während bei „High-Risk" Melanomen ≥ 1,5 mm 28 % einen positiven SN aufwiesen.

Nur bei 2 Patienten mit zuvor negativem SN kam es zu einem Lymphknotenrezidiv in der operierten Region, wobei allerdings in beiden Fällen zuvor lokale bzw. Intransit-Rezidivmetastasen auftraten.

Diese Ergebnisse entsprechen ungefähr auch anderen Erfahrungen, wobei allerdings in manchen Fällen wesentlich höhere Raten positiver SN gefunden wurden. Dies mag einerseits an der noch nicht standardisierten histologischen Aufarbeitung der SN und eventuell zusätzlich durchgeführten immunhistochemischen Färbungen liegen, andererseits wurde aber von manchen Autoren keine genauere Substratifizierung der Eindringtiefe ihrer Melanompatienten vorgenommen, so daß die aufgetretenen Diskrepanzen vielleicht auch dadurch erklärbar sind, daß von einigen Untersuchern vermehrt dickere Melanome mit einer höheren Wahrscheinlichkeit der lymphogenen Metastasierung, von anderen indessen vermehrt Untergruppen mit dünneren Melanomen eingebracht wurden.

Die Stellung der SN-Biopsie in der Primärtherapie des Melanoms

Mit der SN-Biopsie ist der Beweis gelungen, daß Melanommetastasen in die regionalen Lymphknoten nicht nach dem Zufallsprinzip, sondern tatsächlich in den ersten im jeweiligen regionalen Lymphabfluß des Melanoms liegenden Lymphknoten erfolgen. Wie sonst könnte man die Tatsache erklären, daß bei unseren Patienten aber auch bei anderen Autoren nach Entfernung des SN fast keine regionalen Lymphknotenmetastasen aufgetreten sind, obwohl dies statistisch gesehen längst hätte der Fall sein müssen [8].

In unserem Fall hätte man unter Zugrundelegung der Tatsache, daß etwa 50 % aller regionalen Lymphknotenmetastasen innerhalb eines Jahres nach der Operation auftreten, bei einer Zugrundelegung von insgesamt 25 % zu erwartender regionaler Lymphknotenmetastasen mindestens in 10 Fällen ein regionales Lymphknotenrezidiv auftreten müssen, was nicht eingetreten ist.

Die SN-Biopsie eröffnet dazu neue Perspektiven in der prognostischen Aussage, aber auch zur adjuvanten Therapie mit positiven SN, weil diese Patientengruppe eventuell von einer zusätzlichen Hochdosis-Interferon-α-Immuntherapie profitieren könnte [9].

Es ist aber dennoch nicht zu erwarten, daß alle Melanompatienten in gleichem Maße von der SN-Biopsie profitieren können. Bei Melanomen mit einer Eindringtiefe über 4 mm besteht bereits zum Zeitpunkt der Erstoperation ein Risiko von mehr als 50 % für das synchrone Vorliegen von mikroskopischen Fernmetastasen jenseits des SN. In diesen Fällen kommt seine Entfernung zu spät. Am meisten dürfte daher die Patientengruppe mit Melanomen zwischen 1 und 4 mm Eindringtiefe von diesem aussagekräftigen, komplikationsarmen und vielleicht auch lebensverlängernden Verfahren profitieren.

Literatur

1. Braun-Falco O, et al (1986) Therapie und Prognose maligner Melanome der Haut DMW 1986, 111. Jg, Nr. 46: 1750–1760
2. Balch Charles M, MD (1981) A Multifactorial Analysis of Melanoma III. Prognostic Factors in Melanoma Patients with Lymph Node Metastases (Stage II); Ann Surg Vol 193: 377–388
3. Roses Daniel F, MD, et al (1985) Prognosis of Patients with Pathologic Stage II Cutaneous Malignant Melanoma. Ann Surg, Vol 201, Nr. 1: 103–107
4. Cochran Alistair J, MD (1988) Occult Tumor Cells in the Lymph Nodes of Patients with Pathological Stage I Malignant Melanoma. The American Journal of Surgical Pathology 12(8): 612–618
5. Balch Charles M, MD, et al (1996) Efficacy of an Elective Regional Lymph Node Dissektion of 1 to 4 mm Thick Melanomas for Patients 60 Years of Age and Younger, Scientific Papers. Annals of Surgery Vol 224, Nr. 3: 255–266
6. Koller J, et al (1997) Selektive regionale Lymphadenektomie. Zeitschrift für Hautkrankheiten, H + G 7 (72): 492–496
7. Brady S, Mary MD (1997) Sentinel Lymph Node Evaluation in Melanoma. Arch Dermatol/Vol 133: 1014–1020
8. Pijpers R et al (1997) Sentinel node biopsy in melanoma patients. World J Surg (United States) 21 (8): 788–92
9. Kirkwood JM, et al (1996) Interferon alfa-2b Adjuvant Therapy of High-Risk Resected Cutaneous Melanoma: The Eastern Cooperative Oncology Group Trial EST 1684. Journal of Clinical Oncology, Vol 14, Nr. 1: 7–17

Lymphatic Mapping und Sentinel Lymph Node Biopsy – Eine kritische Stellungnahme

H. Winter, E. Dräger, H. Audring und W. Sterry

Einleitung

Selten hat eine neue diagnostische Methode weltweit so schnell Beachtung gefunden, wie das Anfang der 90er Jahre von Morton und Mitarbeiter inaugurierte und publizierte „lymphatic mapping" mit „sentinel lymph node biopsy" bei Patienten mit malignem Melanom [8, 9]. Theoretische Grundlage ist die hypothetische Vorstellung, daß bei lymphogener Metastasierung die Melanomzellen aus dem Tumorgebiet über exakt definierte Lymphabstrombahnen zu der entsprechenden regionären Lymphknotenstation wandern und hier zunächst auf einen vorgeschalteten Lymphknoten (sentinel lymph node (SLN) = Wächterlymphknoten) treffen. Dieser gilt als Vorposten und „Auffangbecken" der initialen lymphogenen Metastasierung. Erst wenn diese entscheidende Filterstation metastatisch aufgebraucht ist, ist mit einem Befall auch der nachgeschalteten regionären Lymphknoten zu rechnen. Nach intrakutaner Injektion einer Farbstofflösung peritumoral ist die farbliche Markierung der ableitenden Lymphbahnen aus dem Tumorgebiet sowie die des initialen Lymphknotens (SLN) der entsprechenden regionären Lymphknotenstation möglich. Durch die histopathologische Untersuchung des exstirpierten farblich markierten SLN können wertvolle diagnostische Aussagen über die lymphogene Ausbreitung der Melanomerkrankung getroffen werden. Nur bei eindeutigem metastatischen Befall des SLN wird eine Ausräumung der regionären Lymphknotenstation (selektive Lymphknotendissektion) durchgeführt. Dieses operationstaktische Vorgehen hat inzwischen zahlreiche Anhänger gefunden [2, 4, 6, 7, 10]. Neben der Farbstoffinjektionstechnik haben sich für die Identifikation des SLN auch lymphoszintigraphische Methoden bewährt [1, 4, 6, 7, 10, 11].

Der Aufgabenstellung entsprechend, sollen detaillierte Hinweise zur weiteren Verbesserung der Untersuchungstechnik gegeben werden, die u.a. das Aufsuchen und die Identifikation des SLN erleichtern. In diesem Zusammenhang wird auch der Stellenwert der unterschiedlichen Untersuchungsmethoden des exstirpierten SLN besprochen. Abschließend werden nach kritischer Auswertung der vorliegenden Untersuchungsergebnisse, trotz begründeter Bedenken hinsichtlich der Treffsicherheit der „sentinel lymph node biopsy," die unbestreitbaren Vorteile dieser neuartigen diagnostischen Untersuchungsmethode hervorgehoben.

Patienten

Nach routinemäßiger Einführung des „lymphatic mapping" mit „sentinel lymph node biopsy" bei Patienten mit primärem Melanom (klinisches Stadium I) an der Universitäts-Hautklinik der Charité in Berlin im Jahre 1995 wurden bis Juli 1998 insgesamt 422 derartige Untersuchungen durchgeführt. Dem gültigen operativen Melanomtherapiekonzept entsprechend, erfolgte bei allen Patienten mit pT2-Tumoren und nachgewiesener Metastasenfreiheit im Wächterlymphknoten keine elektive Lymphknotendissektion (ELND). Demgegenüber wurde bei Patienten mit pT3- und pT4-Tumoren auch bei fehlendem Metastasennachweis im SLN zusätzlich eine Ausräumung der Lymphknotenstation(en) vorgenommen. Somit konnten bei einer Gruppe von 244 Patienten, bei denen nicht nur der SLN sondern auch die nachgeschalteten Lymphknoten der entsprechenden regionären Lymphknotenstation untersucht wurden, verbindliche Aussagen über die Zuverlässigkeit und den Wert dieser Methode gemacht werden.

Methodik

Bei allen Melanom-Patienten wird 1 Tag vor der geplanten operativen Behandlung bzw. am Operationstag eine Lymphabstromszintigraphie in der Klinik für Nuklearmedizin der Charité durchgeführt. Das betrifft sowohl Patienten mit noch vorhandenem Tumor als auch Patienten, bei denen bereits eine unradikale oder diagnostische Exzision des Primärtumors vorgenommen worden ist (Abb. 1). Über technische Einzelheiten und über die Bedeutung der von uns

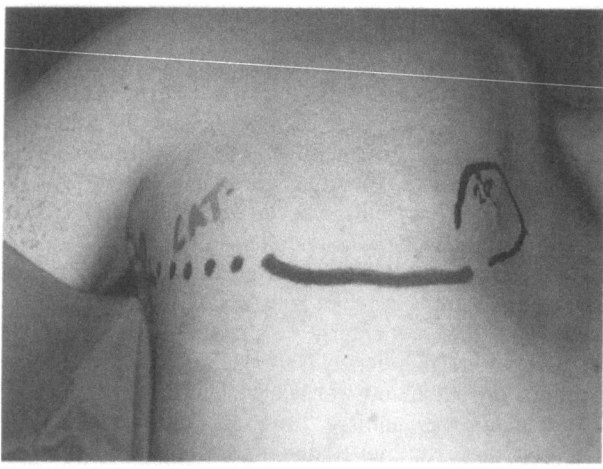

Abb. 1. 35jähriger Patient mit Zustand nach Exzision eines malignen Melanoms (pT2-Tumor) am Rücken paravertebral links. Lymphabstrombahn aus dem ehemaligen Tumorgebiet und des Wächterlymphknotens in der linken Axilla in 2 Ebenen. Geplantes Nachexzisionsgebiet

bereits 1984 entwickelten Lymphabstromszintigraphie für die Melanomchirurgie ist mehrfach berichtet worden [3, 12, 13, 14]. Neben der farblichen Markierung der individuell sehr variablen Lymphabstrombahnen aus dem Tumorgebiet erfolgt schon seit 1984 die zusätzliche Anzeichnung der topographischen Lage des Wächterlymphknotens der entsprechenden regionären Lymphknotenstation auf der Haut in 2 Ebenen. Als Radiopharmakon hat sich 99 mTc-markiertes Nanokolloid (Firma: Sorin Biomedica) bewährt. Im Operationssaal werden vor Operationsbeginn, analog zu den radioaktiven Depots, 6–8 intrakutane Depots mit insgesamt 1–2 ml Patentblau V (Firma: Byk Gulden) gesetzt. Anschließend wird mit einer speziellen Detektorsonde (C-Trak Labsystem, Firma: Care Wise/USA) das Punctum maximum der Radioaktivität über der regionären Lymphknotenstation gemessen und somit die lymphabstromszintigraphische Markierung des SLN überprüft. 10–15 Minuten nach der Farbstoffeinspritzung beginnt die Operation mit einem Schrägschnitt axillär, inguinal oder zervikal, im Bereich der lymphabstromszintigraphisch markierten Lymphabstrombahn in Nähe des angezeichneten Wächterlymphknotens. Nach Aufsuchen der mittels Mapping farblich dargestellten Bahn und Verfolgen derselben bis zum angefärbten SLN, der noch zusätzlich mittels Detektorsonde identifiziert wird, erfolgt die gezielte Exstirpation (Abb. 2). Bei Anfärbung mehrerer Lymphknoten sollte die Rangfolge der exstirpierten Lymphknoten nach der radioaktiven Speicherkapazität bestimmt werden. Handelt es sich um Tumorlokalisationen am Rumpf, Oberarm und Oberschenkel sowie in der Kopf-Halsregion wird zusätzlich die Transitstrecke bis zum Tumorgebiet zusammen mit der lymphabstromszintigraphisch und farblich markierten Lymphabstrombahn(en) exzidiert (Abb. 3) und die Nachexzision mit definitivem Sicherheitsabstand vorgenommen. Eine ELND erfolgt nur bei pT3- und pT4-Tumoren. Abschließend wird die Vollständigkeit der Lymphknotendissektion ebenfalls mit der Detektorsonde überprüft.

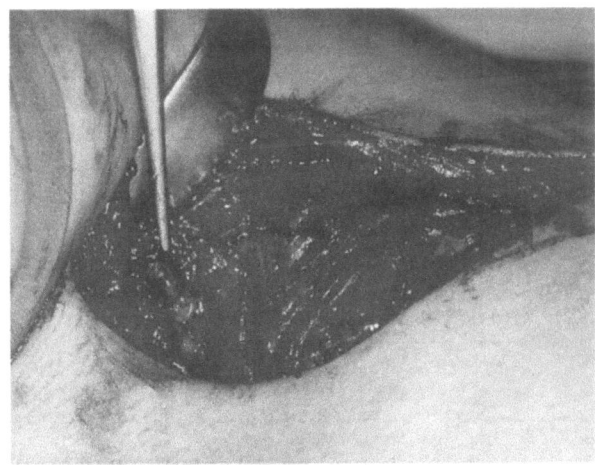

Abb. 2. Nach intrakutaner Injektion von Patentblau um die Operationsnarbe herum Darstellung der Lymphabstrombahn und des Wächterlymphknotens (Sondenspitze) in der linken Axilla

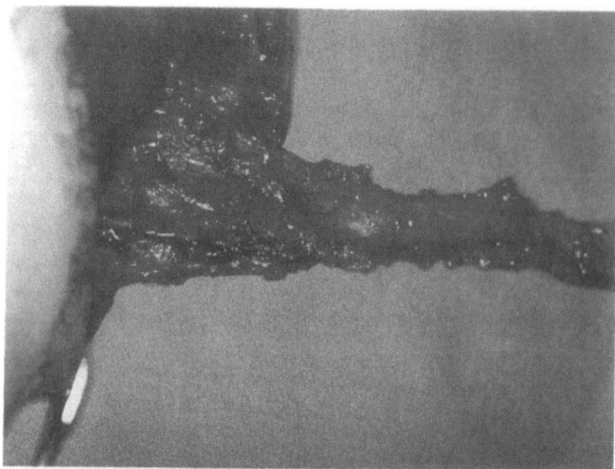

Abb. 3. Nach Exstirpation des Wächterlymphknotens gezielte Exzision der Transitstrecke zusammen mit der Lymphabstrombahn aus dem ehemaligen Tumorgebiet und anschließender Nachexzision

Der exstirpierte Wächterlymphknoten muß anhand von Stufenschnitten sorgfältig histopathologisch und immunhistochemisch (HMB 45, ggf. S 100) untersucht werden. In der Mehrzahl der Fälle sind noch zusätzlich RT-PCR-Untersuchungen durchgeführt worden.

Ergebnisse

Eine Zusammenstellung der Untersuchungsergebnisse (histopathologisch und immunhistochemisch) von 244 Patienten mit ELND, bei denen neben der Untersuchung des SLN auch die nachgeschalteten regionären Lymphknoten beurteilt wurden, zeigt die Tabelle 1. In etwa Zweidrittel der Fälle (165 Pat.; 67,6%) wurde weder im SLN noch in den nachgeschalteten Lymphknoten ein metastatischer Befall nachgewiesen. Bei 72 Patienten (29,5%) wurden Metastasen im SLN beschrieben. Davon zeigten 27 Patienten (11,1%) zusätzlich auch Metastasen in nachgeschalteten Lymphknoten. Demgegenüber war nach histopathologischer und immunhistochemischer Untersuchung im SLN von insge-

Tabelle 1. Untersuchungsergebnisse von 244 Patienten mit histopathologischer und immunhistochemischer Untersuchung des sentinel lymph node (SLN) und nachgeschalteter regionärer Lymphknoten (ELND)

	SLN ⊖ Regionäre LK ⊖	SLN ⊕ Regionäre LK ⊖	SLN ⊕ Regionäre LK ⊕	SLN ⊖ Regionäre LK ⊕
n	165	45	27	7
%	67,6	18,4	11,1	2,9

samt 7 Patienten (2,9 %) kein metastatischer Befall nachgewiesen, während nachgeschaltete regionäre Lymphknoten befallen waren.

Bei der Exzision der Transitstrecke zusammen mit der lymphabstromszintigraphisch und farblich markierten Lymphabstrombahn(en) aus dem Tumorgebiet wurden bei 4 weiteren Patienten eindeutige, nachfolgend histopathologisch und immunhistochemisch bestätigte In-transit-Metastasen gefunden, die zuvor klinisch nicht diagnostiziert werden konnten.

Von den 178 Patienten mit pT2-Tumoren ließ sich bei 9 Patienten histopathologisch und immunhistochemisch ein metastatischer Befall des SLN nachweisen. Deshalb erfolgte in zweiter Sitzung die selektive Ausräumung der regionären Lymphknotenstation. Die verbleibenden 169 Patienten, bei denen auf eine ELND verzichtet wurde, wurden kontinuierlich nachkontrolliert. Im Nachuntersuchungszeitraum entwickelten 7 Patienten (6 Monate bis 2 Jahre nach der Primäroperation) eine lymphogene regionäre Metastasierung. Trotz therapeutischer Lymphknotendissektion ist bereits eine Patientin an den Folgen des Tumorleidens verstorben.

Besprechung

Das von Morton und Mitarbeiter [8, 9] entwickelte „lymphatic mapping" mittels Farbstoffmarkierung sollte stets durch den Einsatz lymphoszintigraphischer Untersuchungstechniken ergänzt werden [1, 4, 6, 7, 10, 11]. In diesem Zusammenhang hat sich die von uns 1984 inaugurierte Lymphabstromszintigraphie [3, 12, 13, 14] besonders bewährt. Dadurch kann nicht nur der Verlauf der individuell sehr variablen Lymphabstrombahnen aus dem Tumorgebiet sondern auch die topographische Zuordnung des SLN der entsprechenden regionären Lymphknotenstationen exakt bestimmt und auf der Haut in 2 Ebenen schon präoperativ markiert werden. Nach Aufsuchen der mittels Mapping farblich markierten Lymphabstrombahn(en) und Verfolgen derselben bis zum angefärbten SLN kann dieser durch den zusätzlichen Einsatz der Detektorsonde wesentlich leichter identifiziert werden. Werden mehrere angefärbte Lymphknoten innerhalb einer Lymphknotenstation gefunden, so erfolgt die Zuordnung des entscheidenden SLN und die weitere Rangfolge nach der radioaktiven Speicherkapazität. Bei fehlender farblicher Markierung des SLN (nur in seltenen Fällen) kann die gezielte Exstirpation des SLN anhand der lymphabstromszintigraphischen Darstellung unter Zuhilfenahme der Detektorsonde vorgenommen werden. Dabei ist die Radioaktivitätsspeicherung im SLN auch noch 24 Stunden nach der Lymphabstromszintigraphie ausreichend. Unter kombinierter Anwendung der Lymphabstromszintigraphie, der Detektorsonde und der Farbstoffmethode konnte im Untersuchungszeitraum bei allen von uns nach dieser Methode operierten Patienten der SLN exakt identifiziert und exstirpiert werden.

Die umfassende Untersuchung des exstirpierten SLN ist hinsichtlich einer möglichen lymphogenen Metastasierung von zentraler Bedeutung [2, 4, 6, 7, 8, 9, 10, 11]. Das Ergebnis dieser Untersuchung ist entscheidend für ein weiteres therapeutisches Vorgehen und ermöglicht darüber hinaus eine prognostische

Einschätzung. Die histopathologische Befundung anhand von Stufenschnitten sollte durch immunhistochemische Untersuchungen ergänzt werden [2, 4, 7, 11]. Um die Sensitivität und Spezifität der Lymphknotendiagnostik weiter zu erhöhen, sind in Übereinstimmung mit anderen Autoren [2] noch zusätzlich aufwendige RT-PCR-Untersuchungen an Wächterlymphknoten und an nachgeschalteten ausgeräumten regionären Lymphknoten durchgeführt worden. Selbst bei kritischer Wertung dieser Methode hinsichtlich ihrer Spezifität zeigen sich, häufiger als erwartet, folgenschwere Diskrepanzen zwischen fehlendem Metastasennachweis im SLN und metastasenverdächtigen Befunden in nachgeschalteten regionären Lymphknoten. Eine detaillierte Auswertung dieser Untersuchungsergebnisse wird gesondert zur Publikation eingereicht. In diesem Zusammenhang konnten in Übereinstimmung mit Angaben im Schrifttum [2, 4, 9, 10] auch bei ausschließlicher histopathologischer und immunhistochemischer Befundung bei 7 Patienten (2,9 %) eindeutige „Metastasensprünge" nachgewiesen werden. Wegen des fehlenden Metastasennachweises im SLN wäre in diesen Fällen keine selektive Lymphknotendissektion durchgeführt worden.

Mit 52 von insgesamt 244 Patienten ist der Anteil der befallenen SLN (29,5 %) relativ hoch im Vergleich zu den Angaben im Schrifttum [1, 4, 6, 7, 8, 9]. Mit zunehmender Tumordicke und Eindringtiefe steigt erwartungsgemäß die Zahl der positiven SLN. Bei nachgewiesenem metastatischen Befall des SLN muß unbedingt eine selektive Ausräumung der regionären Lymphknotenstationen, falls möglich als Kontinuitätsdissektion, vorgenommen werden, da bei 27 Patienten (11,1 %) auch in den nachgeschalteten Lymphknoten Metastasen nachgewiesen worden sind. Es handelt sich somit bei der „lymph node biopsy" eindeutig nur um eine diagnostische und nicht, wie neuerdings schon teilweise diskutiert, um eine therapeutische Maßnahme.

Von Interesse ist die Entfernung von In-transit-Metastasen bei 4 Patienten, die zuvor klinisch nicht diagnostiziert werden konnten. Diese Tatsache unterstreicht die Bedeutung der Mitentfernung der Transitstrecke zusammen mit der lymphabstromszintigraphisch und farblich markierten Lymphabstrombahn(en) aus dem Tumorgebiet bei Tumorlokalisation am Rumpf, Oberarm und Oberschenkel sowie in der Kopf-Halsregion.

Von 169 Patienten der zweiten Untersuchungsgruppe mit pT2-Tumoren, bei denen weder eine elektive noch eine selektive Lymphknotendissektion durchgeführt wurde, entwickelten, im Gegensatz zu Angaben im Schrifttum [7, 11], 7 Patienten im Nachuntersuchungszeitraum von 6 Monaten bis zu 2 Jahren lymphogene Metastasen. Trotz therapeutischer Lymphknotendissektion ist bereits eine Patientin an den Folgen des Tumorleidens verstorben. Demgegenüber stehen frühere Auswertungen unseres Patientengutes, die beweisen, daß im Untersuchungszeitraum von 1984–1993 kein Patient mit pT2-Tumor und ELND verstorben ist [13, 14].

Die Frage, ob bei Melanomen mit mittlerem und hohen Metastasierungsrisiko prinzipiell auf die ELND zugunsten der selektiven Lymphknotendissektion nach „sentinel lymph node biopsy" verzichtet werden kann, ist gegenwärtig noch nicht eindeutig zu beantworten. So konnte der prognostische Vorteil einer gezielten ELND, besonders bei Patienten mit pT3-Tumoren nachgewiesen werden [10, 12, 13, 14]. Nicht erkannte „Metastasensprünge" und auch In-transit-

Metastasen müssen kritisch gewertet werden. Andererseits ist bei konsequenter Durchführung der ELND in ca. 70 % mit einer Übertherapie zu rechnen, verbunden mit einer stärkeren Belastung der Tumorpatienten und einer höheren Komplikationsrate. – Eine abschließende Beantwortung der Frage nach der Aussagekraft und Sicherheit der „sentinel lymph node biopsy" kann nur nach Auswertung randomisierter prospektiver Studien erfolgen, wie sie gegenwärtig in den USA und Australien durchgeführt werden.

Unabhängig davon besitzt das „lymphatic mapping" mit „sentinel lymph node biopsy" eine Reihe von Vorteilen. Es handelt sich um ein relativ einfaches, minimal invasives, wenig belastendes diagnostisches Verfahren, das bei entsprechender Erfahrung und operationstechnischem Geschick oft auch in Lokalanästhesie durchgeführt werden kann. Darüber hinaus wird die gezielte Mitentfernung der ableitenden Lymphbahnen aus dem Tumorgebiet wesentlich erleichtert.

Ausdrücklich ist zu begrüßen, wenn auch die bisherigen Gegner einer ELND diese diagnostische Methode bei pT2-, pT3- und pT4-Tumoren übernehmen. Durch den frühzeitigen Nachweis einer lymphogenen Metastasierung mit nachfolgender selektiver Lymphknotendissektion ist, im Vergleich zur therapeutischen Lymphknotenausräumung im Rahmen der Nachkontrolle nach alleiniger Exzisionsbehandlung primärer Melanome, mit einer Verbesserung der Behandlungsergebnisse zu rechnen.

Literatur

1. Bachter D, Balda B-R, Vogt H et al. (1996) Die „sentinel" Lymphonodektomie mittels Szintillationsdetektor. Eine neue Strategie in der Behandlung maligner Melanome. Hautarzt 47: 754–758
2. Blaheta H-J, Breuninger H, Schittek G et al. (1998) Prädiktiver Wert der sentinel node biopsy. Zeitschrift für Hautkrankheiten, H+G 73: 327
3. Buchali K, Winter H, Blesin HJ, Schürer M, Sydow K (1985) Scintigraphy of lymphatic vessels in malignant melanoma of the skin before operation (en bloc excision). Eur Nucl Med 11: 88–89
4. Cochran AJ, Morton DL, Wen D-R (1998) The surgical pathology of dye-directed selective lymph node dissection. Protocol EORTC: in press
5. Drepper H und Mitarbeiter (1995) Welche Risikogruppen profitieren von der ELND? Langzeitstudie an 3616 Melanompatienten. In: Winter H, Bellmann KP (Hrsg) Operative Dermatologie: Möglichkeiten und Grenzen. Fortschr Operat Onkol Dermatol Bd 9. Springer, Berlin Heidelberg New York, S 239–246
6. Koller J, Hantich B (1998) Sentinel lymph node detection – Ein neuer Ansatz in der Primärdiagnostik und Therapie des malignen Melanoms. In: Garbe C, Rassner G (Hrsg) Dermatologie: Leitlinien und Qualitätssicherung für Diagnostik und Therapie. Springer, Berlin Heidelberg New York, S 271–273
7. Konz B, Weiss M, Sander Ch (1998) Die „Sentinel-Lymph-Node"-Exstirpation: Ein Fortschritt in der Melanomtherapie? In: Vereinigung für Operative und Onkologische Dermatologie (VOD) (Hrsg) VOD-Dialog Nr 2. MEDI-A-DERM Verlagsgesellschaft, München, S 4–10
8. Morton DL, Wen D-R, Cochran AJ (1992) Management of early stage melanoma by intraoperative lymphatic mapping and selective lymphadenectomy. Surg Oncol Clin North Am 1: 247–259
9. Morton DL, Wen D-R, Wong JH et al. (1992) Technical details of intraoperative lymphatic mapping for early stage melanoma. Arch Surg 127: 392–399

10. Ross MI, Reintgen D, Balch CM (1993) Selective lymphadenectomy: emerging role for lymphatic mapping and sentinel node biopsy in the management of early stage melanoma. Semin Surg Oncol 9: 219–223
11. Starz H, Balda B-R, Büchels H (1998) Sentinel-Lymphnodektomie bei malignem Melanom. Eine vorläufige Bilanz aus histomorphologischer Sicht. In: Garbe C, Rassner G (Hrsg) Dermatologie: Leitlinien und Qualitätssicherung für Diagnostik und Therapie. Springer, Berlin Heidelberg New York, S 274–277
12. Winter H, Sönnichsen N, Buchali K, Blesin HJ (1988) Melanomchirurgie – ein neues Therapiekonzept nach Lymphabstromszintigraphie. Z Klin Med 43: 1009–1017
13. Winter H, Bellmann KP, Audring H, Küchler I, Garbe C (1995) Prognoseverbesserung durch Kontinuitätsdissektion nach Lymphabstromszintigraphie bei Rumpfmelanomen. In: Winter H, Bellmann KP (Hrsg) Operative Dermatologie: Möglichkeiten und Grenzen. Fortschr Operat Onkol Dermatol Bd 9. Springer, Berlin Heidelberg New York, S 251–258
14. Winter H, Küchler I, Aurisch R (1996) Prognoseverbesserung in der Melanomchirurgie durch lymphabstromgerechte Kontinuitätsdissektion. Erfahrungen 10 Jahre nach Einführung der Lymphabstromszintigraphie. Akt Chir 31: 282–290

Therapeutische Lymphknotendissektion und Metastasenchirurgie beim malignen Melanom

R. P. A. Müller, J. Katsch, M. Hundeiker, A. Peters und A. Lippold

„The conclusion is that surgery should remain the treatment of choice whenever possible".

Allgemein akzeptierte chirurgische Therapiestrategien bei malignen Melanomen sind die lokale, dreidimensionale Exzision des Primärtumors mit entsprechendem Sicherheitsabstand sowie die therapeutische Lymphknotendissektion bei klinisch metastasenverdächtigen Befunden [5, 9, 12, 15, 18, 23, 30, 32, 35, 36, 37, 39, 40]. Das chirurgische Management bei Patienten mit Melanom-Metastasen kann sich als äußerst komplex erweisen. Die verschiedenen Muster der Metastasierung – lokale, regionale und disseminierte Metastasierung – die einzeln oder auch kombiniert auftreten können, implizieren häufig, ob und in welchem Ausmaß eine chirurgische Intervention möglich ist [2, 7, 21, 33, 38].

Waren frühere Arbeiten zu diesem Thema vorwiegend vom Standpunkt der operativen Reduktion der Tumormasse bestimmt, muß heute entsprechend neuerer immunologischer und molekularbiologischer Aspekte differenzierter geplant werden [11, 14].

So sind z. B. echte Lokalrezidive durch unvollständige Entfernung des Primärtumors etwas ganz anderes als Satelliten-, In transit-, regionale Lymphknoten- und Fernmetastasen. Diese entsprechen anderen Stadien der Tumorprogression und oft ist dabei die chirurgische Therapie nur eine palliativ-flankierende Maßnahme [16].

Das Auftreten von Fernmetastasen bedeutet für den Tumorpatienten eine drastische Verschlechterung seiner Prognose und stellt in der Regel den Therapeuten vor ein kaum lösbares Problem. Bei der Auswahl der einzuschlagenden Therapiemodalität muß eine differenzierte Patientenselektion vorgenommen werden. Operative Radikalität und individuelle Lebensqualität sollten immer einander gegenübergestellt werden. Auch bei disseminierten Metastasen, dies zeigen diverse Arbeiten, kann neben einer Beschwerdefreiheit oft auch ein verlängertes Überlebensintervall erzielt werden [6, 10, 16, 41].

Patienten, Methoden, Fragestellung

Die vorliegende Untersuchung basiert auf einer retrospektiven Analyse der Daten von Melanompatienten der Fachklinik Hornheide der Jahre 1967–1984 (N = 2257). Alle Patienten wurden hier diagnostiziert und therapiert. Die statistische Auswertung der Daten erfolgte mit dem Programm SPSS, der Kaplan-Meier-Survival-Analyse sowie dem Log Rank Test.

Folgende Fragestellungen wurden berücksichtigt:
- Anteil der Metastasen bei Diagnosestellung
- Metastasierungsmuster bei Diagnosestellung
- Verläufe nach chirurgischer Metastasentherapie

Ergebnisse

Von 2257 Melanompatienten wiesen 394 (17,5%) zum Zeitpunkt der Diagnosestellung bereits Metastasen auf. Es fand sich eine Geschlechterverteilung bei den Patienten mit ausschließlich Primärtumoren von 33,9% Männer und 66,1% Frauen. Bei den Patienten mit Metastasen ergab sich nur ein minimaler Unterschied im Geschlechtervergleich (49% Männer/51% Frauen). Das durchschnittliche Alter betrug für die Primärtumor-Gruppe 53,2 Jahre und für die Metastasen-Gruppe 52,2 Jahre.

Tabelle 1. Zusammenstellung der Patienten- und Tumorcharakteristika der Melanompatienten der Jahre 1967–1984 aus der Fachklinik Hornheide

Patienten- und Tumor-Charakteristik		Metastasiertes Stadium n=394		Alle Stadien n=2257	
		n	%	n	%
Männer		193	49	824	37
Frauen		201	51	1433	63
Alter:	Mittelwert	52.2		53.2	
	Median	52.0		54.0	
< 50 J.		177	45	931	41
> = 50 J.		217	55	1326	59
Kopf-Hals		80	20	525	23
Rumpf		116	30	581	26
Obere Extremität		52	13	363	16
Untere Extremität		123	31	765	34
PT unbek., nicht an der Haut		23	6	23	1
Stadium I				1863	83
II		335	85	335	15
III		59	15	59	2
Tumordicke					
0–0.75 mm		9	2	468	21
0.76–1.5 mm		22	6	456	20
1.51–3 mm		73	19	497	22
>3 mm		163	41	568	25
Unbekannte TD		127	32	268	12
	Mittelwert	2.93 mm		2.15 mm	
	Median	2.38 mm		1.36 mm	
Typ: LMM		7	2	169	7
SSM		114	29	1097	49
NM		123	31	448	20
andere Typen		49	12	331	15
keine Angaben		101	26	212	9

Tabelle 2. Häufigkeit und prozentuale Verteilung des Metastasierungsmusters

		Häufigkeit	Prozent	Gültige Prozente	Kumulierte Prozente
Gültig	nur Hautmetastasen	68	17.3	19.2	19.2
	nur LK-Metastasen	217	55.1	61.3	80.5
	nur Fernmetastasen	12	3.0	3.4	83.9
	Kombinationen	57	14.5	16.1	100.0
	Gesamt	354	89.8	100.0	
Fehlend	Systemdefiniert fehlend	40	10.2		
	Gesamt	40	10.2		
Gesamt		394	100.0		

Tabelle 3. Tabellarische Zusammenstellung der chirurgischen Therapiemodalitäten

		Häufigkeit	Prozent	Gültige Prozente	Kumulierte Prozente
Gültig	Axilla-Diss.	90	22.8	22.8	22.8
	Leistendiss.	86	21.8	21.8	44.7
	Neckdiss.	36	9.1	9.1	53.8
	mehrfache Diss.	5	1.3	1.3	55.1
	Exz. von LK-Metastasen	18	4.6	4.6	59.6
	nur LK-Bestrahlung	7	1.8	1.8	61.4
	Exz. reg. Hautmetastasen	41	10.4	10.4	71.8
	Exz. reg. Hautmeta. + proph. LK-Diss.	27	6.9	6.9	78.7
	Exz. reg. Haut- und LK-Meta.	38	9.6	9.6	88.3
	Exz. Haut- und LK-Meta. reg. und fern	19	4.8	4.8	93.1
	Exz. Haut- und LK-Fernmeta.	7	1.8	1.8	94.9
	Exz. Organfernmeta.	5	1.3	1.3	96.2
	keine op. Beh. Fernmeta.	8	2.0	2.0	98.2
	sonstige Therapien	3	.8	.8	99.0
	Keine Metastasentherapie	4	1.0	1.0	100.0
	Gesamt	394	100.0	100.0	
Gesamt		394	100.0		

Ein sehr deutlicher Unterschied fand sich bei der Analyse hinsichtlich der Tumortypen für die beiden Gruppen. Bei den Primärtumoren war das SSM mit 53 % häufigster Tumortyp. Im Gegensatz dazu war in der Metastasen-Gruppe das NM mit 31 % am häufigsten.

Erwartungsgemäß fiel die Analyse der Tumorstadien für die beiden Gruppen aus. Bei der Metastasen-Gruppe ergab sich eine deutliche Verschiebung zu den höheren Stadien.

Die Verteilung der Lokalisationen ergab keinen Unterschied beider Gruppen. Häufigster Sitz der Primärtumoren war die untere Extremität mit 35 % bzw. 31 % in der Metastasen-Gruppe (s. Tabelle 1).

Unter den 394 Patienten mit Metastasen zum Zeitpunkt der Diagnosestellung hatten 55,1 % nur Lymphknotenmetastasen, 17,3 % nur Hautmetastasen und 3 % nur Fernmetstasen. Im Gesamtkollektiv fanden sich 14,5 % mit kombiniertem Metastasenmuster. Da sich die Analyse nur auf die chirurgisch therapierten Fälle bezog wurden 10,2 % als systemdefiniert fehlend ausgewiesen. Diese Patienten wurden anderen Therapien zugeleitet (vgl. Tabelle 2).

Tabelle 3 weist die verschiedenen Therapiemodalitäten unter besonderer Berücksichtigung der chirurgischen Therapie aus.

Die Analyse zur Überlebenszeit nach chirurgische Therapie ergab für das Gesamtkollektiv eine mediane Überlebenszeit von 39 Monaten (s. Abb. 1). Bei der Differenzierung in 4 verschiedene Metastasentherapiegruppen zeigte sich ein hochsignifikanter Unterschied bzgl. ihrer Überlebenszeiten (s. Abb. 2).

Ein weiterer hochsignifikanter Unterschied fand sich zwischen den Stadien II und III alter Nomenklatur (UICC 1978) (s. Abb. 3).

Ein Benefit der ELND zeigte sich bei der Analyse bezüglich der Frage, ob die Exzision von regionären Hautmetastasen in Kombination mit prophylaktischer oder therapeutischer LK-Dissektion unterschiedliche Verläufe zeigt (s. Abb. 4).

Keine Unterschiede waren nachzuweisen bezüglich der ausgeräumten Lymphknotenregionen. Die Neckdissektions-Gruppe zeigte allerdings einen ungünstigeren Kurvenverlauf als für Axilla und Leiste.

Die Frage, ob Satellitenmetastasen prognostisch günstiger als In transit-Metastasen seien, konnte statistisch nicht beantwortet bzw. gesichert werden.

Besprechung

Die Prognose des Melanompatienten verschlechtert sich drastisch beim Auftreten von Metastasen [1]. Ganz entscheidend ist dabei das Metastasierungsmuster. Regionäre Metastasen erweisen sich als wesentlich günstiger als Fernmeta-

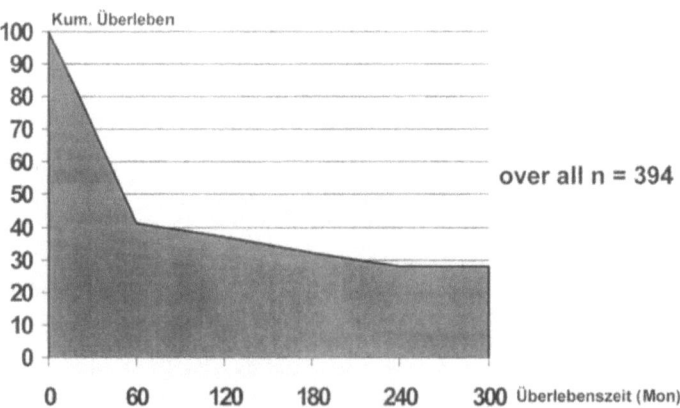

Abb. 1. Analyse zur postoperativen Überlebenszeit (ÜZ) aller Patienten mit Metastasen zum Zeitpunkt der Diagnosestellung, unabhängig vom Metastasierungsmuster. Mediane ÜZ betrug 39 Mon.

stasen [29]. Grundsätzlich kann eine Metastasierung jederzeit und in jedes Organ erfolgen, doch häufig ist die Haut, Lunge, Leber und Gehirn Sitz von Fernmetastasen [3, 8, 19, 24, 25]. Neben diesen Organen können auch häufig Knochen und Nebennieren metastatisch befallen werden [31].

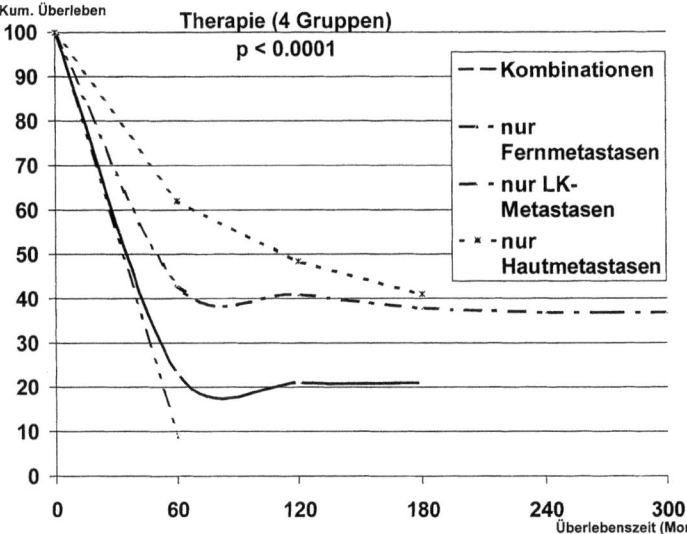

Abb. 2. Postoperative Überlebenszeit in Abhängigkeit vom Metastasierungsmuster

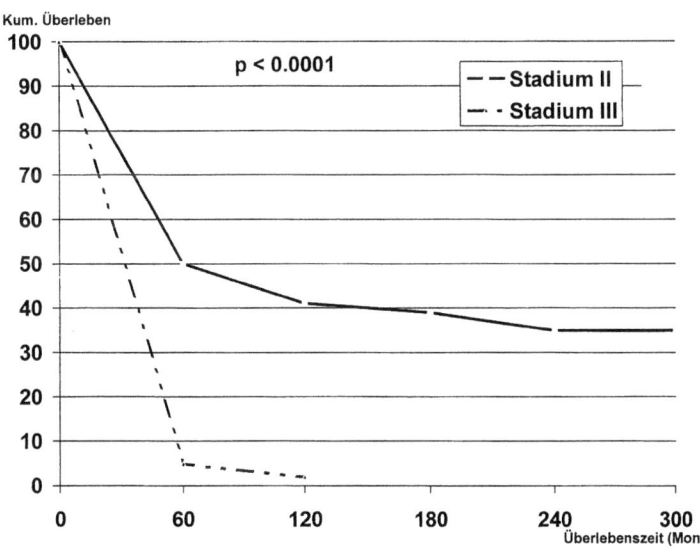

Abb. 3. Postoperative Überlebenszeit in Abhängigkeit vom Stadium (UICC 78)

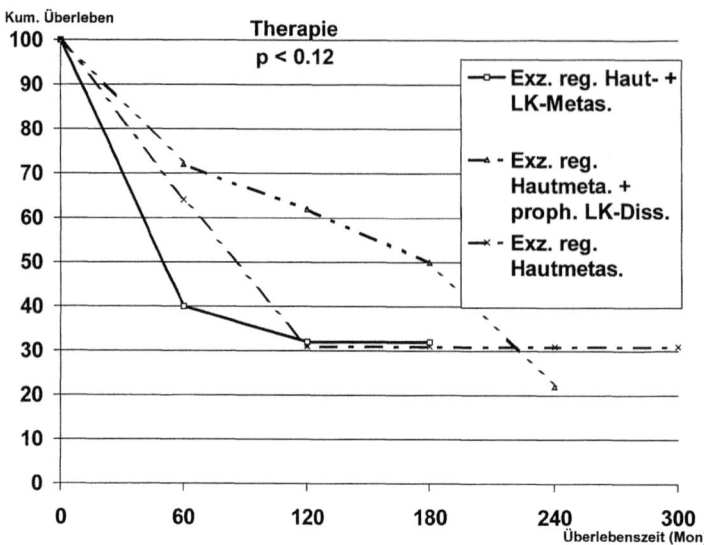

Abb. 4. Postoperative Überlebenszeit in Abhängigkeit der Therapiemodalität

Regionäre Metastasen fanden sich, wie aufgezeigt, am häufigsten in den regionalen Lymphknoten. Haut und subkutanes Gewebe sind zweithäufigster Sitz regionärer Metastasen.

Vor dem Hintergrund therapeutischer, chirurgischer Überlegungen gilt, daß grundsätzlich eine komplette Metastasenresektion anzustreben ist. Dies gelingt in der Regel bei regionären Metastasen und solitären Fernmetastasen am ehesten. Aber auch bei multiplen Metastasen sollte immer eine chirurgische Intervention, und sei es nur im Sinne einer Tumormassenreduktion, in Erwägung gezogen werden [14].

Das chirurgische Spektrum bei klinisch und/oder histologisch nachgewiesen regionären Metastasen erstreckt sich von der einfachen, mit 1 cm Sicherheitsabstand, durchzuführenden Exzision bis zur radikalen Lymphonodektomie [30]. Neben einer anatomisch orientierten Operationsstrategie ist in diesen Fällen eine subtile „no-touch"-Operationstechnik zu fordern. Erst beim Auftreten multipler, operativ nicht mehr erreichbarer Metastasen sollten Techniken, wie Kryo- oder Lasertherapie, angewandt werden [17, 28]. Eine Sonderstellung nimmt die regionale hypertherme Perfusion der Extremitäten oder einzelner Organe ein. Mangelnde eigene Erfahrungen erlauben zu dieser Methode keine bewertende Aussage, doch aus der Literatur geht hervor, daß eine bestimmte Subgruppe der Metastasenpatienten beim Einsatz dieser Methode einen Benefit erfährt [26, 27].

Bestimmte noch vor Jahren die Diskussion um die Effektivität der elektiven Lymphonodektomie (ELND) die wissenschaftliche Auseinandersetzung auf dem Gebiet der Lymphknotenchirurgie, so wird man nach der Einführung der sentinel Lymphonodektomie (SLND) künftig nur noch therapeutische Lymphonodektomien (TLND) durchführen. Das Ziel der TLND muß die vollständige, dh radikale Entfernung aller drainirenden Lymphknoten eines Einflußgebietes (Neckdissection, axillärer und inguinaler Bereich) sein [13]. Bei der axillären TLND muß die Ausräumung grundsätzlich bis zum Level III erfolgen, dh. die apikalen Lymphknoten (Lnn. axillares profundi) müssen mitentfernt werden. Im Bereich der Leistenlymphknoten wurde bisher bei der ELND in der Regel eine superfizielle, inguinale LND durchgeführt. Im Falle einer TLND sollte aber stets eine ilioinguinale LND erfolgen [20, 22, 34]. Nur diese gewährleistet eine Aussage über das gesamte Ausmaß einer Lymphknotenfilialisierung in diesem Bereich.

Beim Auftreten von Fernmetastasen gelten zwar die gleichen Grundsätze für den Einsatz chirurgischer Maßnahmen, jedoch besitzen diese Interventionen bei kurativer Intention zumeist palliativen Charakter. Hier stehen wiederum vorallem solitäre, operativ zugängliche Metastasen im Vordergrund. Gelegentlich können auch mehrere Metastasen operativ entfernt werden. Aus den Empfehlungen der Literatur lassen folgende Regeln ableiten:

- Max. chirurgische Intention   Haut, subkutanes Gewebe Lymphknoten
                                 Gehirn, Lunge, Nebennieren
- Min. chirurgische Intention   Knochen, Leber, Endokrinum
                                 Gastrointestinum, Auge

Chirurgische Strategien erfahren vielfältige Limitierungen. Nicht alles was machbar wäre wird im Einzelfall gewünscht und nicht jede Situation ist chirurgisch beherrschbar. Trotzdem besitzt die chirurgische Intervention heute noch beim malignen Melanom höchste Priorität. Für Primärtumoren wie für Metastasen ist die chirurgische und histologisch kontrollierte Entfernung Therapie der ersten Wahl. Noch stehen ihr Radiatio, Chemo- und Immuntherapie flankierend zur Seite, aber Anzeichen und Erfolge, gerade auf dem Gebiet der Immuntherapie, deuten daraufhin, daß ein Strategiewandel in der Therapie des malignen Melanoms für die Zukunft erwartet werden kann.

Literatur

1. Balch ChM et al. (1998) Cutaneous Melanoma. QM Publishing, St Louis, 3 rd ed
2. Beitsch P, Balch C (1992): Operative morbidity and risk factor assessment in melanoma patients undergoing in guinal lymph node dissection. Am. J. Surg. 164, 462–466
3. Boi S, Amichetti M (1991): Late metastases of cutaneous melanoma: Case report and literature review. J. Am. Acad. Dermatol. 24, 335–338
4. Brady MS, Coit DG (1997): Sentinel Lymph Node Evaluation in Melanoma. Arch. Dermatol. 133, 1014–1020
5. Braun-Falco O (1993): Maligne Melanome: Erfahrungen an 5.000 Patienten. Dt. Derm. 2, 170–180
6. Buzzell RA, Zitelli JA (1996): Favorable prognostic factors in recurrent and metastatic melanoma. J. Am. Acad. Derm. 34/5, 798–803
7. Coit DC, Rogatko A, Brennan MF (1991): Prognostic factors in patients with melanoma metastic to axillary or inguinal nodes. Ann. Surg. 214, 627–636
8. Coit DC (1998): Recurrent regional metastases and their management. In: Cutaneous melanoma. CM Balch, AN Houghton, AJ Sober, S-J Soong (eds.) 3 rd ed. QMP inc., St. Louis, pp. 301–309

9. Conley J (1990): Philosophy of surgical management. In: Melanoma of the head and neck, J. Conley (ed.) Thieme medical publishers, Inc., New York, 73–83
10. Drepper H et al. (1993): The prognosis of patients with stage III melanoma. Cancer 71, 716–724
11. Dummer R et al. (1996): Moderne Tumortherapie am Beispiel des Melanoms. Schweiz Rsch Med Prax 85, 1609–1614
12. Evans RA (1995): Malignant melanoma: primary surgical management. Cancer 76, 2384–2385
13. Frenzel U R (1997): Komplikationen der Lymphknotendissektion beim malignen Melanom der Haut. Dissertation, Humbolt-Univ., Berlin
14. Garbe C (1996): Verlängertes Überleben bei fernmetastasiertem Melanom und der Einfluß von Behandlungen. Hautarzt 47, 35–43
15. Geraghty PJ et al. (1996): Surgical therapy of primary cutaneous melanoma. Semin Surg Oncol 12, 386–393
16. Gohl J et al. (1996): Ist die chirurgische Therapie von Fernmetastasen maligner Melanome sinnvoll? Langenbecks Arch Chir 113, 122–126
17. Hill S, Thomas JM (1996): Use of the carbon dioxide laser to manage cutaneous metastases from malignant melanoma. Br J Surg 83, 509–512
18. Hohenberger W et al. (1996): Lymphknotendissektionen beim malignen Melanom. Chirurg 67, 779–787
19. Hundeiker M, Lippold A, (1997): Metastasierende Melanome geringer Breslow-Dicke. Hautarzt 48, 171–174
20. Ingvar C, Erichsen C, Jonsson PE (1984): Morbidity following prophylactic and therapeutic lymph node dissection for melanoma. Tumori 70, 529–533
21. Karakousis CP, Hena MA, Emrich LJ, Driscoll DL (1990): Axillary node dissection in malignant melanoma: results and complications. Surgery 108, 10–17
22. Karakousis CP, Driscoll DL (1994): Groin dissection in malignant melanoma. Brit. J. Surg. 81, 1771–1774
23. Karakousis CP (1996): Surgical treatment of malignant melanoma. Surg Clin North Am 76, 1299–1312
24. Köstler E, Seebacher C (1993): Das spätmetastasierende Melanom. Hautnah derm 5, 498–500
25. Kofler R. et al. (1994): Spätmetastasierung kutaner maligner Melanome. Hautarzt 45, 145–148
26. Koller J. et al. (1995): Hypertherme Extremitätenperfusion mit Melphalan bei lokoregionären Melanommetastasen. H+G 70/4, 271–274
27. Krementz ET, et al. (1996): Isolated hyperthermia chemotherapy perfusion for limb melanoma. Surg Clin North Am 76, 1313–1330
28. Lingam MK, McKay AJ (1995): Carbon dioxide laser ablation as an alternative treatment for cutaneous metastases from malignant melanoma. Br J Surg 82, 1346–1348
29. Moloney DM et al. (1996): Recurrences of thin melanoma: how effective is follow up? Br J Plast Surg 49, 409–413
30. Petres J, Müller RPA (1984): Operative Therapie – Maligne Melanome In: Onkologie der Haut, J. Petres, J. Kunze und R. P. A. Müller (eds.) Grosse Berlin, 124–141
31. Peters A, Lippold A, Hundeiker M (1997): Melanomerstmetastasen nach 10 und mehr Jahren Erscheinungsfreiheit. Hautarzt 48, 311–317
32. Rapaport DR, Reintgen DS Stadelmann W (1998): Inguinal lymphadenectomy. In: Cutaneous melanoma, 3rd ed., CM Balch, AN Houghton, AJ Sober, SJ Soong (eds.), QMP inc. St. Louis, pp. 269–280
33. Reintgen DS, Rapaport DR, Tanabe KK, Ross MI (1998): Lymphatic mapping and sentinel lymph-adenectomy. In: Cutaneous melanoma, 3 rd ed., CM Balch, AN Houghton, AJ Sober, SJ Soong (eds.), QMP inc. St. Louis, pp. 227–244
34. Singletary SE, Guinee VF, Shallenberger R (1992): Surgical management of groin nodal metastases from primary melanoma of the lower extremity. Surg. Gynecol. Obstet. 174, 195–200
35. Slingluff CL et al. (1994): Surgical management of regional lymph nodes in patients with melanoma. Ann. Surg. 219, 120–130

36. Tilgen W (1995): Malignant Melanoma: current therapeutic concepts. Onkologie 18, 534–547
37. Urist MM (1996): Surgical management of primary melanoma. CA Cancer J Clin 46, 217–224
38. Vorpahl U et al. (1996): Die Wertigkeit der Leistendissektion beim anorektalen Melanom. Zentralbl Chir 121, 483–486
39. Walz MK (1996): Grundzüge der Melanomchirurgie. Langenbecks Arch Chir 113, 111–114
40. Winter H, Küchler I, Aurisch R (1996): Prognoseverbesserung in der Melanomchirurgie durch lymphabstromgerechte Kontinuitätsdissektion. Akt. Chir. 31, 282–290
41. Wong S et al. (1993): The role of surgery in treatment of non regionally recurrent melanoma. Surgery 113, 389–394

Zur Metastasierung und zum weiteren Verlauf des malignen Melanoms der Haut

C. Seebacher, E. Köstler und R. Koch

Ein wesentliches Ziel der langjährigen Nachsorge von Melanompatienten ist die Früherkennung und Behandlung der Tumorprogression. Daher ist die Kenntnis der Erstlokalisation von Metastasen, deren zeitlicher Abfolge und der Risikogruppen für die Metastasierung von wesentlicher Bedeutung für die effektive Nachsorge.

Patienten und Methoden

Unsere Analyse umfaßt ca. 1550 Patienten mit primärem Melanom der Haut, die von 1972–1995 in unserer Klinik behandelt wurden und einschließlich der nahezu lückenlosen Nachuntersuchungsergebnisse in einem klinikeigenen, computergestützten Melanomregister gespeichert sind.

Vor der Auswertung wurde der Informationsstand überprüft. Lediglich von 67 Patienten = 4,3 % lagen keine aktuellen Informationen vor bzw. waren die letzten älter als 18 Monate.

Bei den folgenden Analysen wurden nur die Patienten berücksichtigt, bei denen der Clark Level und der vertikale Tumordurchmesser bestimmt werden konnten. Sie sind für einige Fragestellungen nach den Behandlungsjahrgängen 1972 – 1988 und 1989 – 1995 unterteilt.

Ergebnisse

Von 664 Patienten der Jahre 1972 – 1988 wurde bislang bei 217 Patienten, das sind 35,7 %, Metastasen registriert, von allen bis 1995 behandelten Patienten waren es 277 = 24,3 %. 50 % aller Metastasen waren bei Patienten mit dünnen Melanomen nach 2 bis 3 Jahren und mit dickeren Melanomen > 4 mm vertikaler Tumordurchmesser bereits nach einem Jahr registriert worden. 90 % aller Metastasen waren bei den dünneren Melanomen nach 6 Jahren, bei den dicken Melanomen nach etwas mehr als 4,5 Jahren aufgetreten. Die späteste Metastase trat nach 14 ½ erscheinungsfreien Jahren erstmals auf. (Tabelle 1)

Der Sitz der ersten Metastasen ist in der Tabelle 2 aufgeführt. Wurden gleichzeitig mehrere Metastasen an verschiedenen Lokalisationen festgestellt, sind diese alle in die Tabelle aufgenommen worden.

Tabelle 1. Metastasen in Abhängigkeit vom vertikalen Tumordurchmesser – 1972 bis 1995

Tumor-durchmesser	Alle Patienten	Metastasen n	%	50 % der Metast. Mon.	90 % der Metast. Mon.	Späteste Metastase Mon.
pTis	247	–		–	–	–
≤ 0,75	362	13	3,6	35	79	108
0,76–1,50	242	49	20,3	31	81	175
1,51–4,00	388	141	36,3	20	61	166
> 4,00	146	74	50,7	11	38	115
Summe ohne pTis	1138	277	24,3			

* Im klinischen Stadium I bei Erstbehandlung und mit bekanntem Tumordurchmesser.

Tabelle 2. Lokalisation der ersten Metastase(n)

	n	%
Lokalrezidiv	41	8,7
Satellitenmetastasen	31	6,6
Intransit-	46	9,7
Regionale Lymphknoten-	195	41,2
Ferne Lymphknoten-	27	5,7
Hautfern-	86	18,2
Organmetastasen	47	9,9
	473 =	100 %

Die Zahl der Organmetastasen, die als erste Absiedlung registriert wurden, haben wir in zwei Zeitabschnitte unterteilt. 14 Patienten der Behandlungsjahrgänge 1972–1988 hatte eine Organmetastase, das sind auf alle Patienten bezogen 2,3 %, bezogen nur auf die Metastasenträger 6,5 %. Von 886 der Erstbehandlungsjahrgänge 1989 bis 1995, in denen uns die bildgebende Diagnostik in unbegrenztem Umfange zur Verfügung stand, registrierten wir 33 Organmetastasen als erste, das sind 3,72 % bzw. von 96 Metastasenträgern 34,4 %.

Abbildung 1 zeigt das Metastasierungsgeschehen als Kaplan-Meier-Schätzung für die Jahre 1972–1995, Patienten der Jahrgänge 1972 bis 1988 entwickelten innerhalb einer 10jährigen Nachbeobachtungszeit Metastasen wie folgt: mit einem vertikalen Tumordurchmesser ≤ 0,75 mm hatten in 6,4 %, von 0,76–1,5 mm in 26,4 %, von 1,51–4,00 mm in 44,5 %, in der Gruppe der Tumoren über 4,00 mm Dicke waren 58,8 % metastasiert. Von 13 Patienten mit Tumoren ≤ 0,75 mm und Metastasen hatten nur zwei einen Clark-Level II (pT1), 9 Patienten den Clark-Level III (pT2) und 1 Patient den Level IV (pT3).

In einer weiteren Kaplan-Meier-Schätzung wurde der Zeitraum vom Auftreten der ersten Metastase bis zum Tod berechnet (Abb. 2). Die Kurve für dünne Melanome repräsentiert nur 5 Sterbefälle. Die übrigen Kurven sind deckungsgleich. 50 % der Patienten starben innerhalb von einem Jahr, nach 24 Monaten lebten nur noch 33,7 % unserer Patienten, die Metastasen entwickelt haben und

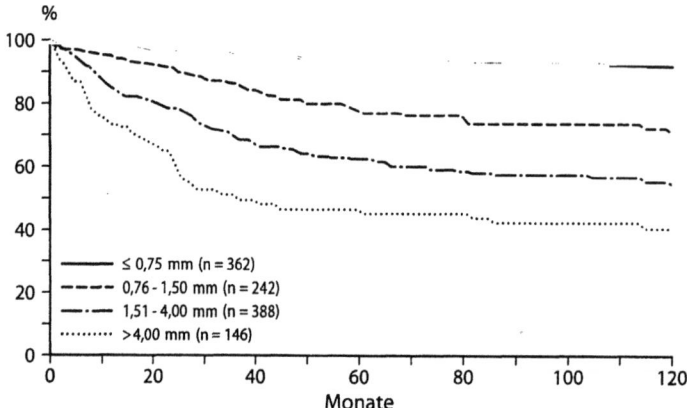

Abb. 1. Metastasierungshäufigkeit (%) des malignen Melanoms der Haut vom Beginn der Erstbehandlung in Abhängigkeit vom vertikalen Tumordurchmesser. Behandlungsjahrgänge 1972 bis 1995

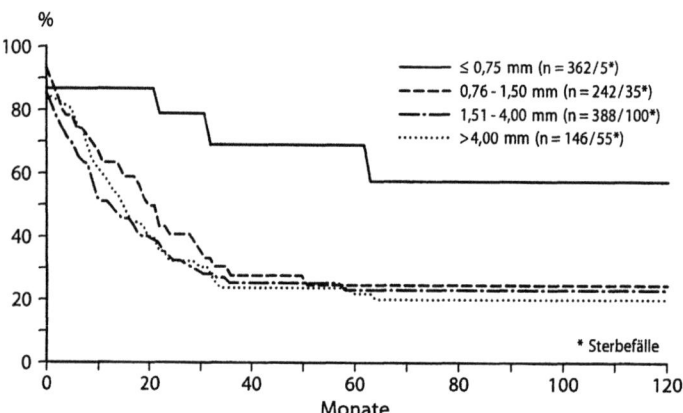

Abb. 2. Sterbekurven vom Auftreten der ersten Metastase bis zum Tod am Melanom. Behandlungsjahrgänge 1972 bis 1995

nach 36 Monaten sind es 25,6%. Danach schwenkt die Kurve nahezu in eine Gerade ein. Insgesamt überlebten von den Metastasenträgern etwa 25% unserer Patienten 10 Jahre und länger. Patienten mit Metastasen, die operativ entfernt werden konnten und die 3 Jahre rezidivfrei überlebten, haben offenbar gute Überlebenschancen.

Diskussion

Im Jahre 1990 hatten wir eine Computeranalyse der Behandlungsergebnisse von 772 Patienten mit malignem Melanom vorgestellt und diese Ergebnisse mit Daten anderer Zentren verglichen [13]. Dabei zeigte sich, daß trotz unterschiedlicher Therapiestrategien die Resultate einander entsprachen [1, 3, 13]. Die hier vorgelegte differenzierte Studie zum Metastasierungsverhalten nach allgemein akzeptierten Prognosekriterien [2, 3, 4] weist nach, daß es jenseits von In-situ-Befunden keine „no-risk" Fälle gibt, immerhin entwickelten 3,3 % der Patienten mit einem vertikalen Tumordurchmesser ≤ 0,75 mm Metastasen. Landthaler et al. [9] hatten bei 6,9 %, Hundeiker et al. [7] dagegen nur bei 1,8 % dieser Patientengruppe Metastasen aufgefunden. Bei dieser Patientengruppe scheint der Clark-Level als weiterer unabhängiger Prognosefaktor zu wirken, da von unseren Patienten nur 2 von 13 den für pT1 Tumoren adäquaten Clark-Level und 11 einen höheren aufwiesen (pT2 und pT3). Übereinstimmend ist festzustellen, daß Tumoren von geringer bis mittlerer Eindringtiefe später zu einer Progression führen als dickere [5, 9, 13], die generell noch nach mehr als 2 Jahrzehnten auftreten kann [8].

Nach unseren Ergebnisse sind die regionären Lymphknoten in 40 % der Fälle Sitz der ersten Metastase, gefolgt von Hautfernmetastasen (18 %), Organmetastasen (10 %) und Rezidiven im bzw. nahe des Operationsgebietes des Primärtumors (9 %). Etwa 90 % aller Metastasen treten, andere Autoren bestätigend [3], innerhalb von 5 Jahren auf; nach 3 Jahren leben noch ca. 25 % der Patienten mit stattgehabter Metastasierung. Nach diesem Zeitraum war nur noch eine geringfügige Erhöhung der Sterberate zu verzeichnen. Die Einzelfallauswertung zeigt, daß es sich bei diesen Langzeitüberlebenden nach Metastasierung um Patienten mit Intransit- und/oder regionären Lymphknotenmetastasen handelt, die jeweils unmittelbar nach Entdeckung chirurgisch entfernt wurden. Diese langen Überlebenszeiten rechtfertigen es, in jedem Fall die Operabilität zu überprüfen und wenn möglich, die chirurgische Sanierung vorzunehmen. Patienten mit Metastasen, die operativ entfernt werden konnten und die 3 Jahre rezidivfrei überlebten, haben offenbar gute Chancen einer Dauerheilung. Wenn es gelingt, wie wir und andere [6] nachweisen konnten, bei Früherkennung und -behandlung regionaler Metastasen in deutlich mehr als 20 % der Betroffenen (nicht einer Prognosengruppe) Heilung zu erreichen, dann ist damit ein treffliches Argument für eine konsequente Nachsorge für Melanompatienten gegeben, die nach den Richtlinien der Kommission malignes Melanom der Deutschen Dermatologischen Gesellschaft [11] erfolgen sollte. Die engmaschigen Kontrollen in den ersten 5 Jahren (Inspektion des Operationsgebietes und des gesamten Integuments, Palpation insbesonders der regionären Lymphknoten einschließlich deren Sonografie) bleiben die wesentlichsten Maßnahmen. Weitere bildgebende Diagnostik steht in der Bedeutung zurück und dient überwiegend der Abklärung von Verdachts- oder Zweifelsfällen.

Ob die Sentinel-Lymphonodektomie [10] zu einer höheren Geamtzahl von Überlebenden führen wird, bleibt abzuwarten. Vorbehalte, angesichts bisheriger weitgehender Erfolglosigkeit der elektiven Lymphonodektomie [2], erscheinen zumindest begründet.

Bei Vorliegen von Fernmetastasen mit in der Regel infauster Prognose erfolgt die Behandlung vorwiegend unter palliativen Gesichtspunkten, wobei stets die verbleibende Lebensqualität zu berücksichtigen ist [4] und das „Prinzip Hoffnung" unser Handeln mitbestimmt [8]. Wir wenden die Polychemotherapie nach dem BHD-Schema [4] an und haben, verglichen mit einem historischen Kontrollkollektiv, eine Verlängerung der medianen Überlebenszeit von 6 auf 12 Monate nach Entdeckung der Organmetastase erreicht. Welche Einflußfaktoren dazu führten, nicht zuletzt auch psychische Gesichtspunkte des intensiven Bemühens um den Patienten und des „Nicht aufgegeben-Seins", bleibt unbeantwortet. Entscheidend scheint uns die gute Tolerabilität dieser Therapie, die in der Regel ohne Beeinträchtigung der Lebensqualität durchgeführt werden kann. Stets aktuell und letztlich weitgehend die Prognose entscheidend wird, neben den Bemühungen um Prophylaxe (cave: Sonnenbrände) und Aufklärung, die Früherkennung des „schwarzen Hautkrebses" bleiben [12].

Literatur

1. Balch CM (1988) The role of elective lymph node dissection in melanoma: rationale, results, and controversies. J Clin Oncol 6: 163–172
2. Balch CM, Soong SJ, Bartolucco AA, Urist MM, Karakousis CP, Smith TJ et al (1996) Efficacy of an elective regional lymph node dissection of 1 to 4 mm thick melanomas for patients 60 years of age and younger. Ann Surg 224: 255–263
3. Braun-Falco O, Landthaler M, Hölzel D, Konz B, Schmoeckel C (1986) Therapie und Prognose maligner Melanome der Haut. Dtsch med Wschr 111: 1750–1756
4. Garbe C (1998) Leitlinien und Qualitätssicherung für Diagnose und Therapie des malignen Melanoms. In: Garbe C, Rassner G (Hrsg) Dermatologie. Leitlinien und Qualitätssicherung für Diagnostik und Therapie. Berichte von der 39. Tagung der Deutschen Dermatologischen Gesellschaft. Springer, Berlin-Heidelberg, pp 254–261
5. Garbe C, Stadler R, Orfanos CE (1989) Lokalrezidive und Metastasierung bei dünnen malignen Melanomen ($\leq$ 1 mm). Überlegungen zum Sicherheitsabstand bei primärer operativer Versorgung. Hautarzt 40: 337–343
6. Heite HJ (1981) Epidemiologie und Prognose. In: Weidner F, Tonak J (eds) Das maligne Melanom der Haut. Perimed Fachbuch, Erlangen, pp 11–26
7. Hundeiker M, Lippold A, Peters A (1997) Metastasierende Melanome geringer Breslow-Dicke. Hautarzt 48: 171–174
8. Köstler E, Seebacher C, Küster P (1990) Besondere Verlaufsformen der Melanom-Krankheit. Z Klin Med 45: 1631–1633
9. Landthaler M, Braun-Falco O, Schlamminger F, Schubert-Fritschle GC (1989) Späte Metastasierung bei malignem Melanom der Haut. Dtsch med Wschr 114: 1149–1152
10. Morton DL, Wen DR, Cochran AJ (1990) Management of early-stage melanoma by intraoperative lymphatic mapping and selective lymphadenectomy. An alternative to routine elective lymphadenectomy or „watch and wait". Surg Oncol Clin North Am 1: 247–259
11. Orfanos CE, Jung EG, Rassner G, Wolff HH, Garbe C (1994) Stellungnahme und Empfehlung der Kommission malignes Melanom der Deutschen Dermatologischen Gesellschaft zur Diagnostik, Behandlung und Nachsorge des malignen Melanoms der Haut. Stand 1993/94. Hautarzt 45: 285–291
12. Seebacher C (1988) Das maligne Melanom – eine Herausforderung für den Arzt. Z ärztl Fortbild 82: 401–404
13. Seebacher C, Steinert W, Küster P, Koch R (1990) Behandlungsergebnisse des malignen Melanoms – eine Computeranalyse von 772 Patienten. Dermatol Monschr 176: 337–344

Erfahrungen mit Serum-S100 in der Melanomnachsorge

G. KRÄHN, P. KASKEL, J. PEIREIRA WAIZENHÖFER, U. LEITER
UND R. U. PETER

Das kutane Melanom wird in Statistiken, die das Basalzellkarzinom und das Plattenepithelkarzinom vom spinozellulären Typ ebenso wie In-situ-Karzinome unberücksichtigt lassen, 1998 beim Mann als die sechst-, bei der Frau als die siebthäufigste Krebserkrankung aller neu auftretenden Fälle dargestellt [2]. Wie wir wissen, metastasiert das Melanom der Haut in ca. 20 % der Fälle [10]. Lokoregionäre Metastasen treten hierbei im Mittel nach 24, Fernmetastasen nach 33 Monaten auf [10]. Während die relative 5-Jahres Überlebensrate für das primär nicht metastasierende Melanom der Haut bei 89 % [10] bis 93 % [2] liegt, sinkt sie beim Melanom mit regionaler Metastasierung auf 61 %, bei Patienten mit fernmetastasierendem Melanom auf 16 % [2]. Um so wichtiger erscheint es, bei Patienten mit malignem Melanom eine Lymphknoten- bzw. Organbeteiligung frühzeitig festzustellen. Deswegen werden nach der Exzision des Primärtumors regelmäßige klinische Kontrolluntersuchungen durchgeführt unter Zuhilfenahme apparativer diagnostischer Maßnahmen (hochauflösende Sonographie, Röntgen, Computer- und Magnetresonanz-Tomographie) [12]. Dieser große, den Patienten psychisch belastende Aufwand ist sehr kostenaufwendig. Er wird nicht zuletzt deswegen betrieben, weil gezielte laborchemische Untersuchungen zur Früherkennung von Metastasen bisher nicht möglich waren. Unspezifische Parameter wie die Laktatdehydrogenase und Albumin tragen erst bei manifester Organmetastasierung im Spätstadium der Erkrankung wesentlich zum Erkenntnisgewinn bei. Es steht also bisher kein etablierter Parameter im Sinne eines Tumormarkers für das maligne Melanom zur Verfügung. Kürzlich wurde jedoch über die Bestimmung des Serum-S100 bei Melanompatienten mit Metastasen berichtet [9]. Aktuelle Ergebnisse von Djureen-Martenson et. al. lassen das Serum-S100 darüber hinaus als unabhängigen prognostischen Parameter bei Patienten mit Melanom erscheinen [5].

Das in gesättigtem Ammoniumsulfat bei neutralem pH lösliche S100 („soluble-100") wurde 1965 als bovines Protein beschrieben [13]. Nicht zuletzt wegen seiner Stabilität ist S100 (in Verbindung mit HMB45) ein in der Dermatohistopathologie routinemäßig eingesetzter immunhistochemischer Marker zur Abgrenzung des Melanoms von anaplastischen epitheloiden Tumoren [3]. Im eigentlichen Sinne wird mit „S100" eine Untergruppe dimerer Proteine (Molekulargewicht 21 kDa) bezeichnet. S100 zeigt in vitro intrazellulär Ca^{2+}-bindende Eigenschaften und liegt in den Isoformen $S100\alpha 0$, $S100\alpha$ und $S100\beta$ vor. Darüber hinaus sind zahlreiche strukturverwandte Proteine bekannt [4]. 1980 berichtete eine Gruppe um Professor Hershman erstmals über den Nachweis des S100 in humanen Melanomzellinien [8].

Wichtig für das Melanom ist die Isoform S100β, die aus zwei β-Isomeren gebildet wird. S100β liegt auf Chromosom 21q (Genregion 21q22.2–p22.3) [1] und kann aus Zellen neuroektodermaler Herkunft isoliert werden. Über den Nachweis des S100β-Proteins im Serum bei Melanompatienten mit Metastasen wurde früh berichtet [9]. Doch erst 1995 wurde die „klinische Signifikanz" dieser Entdeckung beschrieben [9]. Nach wie vor unklar ist die Funktion des S100 Proteins und auch der Sekretionsmechanismus in vivo konnte nicht beschrieben werden.

Die Entdeckung der Laktat-Dehydrogenase (LDH) im Jahre 1950 wird Meister zugeschrieben [7]. Es handelt sich um ein Enzym der Glykolyse, das in verschiedenen Untereinheiten vorliegt. Erhöhte LDH-Spiegel finden sich bei Herzinfarkt, Blut- und Muskelerkrankungen, bei Erkrankungen der Leber und malignen Tumoren.

Albumin stellt die wichtigste Eiweißfraktion des Blutplasmas dar. Es dient als Transportprotein der Aufrechterhaltung des Plasmavolumens und des onkotischen Druckes. Für die Bestimmung des Serum-S100 [11], der LDH und des Albumins stehen kommerziell erhältliche Verfahren zur Verfügung.

Ziel der hier vorgestellten Studie ist die Evaluierung von Serum-S100, Albumin und LDH als Parameter bei der Melanom-Nachsorge bei Patienten mit primärem Melanom und Patienten mit Melanom-Metastasen, und zwar unter Berücksichtigung Patienten- und Proben-abhängiger Ausschlußkriterien.

Material und Methoden

S100 wurde bei allen Melanom-Patienten der Abteilung Dermatologie des Universitätsklinikums Ulm routinemäßig prospektiv bestimmt. Von Mai 1997 bis März 1998 wurden 1006 Proben von 426 Patienten (1 bis 22 Proben) eingeschlossen. Unter den 227 weiblichen und 209 männlichen Patienten waren 316 mit UICC Stadium I und II (Tumordicke des primären Melanoms 0,15 mm bis 10 mm). 66 Patienten gehörten UICC Stadium III (Tumordicke des primären Melanoms 0,3 mm bis 9 mm) an: 15 mit Progression (Haut-, reg. Lymphknoten-Metastasen), 51 waren zum Zeitpunkt der Untersuchung ohne Progression. 34 Patienten befanden sich in UICC Stadium IV (Tumordicke des primären Melanoms 0,27 mm bis 10 mm). Hiervon hatten 28 neu aufgetretene Metastasen (inkl. Leber-, Lungen- und ZNS-Metastasen), 6 waren ohne erneute Progression. Hinzu kamen 20 in-situ-Melanom-Patienten und ein Kontrollkollektiv (32 Personen). Im einzelnen wurde wie folgt vorgegangen: Das in Heparinröhrchen abgenommene Blut wurde primär innerhalb desselben Tages, in der Regel drei bis fünf Stunden nach Blutentnahme abgesert, aliquotiert und bis zur Bestimmung bei $-70\,°C$ gelagert. Die Serum-Bestimmungen erfolgten mit kommerziell erhältlichen Verfahren. S100 wurde mittels eines halbautomatischen immuno-luminometrischen Verfahrens (Byk-Sangtec Diagnostica, Dietzenbach) nach den Vorgaben des Herstellers einfach blind bestimmt. Der „cut-off-level" betrug 0,12 ug/l. Der Referenzwert für das mit der Bromkresolgrün-Methode be-

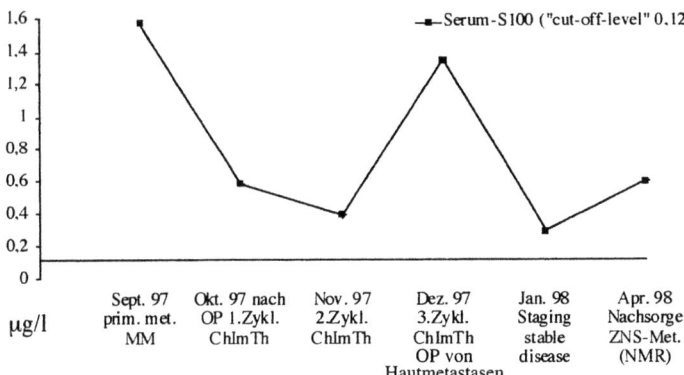

Abb. 1. Melanomnachsorge: Serum-Parameter im Vergleich (alle MM-Stadien)

stimmte Serum-Albumin (Boehringer Mannheim, Mannheim) lag bei 35–52 g/l, für die mittels eines optischen Tests bestimmte Serum-Laktat Dehydrogenase (Boehringer Mannheim) bei 80–240 U/l.

Klinische Ausschlußkriterien waren andere Krebserkrankungen einschließlich Hautkrebs, Niereninsuffizienz, kardio- oder zerebro-vaskuläre Eingriffe oder Erkrankungen, ein Hirntrauma vor weniger als einem Jahr, eine zerebrale Dysfunktion oder Retardierung, sowie eine periphere Polyneuropathie. Die statistische Auswertung erfolgte mittels geeigneter Testverfahren auf SAS. Hierfür wurde eine Probe pro Patient zum Zeitpunkt des oben genannten Stadiums eingeschlossen.

Ergebnisse

Serum-S100

Bei einem „cut-off-level" von < 0,12 µg/l zeigten alle 32 Kontrollpersonen normale S100-Serumspiegel. Der Median lag bei 0,029 µg/l (Minimum 0 µg/l, Maximum 0,104 µg/l). Von den 334 untersuchten Patienten mit in-situ-Melanom und Melanom UICC Stadium I und II war das S100 im peripheren Blut bei 305 Patienten (91,3 %) normal. Der Median lag bei 0,06 µg/l (Min. 0 µg/l, Max. 0.521 µg/l). Betrachtet man die Melanompatienten in Stadium UICC III und IV, so zeigen sich bei jenen mit Zustand nach Metastasierung 50/56 untersuchte Fälle (89,2 %) mit normalen Werten. Der Median bei Zustand nach Metastasen im Stadium III UICC lag bei 0,049 µg/l (Min. 0 µg/l, Max. 0,255 µg/l), im Stadium IV bei 0,029 µg/ml (0,003 µg/l bis 0,042 µg/l). Bei neu aufgetretenen Metastasen hatten 36/42 Patienten (85,7 %) im Stadium III und IV UICC erhöhte Serum-S100-Spiegel. Der Median lag hier im Stadium III UICC bei 0,133 µg/l (Min. 0,015 µg/ml, Max. 2,271 µg/l), im Stadium IV UICC bei 0,36 µg/ml (Min. 0 µg/l bis 40,17 µg/l). Insgesamt wurden bei 91 % der Melanom-Patienten ohne neu aufgetretene Metastasen normale Serum-S100-Spiegel beobachtet, während bei neu aufgetretenen Metastasen 84 % der Patienten

Tabelle 1. Verlaufsbeobachtung bei Melanommetastasen mittels Serum-S100 (Patientin 1; ChImTh = Chemoimmunotherapie)

	S100 n	↑	LDH n	↑	Albumin n	↓
Kontr. %	100 n=32	0	100 n=10	0	100 n=8	0
Keine Met. %	91 n=390	9	98 n=270	2	99 n=271	1
Neue Met. %	14 n=42	84	52 n=25	48	82 n=22	18

erhöhte Werte über dem „cut-off-level" von 0,12 µg/l zeigten. Die Sensivität für Metastasen lag bei 0,86, die Spezifität bei 0,92.

Serum-LDH

Bei einem Referenzwert von kleiner/gleich 240 U/l zeigten alle 10 Kontrollpersonen normale LDH-Spiegel im peripheren Blut. Der Median lag bei 181 U/l (Minimum 136 U/l, Maximum 231 U/l). Von den 237 untersuchten Patienten mit in-situ-Melanom und Melanom UICC Stadium I und II war die LDH bei 231 Patienten (97,5 %) normal. Der Median lag bei 166 U/l (Min. 97 U/l, Max. 381 U/l). Betrachtet man die Melanompatienten in Stadium UICC III und IV, so zeigen sich alle im Zustand nach Metastasierung untersuchten Fälle (100 %) normwertig. Der Median bei Zustand nach Metastasen im Stadium III UICC lag bei 177 U/l (Min. 134 U/l, Max. 238 U/l), im Stadium IV bei 150 U/l (148 U/l bis 151 U/l). Bei neu aufgetretenen Metastasen hatten 12/25 untersuchten Patienten (48 %) im Stadium III und IV UICC erhöhte LDH-Werte. Der Median lag hier im Stadium III UICC bei 218 U/l (Min. 146 U/l, Max. 250 U/l), im Stadium IV UICC bei 243 U/l (Min. 133 U/l bis 1130 U/l). Insgesamt wurden bei 98 % der Melanom-Patienten ohne neu aufgetretene Metastasen normale LDH-Spiegel beobachtet, während bei neu aufgetretenen Metastasen 48 % der Patienten erhöhte Werte zeigten. Die Sensivität für Metastasen lag bei 0,48, die Spezifität bei 0,98.

Albumin

Bei einem Referenzwert von größer gleiche 34 g/l zeigten alle 8 Kontrollgruppen normale Albuminspiegel im Blut. Der Median lag bei 51 g/l (Minimum 38 g/l, Maximum 56 g/l). Von den 240 untersuchten Patienten mit in-situ-Melanom und Melanom UICC Stadium I und II war das Albumin im peripheren Blut bei 238 Patienten (99,2 %) normal. Der Median lag bei 42 g/l (Min. 35 g/l, Max. 54 g/l). Betrachtet man die Melanompatienten in Stadium UICC III und IV, so zeigten jene mit Zustand nach Metastasierung bei 30/31 untersuchten Fälle (96,8 %) normale Spiegel. Der Median bei Zustand nach Metastasen im Stadium

III UICC lag bei 41 g/l (Min. 33 g/l, Max. 50 g/l), im Stadium IV bei 41 g/l (40 g/l bis 42 g/l). Bei neu aufgetretenen Metastasen hatten 4/22 Patienten (18,2 %) im Stadium III und IV UICC erniedrigte Albuminwerte. Der Median lag hier im Stadium III UICC bei 40 g/l (Min. 40 g/l, Max. 52 g/l), im Stadium IV UICC bei 39 g/l (Min. 16 g/l bis 51 g/l). Insgesamt wurden bei 99 % der Melanom-Patienten ohne neu aufgetretene Metastasen normale Albumin-Spiegel beobachtet, während bei neue aufgetretenen Metastasen 18 % der Patienten erniedrigte Werte aufwiesen. Die Sensitivität für Metastasen lag bei 0,18, die Spezifität bei 0,99.

Diskussion

Diese Ergebnisse bestätigen unabhängige Berichte, darunter eigene Vorarbeiten, verschiedener Arbeitsgruppen aus Schweden, den Niederlanden, Belgien und Deutschland [11], wonach das S100 im Serum bei 68 % bis 89 % der metastasierenden Melanome erhöht ist. Nachdem in einer Vorstudie [11] das nicht radioaktive immunoluminometrische Verfahren dem radioimmunometrischen Verfahren überlegen war, wurden die hier präsentierten Ergebnisse ebenfalls mit dieser Methode ermittelt. Für die Messungen der LDH und des Albumins wurde auf Standardverfahren gemäß der Empfehlungen der Deutschen Gesellschaft für Klinische Chemie zurückgegriffen.

Erhöhte Serum-S100-Spiegel finden sich danach bei Patienten mit neu aufgetretenen Melanommetastasen bei gut 84 % der Fälle. Falsch negative Ergebnisse fanden sich bei Patienten mit histologisch dedifferenzierten Metastasen mit raschem Fortschreiten der Erkrankung, sowie bei Hautmetastasen. Es bedarf weiterer Anstrengungen nicht zuletzt der Grundlagenforschung, um Hinweise für die Ursache dieser Beobachtung zu finden. Hautmetastasen hingegen entstehen vermutlich überwiegend auf dem Wege lymphogener Metastasierung, so daß in einem solchen Falle zum Zeitpunkt der Diagnose noch keine nachweisbare Metastasierung über die Blutbahn stattgefunden haben könnte. Dies würde die fehlende Nachweisbarkeit begründen. Es ist jedoch aufgrund der guten Sicht- und Tastbarkeit der Hautmetastasen bei der Ganzkörperinspektion von nachrangiger Bedeutung für die Melanomnachsorge.

Interessanterweise fanden sich in 8,7 % der Fälle mit In-situ-Melanom und Melanom UICC Stadium I und II positive S100-Werte im peripheren Blut ohne Hinweis auf eine Progression der Erkrankung im Staging. Es handelte sich in einem Falle um einen Patienten mit histologisch gesichertem in-situ-Melanom, bei dem die Ursache für die erhöhten Werte unklar bleibt. Die Anamnese wie auch die im Rahmen der Primärexzision durchgeführten Untersuchungen brachten keinen Hinweis für eine mit der Grundkrankheit assoziierte Ursache. Bei den übrigen Patienten handelte es sich um solche mit invasiven Melanomen (Tumordicke 0,18 mm bis 1,5 mm). Diese waren von 1989 bis 1998 diagnostiziert worden. Die maximale Serum-S100-Beobachtungszeit lag hier bei 10 Monaten. 18 Patienten zeigen seit Beginn der Messungen wiederholt erhöhte Werte ohne nachweisbare Progression. Eine Patientin zeigte nach 7 Monaten eine Haut-, nach 8 Monaten eine Lebermetastase und wurde für die Auswertung dem Stadium UICC IV zugeordnet. Bei sieben Patienten traten im Verlauf der Beobachtungen Erhöhungen des Serum-S100-Spiegels über den „cut-off-level" auf, ohne daß bisher eine Metastase festgestellt werden konnte. Hingegen fand sich bei einem Patienten mit Z.n. Metastase UICC III bei zuvor normalem Spiegel ein Anstieg des Serum-S100 im Verlauf. Hier konnte ein Lymphknotenmetastasen-Rezidiv festgestellt werden. Insgesamt lassen die vorliegenden Daten jedoch keine Aussagen über den prognostischen Wert erhöhter Serum-S100-Werte bei fehlender manifester Metastasierung zu.

Was die LDH angeht, so handelt es sich bei zwei Drittel der Fälle mit neu aufgetretenen Metastasen mit erhöhten LDH-Werten um Lebermetastasen, oft zugleich mit Lymphknotenbeteiligung.

In den Fällen mit erniedrigten Albuminwerten handelte es sich bei manifesten Metastasen ausnahmslos um Patienten im Endstadium der Erkrankung.

Demnach scheint das Serum-S100 als ein im Vergleich zu LDH und Albumin sinnvoller Parameter bei der Melanomnachsorge zu sein. Lediglich bei fortgeschrittener Metastasierung mag LDH und Albumin eine Bedeutung zukommen. Wie kürzlich berichtet, scheint das Serum-S100 hingegen außerdem geeignet zu sein zur Verlaufsbeobachtung bei Melanomerkrankung [11]. Hierfür sprechen nicht nur die oben geschilderten Daten, sondern es soll anhand von zwei Fällen auf die Verlaufsbeobachtung mittels Serum-S100 eingegangen werden.

Im ersten Verlaufsbericht handelt es sich um eine 64-jährige Patientin, bei der im September 1997 ein primär multipel metastasierendes akrolentiginöses Melanom (UICC Stadium III, Tumordicke 0,7 mm) diagnostiziert wurde. Das Serum-S100 lag zu Beginn bei 1,577 µg/l. Nach Exzision des Primärtumors und der makroskopisch sichtbaren Metastasen kam es zu einem Abfall des S100. Unter Chemoimmunotherapie fielen die Werte zunächst, blieben jedoch über dem „cut-off-level" und stiegen vor dem dritten Zyklus steil an. Im Staging einen Monat nach dem dritten Zyklus der Chemoimmunotherapie gingen die Serumwerte stark zurück, fielen jedoch wie zuvor nicht unter den „cut-off-level". Leider ging der langsame weitere Anstieg des Serum-S100 in den folgenden drei Monaten einher mit einer im Verlauf neu aufgetretenen ZNS-Metastase, die mittels Magnetresonanztomographie bestätigt wurde.

Im Zweiten handelt es sich um einen 75-jährigen Patienten, bei dem im April 1964 ein primäres Melanom der unteren Extremität erkannt worden war. Damals wurde das Melanom exzidiert, das Exzisionsgebiet wurde bestrahlt. Im Juli 1995 entwickelte der Patient eine regionäre Lymphknoten-Metastase, der Lymphabflußweg wurde saniert. Bis Juni 1997 blieb der Patient erscheinungsfrei, damals fiel in der Nachsorge ein erhöhtes Serum-S100 auf. Die computertomographischen Untersuchungen ergaben neben der vermuteten Lungenmetastase einen Befall der Nebenniere. Unter Chemoimmunotherapie kam es vor dem zweiten Zyklus nahezu zu einer Verdopplung des erhöhten Serum-S100 auf 0,548 µg/l. Vor dem dritten Zyklus jedoch ließ sich ein Abfall unter den „cut-off-level" von < 0,12 µg/l feststellen. Erfreulicherweise konnte im Staging nach Abschluß der Chemoimmunotherapie sechs Monate nach Diagnose der Metastase eine „stable disease", zwei Monate später eine erneute Remission festgestellt werden. Bisher konnte bei klinischer Erscheinungsfreiheit und normalen Serum-S100-Werten keine erneute Progression der Erkrankung diagnostiziert werden.

Zusammenfassend stellt sich aufgrund der hier vorgestellten Daten das Serum-S100 als ein im Vergleich zu LDH und Albumin sinnvoller Parameter bei der Melanomnachsorge dar. Insbesondere ist hiernach das Serum-S100 ein wertvoller Marker bei neu aufgetretenen Metastasen des malignen Melanoms. Es ergeben sich zudem starke Hinweise darauf, daß das Serum-S100 einen geeigneten Verlaufsparameter bei der Melanomnachsorge darstellt. Diese Daten müssen jedoch anhand weiterer prospektiver Studien validiert werden.

Die Autoren danken Frau Silvia Sander, Abteilung Biometrie und Medizinische Dokumentation der Universität Ulm (Direktor: Prof. Dr. med. W. Gans) sehr herzlich für die gewissenhafte und sorgfältige Auswertung der Daten.

Literatur

1. Allore R, O'Hanlon D, Price R, Neilson K, Willard H, Cox D, Marks A, Dunn R (1988) Gene encoding the beta subunit of S100 is on chromosome 21: implications for Down syndrome. Science 239: 1311–1313
2. American Cancer Society (1998) US Cancer Statistics. CA Cancer J Clin 48: 1–48
3. Cochran A, Wen D (1985) S100 protein as a marker for melanocytic and other tumours. Pathol 17: 340–345
4. Donato R (1991) Perspektives in S-100 Protein Biology. Cell Calcium 12: 713–726
5. Djureen-Martenson E, Hansson L, Nilsson B, Hansson J, Schoultz E von, Ringborg U (1997) S100b protein in serum is an independent prognostic factor in malignant melanoma in all clinical stages. Melanoma Res 7 (Suppl 1): 55
6. Fagnart O, Sindic C, Laterre C (1988) Particle counting immunoassay of S100 protein in serum. Possible relevance in tumors and ischemic disorders of the central nervous system. Clin Chem 34: 1387–1391
7. Farriaux J, Han K, Fontaine G, Havez R (1967) La lactico-déshydrogénase. Revue critique. Path Biol 15: 299–312
8. Gaynor R, Irie R, Morton D, Hershman H (1980) S100 protein is present in cultured human malignant melanomas. Nature 286: 400–401
9. Guo H, Stoffel-Wagner B, Bierwirth T, Mezger J, Klingmüller D (1995) Clinical significance of serum S100 in metastatic malignant melanoma. Eur J Cancer 31: 924–928
10. Hölzel D, Klamert A, Schmid M (1996) Krebs. Häufigkeiten, Befunde und Behandlungsergebnisse. Perspektiven für die Krebsdiskussion und eine quantitative klinisch-epidemiologische Onkologie aus dem Tumorregister München. München, Bern, Wien, New York: W. Zuckschwerdt Verlag
11. Krähn G, Kaskel P, Rust A, Peter RU (1998) Serum-S100 bei metastasierendem Melanom. Münch med Wschr 140: 326–327
12. Krähn G, Peter RU, Kaudewitz P (1997) Rationelle Diagnostik des Melanoms. Münch med Wschr 139: 58–61
13. Moore B, McGregor D (1965) Chromatographic and electrophoretic fractionation of soluble proteins of brain and liver. J Biol Chem 240: 1647–1653

**VII. Lymphome
 Sarkome
 Adnextumoren**

Therapiestrategien bei kutanen Lymphomen: Stellenwert operativer Maßnahmen

R. U. Peter und Th. Fuchs

Einleitung

Maligne Lymphome sind bösartige Neoplasien des lymphatischen Systems. Bedingt durch die große Zahl unterschiedlicher lymphatischer Zellen können verschiedene Lymphomtypen unterschieden werden. Neben den T-Zell- und B-Zell-Non-Hodgkin-Lymphomen unterscheidet man den M. Hodgkin und seine Subtypen.

Maligne Lymphome können sich sekundär oder primär an der Haut manifestieren (primäre oder sekundäre maligne Lymphome) [1].

Klassifikation

Die in Europa bisher übliche Einteilung der malignen Lymphome gemäß der Kiel-Klassifikation unterscheidet zwischen niedrig malignen und hoch malignen T- und B-Zell-Lymphomen. Auch die malignen Non-Hodgkin-Lymphome der Haut können nach der Kiel-Klassifikation eingeteilt werden. Eine weitere Einteilung der malignen Lymphome stellt die REAL-Klassifikation dar, die aufgrund der mangelnden Akzeptanz der Kiel-Klassifikation in Amerika und amerikanischer Klassifikation in Europa entstanden ist und sich zunehmend durchsetzt [1, 5, 15].

Beide Klassifikationen sind in den Tabellen 1 und 2 gegenübergestellt.

Diagnostik

Neben der Klassifikation der Lymphome ist die Erhebung des Status (Staging) über die Ausbreitung der Erkrankung für die Abschätzung der Prognose des Patienten und damit für das weitere therapeutische Vorgehen entscheidend. Neben den apparativen Staginguntersuchungen (Rö-Thorax, Oberbauchsonographie, Lymphknotensonographie, ggf. computertomographische und kernspintomographische Untersuchungen) sollten auch laborchemische und molekularbiologische Untersuchungen des Lymphomgewebes durchgeführt werden [1, 2, 9, 14].

Tabelle 1. Kiel-Klassifikation

T-Zell-Lymphome	B-Zell-Lymphome
T-lymphozytisch	B-lymphoblastisch
T-lymphoblastisch	B-lymphozytisch
T-Zell-Lymphome:	Lymphoplasmozytisch/-zytoid
Kleinzellig-zerebriform	(Immunozytom)
Mycosis fungoides	Zentrozytisch
Sézary-Syndrom	Zentroblastisch-zentrozytisch follikulär
Pleomorph klein-, mittel- und großzellig	Zentroblastisch-follikulär
T-immunoblastisch	Zentroblastisch-zentrozytisch diffus
Angioimmunoblastisch	Plasmozytisch
Pleomorph klein-, mittel- und großzellig (HTLV1+)	Zentroblastisch
	B-immunoblastisches Lymphom
T-Zell-großzellig (Ki-1+)	B-großzelligg-anaplastisch (Ki-1+)

Tabelle 2. REAL-Klassifikation

T-Zell-Neoplasien	B-Zell-Neoplasien
Vorläufer T-Zell-Neoplasie	Vorläufer-B-Zell-Neoplasie
T-lymphoblastisches Lymphom/ Leukämie	B-lymphoblastisches Lymphom/ Leukämie
Periphere T-Zell-Neoplasien	Periphere B-Zell-Neoplasien
T-Zell chronisch-lymphozytische Leukämie	B-Zell-chronisch-lymphozytische Leukämie
Mykosis fungoides	
Sézary-Syndrom	Lymphoplasmozytoides Lymphom (Immunozytom)
Periphere nichtspezifizierte T-Zell-Lymphome	Mantelzellenlymphom
Periphere T-Zell- Lymphome spezifische Varianten	Keimzentrumslymphom Grad I-III
	Keimzentrumslymphom diffus, kleinzellig
Angioimmunoblastisches T-Zell-Lymphom	
Angiozentrisches Lymphom	
Intestinales T-Zell-Lymphom	Extranodales marginales B-Zell-Lymphom (niedrig-malignes B-Zell-Lymphom vom MALT-Typ)
Adultes T-Zell-Lymphom/Leukämie (HTLV1+)	
Anaplastisch-großzelliges (CD30+) Lymphom (T- und Null-Zell-Typ)	Haarzell-Leukämie
	Plasmozytom
	Diffuses großzelliges B-Zell-Lymphom

Therapeutische Möglichkeiten

Neben lokalen stehen systemische Therapieoptionen zur Verfügung, die in Abhängigkeit von Lymphomtyp und Ausbreitungsgrad zur Anwendung kommen. Lokal können Steroide, selektive UV-Phototherapie (SUP), orale Photochemotherapie (PUVA) und Bade-PUVA, Strahlentherapie (Röntgenweichstrahl- und Elektronentherapie [12]) und operative Maßnahmen eingesetzt werden. Systemisch zeigen Retinoide, Interferone [2-4], Mono- und Polychemotherapien (z.B. Etoposid, COP und CHOP) und die extrakorporale Photopherese Behandlungserfolge [7, 10, 11, 13].

Tabelle 3. Verteilung der operativ behandelten Lymphomtypen

Lymphomtyp	Anzahl Patienten
Keimzentrumslymphom	5
Niedrig maligne kutane B-Zell-Lymphome	5
Zentroblastisches Lymphom	1
Lymphoplasmozytoides Lymphom	1
Pleomorphes T-Zellymphom	4
Unifokales T-Zellymphom	1
CD-30-positives großzellig-anaplastisches T-Zellymphom	2
Mykosis fungoides, Tumorstadium	2

Operative Maßnahmen

Insbesondere wenn nur einzelne oder einige wenige Knoten vorliegen, kann ein chirurgisches Vorgehen erwogen werden. Daneben bieten sich Pseudolymphome zur Exzision an. Die entstehenden Hautdefekte können mittels unterschiedlicher, der Situation angepaßter Defektverschlußverfahren (Exzision, Dehnungsplastik, Verschiebelappenplastik, etc.) gedeckt werden.

Die Ergebnisse einer Analyse eines Kollektivs von 21 operativ behandelten aus 100 auswertbaren Patienten mit kutanen Lymphomen der Universitäts-Hautklinik Ulm sind in Tabelle 3 zusammengestellt. Daneben wurden vier Patienten mit Pseudolymphomen operativ behandelt.

Diskussion

Operative Maßnahmen bieten sich grundsätzlich bei den Lymphompatienten an, die im Rahmen ihrer Erkrankung nur einzelne Knoten aufweisen. Operiert werden sollte primär mit Aussicht auf kurativen Erfolg (Pseudolymphome, niedrig maligne B-Zell-Lymphome).

Auch Patienten mit kosmetisch störenden Tumoren z.B. im Gesicht wie bei Mykosis fungoides bei denen die chirurgische Intervention nicht die Therapie erster Wahl ist können auf Wunsch des Patienten unter Berücksichtigung der anatomischen Gegebenheiten operativ entfernt werden. Hierbei muß allerdings immer eine sorgfältige Nutzen-Risiko Abwägung unter Einbeziehung strukturerhaltender Therapieoptionen wie einer Bestrahlung der Tumoren erfolgen. Weitere lokale oder systemische Maßnahmen sollten nach Ausmaß der Erkrankung und Lymphomtyp ergänzend oder flankierend eingesetzt werden. Die operative Therapie von Lymphomherden kann schnell und problemlos erfolgen mit entsprechendem therapeutischem Erfolg für den Patienten. Sie kann insbesondere dann angezeigt sein, wenn wiederholte ambulante Vorstellungen, wie sie z.B. im Rahmen von strahlentherapeutischen Maßnahmen erforderlich sind, dem Patienten nicht zugemutet werden können. Die operativen Maßnahmen bei Lymphomen stellen somit eine bei entsprechender Indikation sinnvolle Alternative zu anderen therapeutischen Möglichkeiten dar.

Literatur

1. Burg, G., Dommann, S., Dummer, R. (1993) Maligne Lymphome der Haut. Therapeutische Umschau 50, 12: 828–834
2. Burg, G., Haffner, A., Boni, R., Dommann, S., Dummer, R. (1995) New perspectives in experimental and clinical research for cutaneous T cell lymphomas Recent-Results-Cancer-Res. 1995; 139: 225–37
3. Freund, M., Hanauske, A. R., (1990) Alpha interferon in therapie of non-Hodgkin's lymphoma. Onkologie. 1990 Dec; 13(6): 424–8
4. Fridrik, M. A. (1993) Interferon-alpha therapy in non-Hodgkin's lymphoma. Wien-Med-Wochenschr. 1993; 143(16-17): 429–34
5. Harris, L. H., Jaffe, S. E., Stein, H. et al. (1994) A revised European-American classification of lymphoid neoplasms: a proposal from international lymphoma study group. Blood 84: 1361–1392
6. Held, P. W. (1991) Photophoresis for cutaneous T cell lymphoma. Ann NY Acad Sci 636: 171–177
7. Heinz, R., Neumann, E., Aiginger, P., Pont, J., Schuller, J., Walcher, G., Hanak, H., Radaszkiewicz, T., Sinn, E., Wirth, M., et-al (1985) CHOP-firstline treatment in NHL with unfavorable prognosis-evaluation of therapeutic response and factors influencing prognosis. Blut. 1985 May; 50(5): 267–76
8. Jaffe, E. S., Burg, G. (1997) Report of the symposium on Cutaneous Lymphomas: Sixth International Conference on Malignant Lymphoma. Ann-Oncol. 1997; 8 Suppl 1: 83–4
9. Kerl, H., Cerroni, L. (1997) Primary B-cell lymphomas of the skin. Ann-Oncol. 1997; 8 Suppl 2: 29–32
10. McLaughlin, P. (1996) The role of Interferon in the therapy of malignant lymphoma. Biomed-Pharmacother.1996; 50(3-4): 140–8
11. Mielke, V., Staib, G., Sterry, W. (1995) Systemic treatment for cutaneous lymphomas Recent-Results-Cancer-Res. 1995; 139: 403–8
12. Peter, R. U. (1995) Röntgentherapie von Hautkrankheiten Ergebnisse der Praktischen Dermatologie und Venerologie 13, 470–473
13. Rappersberger, K., Ortel, B., Forstinger, C., Wolff, K. (1994) Therapy of cuaneous T-cell-lymphomas. Wien-Klin-Wochenschr. 1994; 106(10): 300–8
14. Rijaarsdam, J. U., Willemze, R. (1994) Primary cutaneous B-cell lymphomas Leuk-Lymphoma. 1994 Jul; 14(3-4): 213–8
15. Sander, C. A., Kind, P., Kaudewitz, P., Raffeld, M., Jaffe, E. S. (1997) The Revised European-American Classification of Lymphoid Neoplasms (REAL): a new perspective for the classification of cutaneous lymphomas. J-Cutan-Pathol. 1997 Jul; 24(6): 329–41

Mikrographische Chirurgie bei kutanen Sarkomen

J. HAFNER, K. SCHÜTZ, W. MORGENTHALER, E. STEIGER, B. MÜLLER UND G. BURG

Kutane Sarkome infiltrieren durch unregelmäßige, oft mehrere Zentimeter lange Tumorausläufer das umgebende Gewebe. Deshalb treten sogar nach einer Resektion mit einem großen Sicherheitsabstand von 2–3 cm noch in 20% der Patienten Lokalrezidive auf [8]. Mittels mikrographischer Chirurgie können die Tumorausläufer hingegen genau erfaßt und radikal reseziert werden. Am Dermatofibrosarkoma protuberans konnte mittlerweile gezeigt werden, daß die mikrographische Chirurgie im Gegensatz zur einfachen Exzision mit Sicherheitsabstand äußerst geringe Rezidivraten hat [2, 8]. Dieses Konzept sollte auch auf die meisten anderen Typen kutaner Sarkome zutreffen [7].

Methode

In der Zeit von Januar 1996 bis Juni 1997 behandelten wir fünf Patienten mit Dermatofibrosarkoma protuberans und weitere fünf Patienten mit anderen kutanen Sarkomen mit mikrographischer Chirurgie. Dazu wandten wir die Randstreifen-Methode am Formalin-fixierten und Paraffin-eingebetteten Schnitt (Tübinger Torte, 3D-Histologie) an [2]. Primärtumoren untersuchten wir am H. E.-Schnitt. Bei Rezidivtumoren wandten wir immunhistochemische Spezialfärbungen (zum Beispiel CD 34 beim Dermatofibrosarkoma protuberans oder S-100 beim malignen peripheren Nerventumor) an, um die teils sehr feinen spindelzelligen Tumorausläufer im fibrotischen Narbengewebe identifizieren zu können. Das Verfahren mit Formalin-Fixation und Paraffin-Einbettung hat den Nachteil, daß es mehrzeitig in Tages-Abständen durchgeführt wird. Alternativ stünde die klassische „Fresh-Tissue-Technique" am Gefrier-Schnellschnitt zur Verfügung. Obwohl dieser Punkt kontrovers diskutiert wird, bevorzugen wir in schwierigen Situationen die Randschnitt-Kontrolle am Paraffinschnitt. Feinste Tumorausläufer kommen darin besser zur Darstellung und lassen sich auch zweifelsfreier von fibrösem Narbengewebe abgrenzen, als dies zum Teil bei Gefrierschnitten der Fall ist.

Fallserie

Wir haben in einem Zeitraum von 18 Monaten zehn Patienten mit kutanen Sarkomen mittels mikrographischer Chirurgie behandelt (Tabelle 1) und anderswo bereits darüber berichtet [9]. Im folgenden fassen wir vier besonders eindrückliche Fälle zusammen.

Ein 43-jähriger Mann (Pat #1) stellte sich im Januar 1996 mit einem Primärtumor von 6 × 4 cm Ausdehnung am Nacken vor, welcher, wie sich in der mikrographischen Schnittrandbefundung herausstellte, bis in den Musculus trapezius infiltrierte. Hier maß der Enddefekt 10 × 10 cm und mußte mit einem freien Spalthauttransplantat gedeckt werden. Nach 30 Monaten Nachbeobachtung ist der Patient aktuell rezidivfrei.

Ein 26-jähriger Mann (Pat #2) kam mit einem Knoten von 1,5 × 1,5 cm im frontalen Capillitium. Hier fand sich mikrographisch ein einzelner Ausläufer von 1,5 Länge, womit der Enddefekt auf 5 × 3 cm zu stehen kam. Bei der Exzision bis auf das Periost waren in der mikrographischen Aufarbeitung auch die Basisschnitte tumorpositiv. Deshalb wurde in einem zweiten Schritt, nachdem die seitlichen Exzisionsränder tumorfrei waren, im Bereich des gesamten Defektes das Periost mit der Tabula externa entfernt und eine Rekonstruktion mit einem Rotationslappen des Skalps durchgeführt. Aktuell ist der Patient nach zwei Jahren Nachbeobachtung rezidivfrei.

Ein 72-jähriger Mann (Pat #6), hatte einen niedrig-malignen peripheren Nerventumor (malignes Schwannom), der innerhalb von sechs Monaten bereits zweimal rezidivierte. Der palpable Anteil des Rezidivs betrug 3.5 × 2.5 cm und der Enddefekt nach 3 Operations-Schritten 9 × 6 cm (Abb. 1 a–d). Auch in diesem Fall mußte das Periost mit der Tabula externa im Bereich der gesamten Defektfläche entfernt werden. Die Rekonstruktion erfolgte mit einem supraorbital gestielten Tanspositionslappen (Schwenklappen). Ein Staging mit Computertomographie des Kopf-Hals-Bereiches zeigte keinen weiteren Tumorbefall und Thorax und Ultraschall des Abdomens waren unauffällig. Es ist geplant, dieses Staging jährlich zu wiederholen. Zum jetzigen Zeitpunkt ist der Patient nach eineinhalb Jahren Nachbeobachtung rezidivfrei.

Eine 53-jährige Frau (Pat #8) hatte in den letzten 24 Jahren an der linken Wade fünf Rezidive eines niedrig-malignen kutanen Sarkoms. Eine definitive histologische Diagnose konnte nicht gestellt werden. Die Differentialdiagnose umfaßte einen Tumor melanozytärer oder neuraler Histogenese. Zu Beginn, 1973, wurde der Tumor am H.E.-Schnitt als melanozytär (dysplastischer Nävuszellnävus) beurteilt. In der Zwischenzeit, mit dem Fortschritt immunhistochemischer Färbungen, zeigte sich, daß der nun spindelzellige Tumor zwar S-100-positiv (Marker für Melanozyten und für Schwann'sche Zellen), aber HMB-45-negativ (Melanom-Marker) war. Die Patientin stellte sich mit einem klinisch schlecht abgrenzbaren, zentral ulzerierten Tumor von 2 × 5 cm Ausdehnung vor. Zur mikrographischen Schnittrandkontrolle verwendeten wir S-100-Färbungen.

Tabelle 1.

Pat. No.	Alter	Geschlecht	Histologie	Lokalisation	Anzahl Rezidive	Klinische Ausdehnung	Resektionen	Resektionsdefekt	Nachbeobachtung
1	43	m	Dermatofibrosarkoma protuberans	Nacken	Primärtumor	4 × 6 cm	4	10 × 10 cm	Rezidivfrei, 30 Monate
2	26	m	Dermatofibrosarkoma protuberans	Skalp	Primärtumor	1 × 1,5 cm	3	3 × 5 cm	Rezidivfrei, 24 Monate
3	23	f	Dermatofibrosarkoma protuberans	Arm	Primärtumor	2 × 3,5 cm	2	5 × 7 cm	Rezidivfrei, 20 Monate
4	39	f	Dermatofibrosarkoma protuberans	Arm	Primärtumor	1 × 1 cm	1	3 × 4 cm	Rezidivfrei, 18 Monate
5	29	m	Dermatofibrosarkoma protuberans	Arm	Primärtumor	1 × 1 cm	1	3 × 4 cm	Rezidivfrei, 16 Monate
6	72	m	Maligner peripherer Nerventumor (Grad I)	Schläfe	Zweit-Rezidiv	2,5 × 3,5 cm	3	6 × 9 cm	Rezidivfrei, 18 Monate
7	92	m	Maligner peripherer Nerventumor (Grad III)	Infraklavikulär	Dritt-Rezidiv	3,5 × 4,5 cm	2	7 × 8 cm	Solitäre Lungenmetastase, 16 Monate
8	53	f	Kutanes Sarkom unklarer Histogenese, S-100-positiv (Grad I)	Unterschenkel	Fünft-Rezidiv	2 × 5 cm	5	6 × 11 cm	Rezidivfrei, 18 Monate
9	57	m	Atypisches Fibroxanthom	Skalp	Erst-Rezidiv	2 × 3 cm	1	4 × 5 cm	Rezidivfrei, 19 Monate
10	70	m	Malignes fibröses Histiozytom, oberflächlich	Unterschenkel	Primärtumor	3 × 4 cm	1	7 × 10 cm	Rezidivfrei, 10 Monate

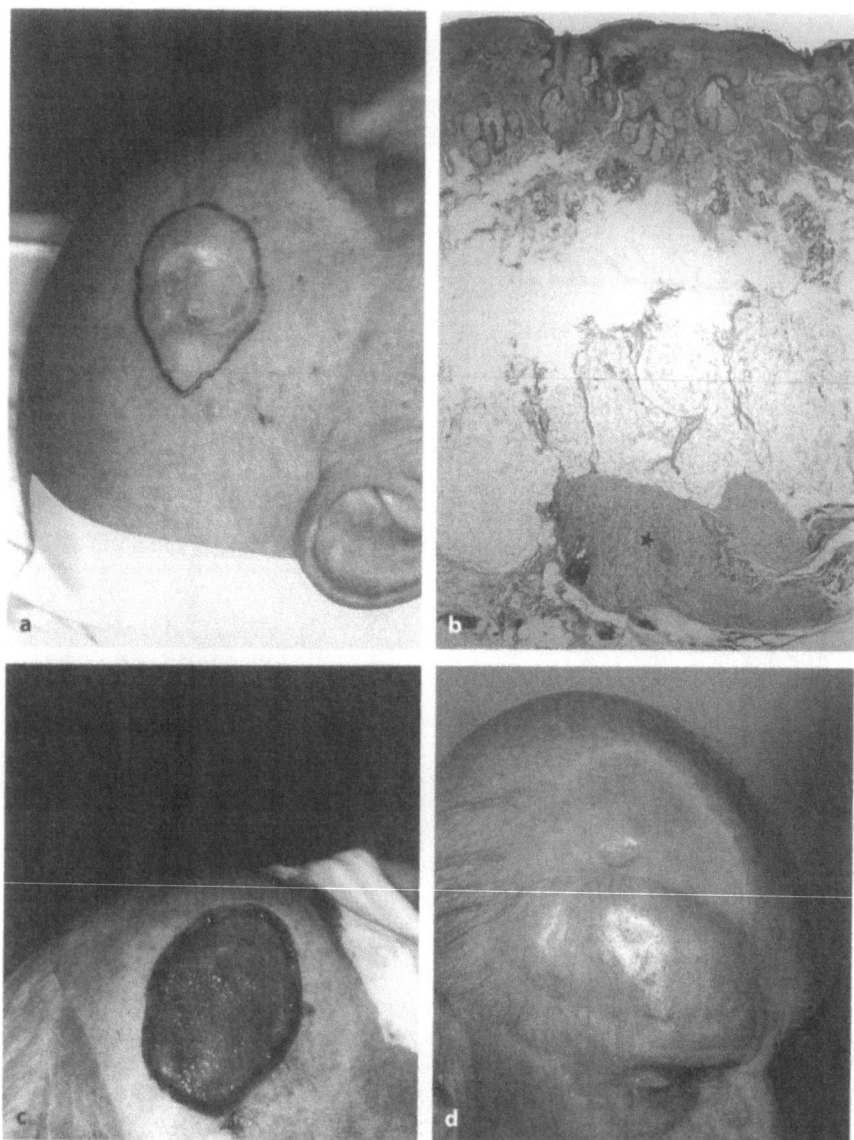

Abb. 1. a Maligner peripherer Nerventumor an der rechten Schläfe, Zweit-Rezidiv. Klinische Ausdehnung: 2.5 × 3.5 cm. **b** Ein subklinischer Ausläufer im lateralen Exzisionsrand (Markierung). Ein solcher Ausläufer würde mit einer konventionellen (nicht-mikrographischen) histologischen Aufarbeitung leicht verpaßt. **c** Enddefekt: 6 × 9 cm. **d** Nach Entfernung der Tabula externa erfolgt die Rekonstruktion mit einem supraorbital gestielten Transpositionslappen (fecit Dr. K. Schütz). (Aus [9], mit freundlicher Genehmigung des Karger-Verlags)

Diese zeigten bis tief in den Musculus gastrocnemius hinein feinste Tumorausläufer. Zur Resektion im Gesunden waren fünf Operations-Schritte notwendig. Der Enddefekt von 11 × 6 cm, der zur Tiefe etwa die Hälfte des medialen Gastrocnemius-Bauches betraf, wurde mit einem freien Spalthauttransplantat gedeckt. Die Patientin ist seither rezidivfrei und hat durch den Eingriff funktionell keinerlei Einbuße erlitten.

Bei welchen Typen von kutanen Sarkomen ist die mikrographische Chirurgie indiziert?

Die meisten kutanen Sarkome bilden pseudopodienartige, subklinische Tumorausläufer, welche mehrere Zentimeter Länge erreichen können. Die mikrographische Chirurgie erlaubt es, alle Tumorausläufer bis in die äußerste Peripherie zu erfassen und radikal zu resezieren [7].

Für das *Dermatofibrosarkoma protuberans* ist die mikrographische Chirurgie als Methode der Wahl an genügend großen Studien etabliert. Eine der größten Fallserien wurde durch Breuninger et al. publiziert. Seine Arbeitsgruppe behandelte 23 Patienten mit DFSP, darunter 14 Rezidiv-Tumoren, mit mikrographischer Chirurgie und beobachtete in dieser Serie kein einziges Rezidiv (mittlere Nachbeobachtungszeit 5 Jahre, ganzer Zeitraum 1–12 Jahre). Diese Daten wurden auch in einer Meta-Analyse von Gloster bestätigt [8]. Das DFSP ist ein semimalignes kutanes Sarkom, das durch die mikrographische Resektion geheilt werden kann. Fernmetastasen sind eine Rarität und kommen nur bei über einen längeren Zeitraum rezidivierenden Tumoren vor [11, 16].

Bei den im folgenden besprochenen Typen von kutanen Sarkomen hängt die Überlebensrate im wesentlichen vom Malignitätsgrad (histologisches Grading) und der Tiefeninfiltration (zum Beispiel oberflächliche versus tiefe Form des malignen fibrösen Histiozytoms) ab [14]. Die Lokalrezidivrate kann mit der mikrographischen Chirurgie in jedem Fall sehr tief gehalten werden. Prinzipiell sind daher niedrig maligne kutane Sarkome mittels mikrographischer Chirurgie heilbar.

Das *atypische Fibroxanthom* (AFX) wird als biologisch benigne Variante des malignen fibrösen Histiozytoms interpretiert. Es wächst oberflächlich und führt nur selten zur Metastasierung. Brown behandelte fünf Patienten mit AFX mittels mikrographischer Chirurgie und alle blieben rezidivfrei [3].

Das *maligne fibröse Histioytom* (MFH) ist ein aggressiver Bindegewebetumor, der an den Extremitäten, in der Bauchhöhle und retroperitoneal auftritt. An den Extremitäten wird ein *superfizieller Typ*, der bis und mit Faszie reicht von einem *tiefen Typ*, der in die Muskulatur reicht oder auch ausschließlich in der Muskulatur liegt, unterschieden [3]. Der sehr seltene (7% aller MFH) [17] superfizielle Typ kann mittels mikrographischer Chirurgie in einem hohen Prozentsatz geheilt werden. Brown publizierte eine Serie von 17 Patienten mit superfiziellem MFH, von welchen nur zwei ein Lokalrezidiv entwickelten und einer schließlich an Fernmetastasierung verstarb [3].

Das kutane *Leiomyosarkom* (LMS) wird in eine dermale und eine subkutane Form unterteilt [1, 6]. Die *dermale Form* stammt wahrscheinlich von den

M. arrectores pilorum, während die *subkutane Form* von der Gefäßwand-Muskulatur ausgehen dürfte. Das kutane LMS tritt an den Extremitäten (Oberschenkel), am Rumpf und in der Genitalregion auf. Die oberflächlich-dermale Form des LMS ist sowohl lokal, als auch bezüglich Metastasierung deutlich weniger aggressiv, als die subkutane Form. Bisher wurden in der Literatur fünf Fälle mitgeteilt, bei welchen ein LMS mittels mikrographischer Chirurgie behandelt wurde [1, 4, 5, 10]. Alle blieben rezidivfrei.

Der *maligne periphere Nerventumor* (MPNT) kann isoliert oder in Assoziation mit Neurofibromatosis von Recklinghausen (NF) auftreten. Die sporadische Form des MPNT kann überall am Körper auftreten. Die Mortalität ist mit rund 50% sehr hoch. In Assoziation mit NF ist der MPNT sogar noch aggressiver [15]. Die Prognose des MPNT hängt wesentlich vom histologischen Grading ab. Bisher wurde erst über einen Fall von mikrographischer Chirurgie beim MPNT berichtet [13].

Das Angiosarkom ist ein illustratives Gegenbeispiel, wo die mikrographische Chirurgie keine Vorteile bietet. Das Angiosarkom wächst primär multifokal. Es wurde gezeigt, daß es wenig Sinn hat, diesen Tumor mit großen Sicherheitsabständen zu resezieren. Die Resektion kann mit konservativem Abstand erfolgen und entscheidend ist dann die großflächige Nachbestrahlung [12].

Schlußfolgerungen

Die mikrographische Chirurgie ist wahrscheinlich das Verfahren der Wahl für alle niedrig-malignen und oberflächlichen kutanen Sarkome. Dazu zählen das Dermatofibrosarkoma protuberans, das atypische Fibroxanthom, das oberflächliche maligne fibröse Histiozytom, das dermale Leiomyosarkom, sowie die histologisch gut differenzierten Formen des malignen peripheren Nerventumors. Das tiefe maligne fibröse Histiozytom, das subkutane Leiomyosarkom, sowie die undifferenzierten malignen peripheren Nerventumoren sind aggressiver, metastasieren früher und sind oft nicht kurativ zu behandeln. Dennoch sollte die mikrographische Chirurgie im Prinzip auch bei diesen hochmalignen Tumoren zumindest die Lokalrezidivrate senken.

Literatur

1. Bernstein SC, Roenigk RK (1996) Leiomyosarcoma of the skin. Dermatol Surg 22: 631–635
2. Breuninger H, Thaller A, Schippert W (1994) Die subklinische Ausbreitung des Dermatofibrosarkoma protuberans (DFSP) und daraus resultierende Behandlungsmodalitäten. Hautarzt 45: 541–545
3. Brown MD, Swanson NA (1989) Treatment of malignant fibrous histiocytoma and atypical fibrous xanthomas with micrographic surgery. J Dermatol Surg Oncol 15: 1287–1292
4. Brown MD, Zachary CB, Grekin RC, Swanson NA (1988) Genital tumours: their management by micrographic surgery. J Am Acad Dermatol 18: 115–122
5. Davidson L, Frost M, Hanke W, Epinette W (1989) Primary leiomyosarcoma of the skin: case report and review of the literature. J Am Acad Dermatol 21: 1156–1160

6. Fields JP, Helwig EB (1981) Leiomyosarcoma of the skin and subcutaneous tissue. Cancer 47: 156–169
7. Fish FS (1996) Soft tissue sarcomas in dermatology. Dermatol Surg 22: 268–273
8. Gloster Jr HM, Harris KR, Roenigk RK (1996) A comparison between Mohs micrographic surgery and wide surgical excision for the treatment of dermatofibrosarcoma protuberans. J Am Acad Dermatol 35: 82–87
9. Hafner J, Schütz K, Morgenthaler W, Steiger E, Meyer V, Burg G (1998) Micrographic surgery ("slow Mohs") in cutaneous sarcomas. Dermatology 197 (in press)
10. Iacobucci JJ, Stevenson TR, Swanson NA, Headington JT (1987) Cutaneous leiomyosarcoma. Ann Plast Surg 19: 552–554
11. McPeak CJ, Cruz T, Nicastri AD (1967) Dermatofibrosarcoma protuberans: an analysis of 86 cases – five with metastasis. Ann Surg 166: 803–816
12. Morrison WH, Byers RM, Garden AS, Evans HL, Ang KK, Peters LJ (1995) Cutaneous angiosarcoma of the head and neck. Cancer 76: 319–327
13. Padilla RS, Shimazu C (1991) Malignant Schwannoma treated by Mohs surgical excision. J Dermatol Surg Oncol 17: 793–796
14. Pisters PWT, Leung DHY, Woodruff J, Shi W, Brennan MF (1996) Analysis of prognostic factors in 1041 patients with localized soft tissue sarcomas of the extremities. J Clin Oncol 14: 1679–1689
15. Sordillo PP, Helson L, Hajdu SI, Magill GB, Kosloff C, Golbey RB, Beattie EJ (1981) Malignant Schwannoma: Clinical characteristics, survival and respose to therapy. Cancer 47: 2503–2509
16. Taylor HB, Helwig EB (1962) Dermatofibrosarcoma protuberans. Cancer 15: 717–725
17. Weiss SW, Enzinger FM (1978). Malignant fibrous histiocytoma. Cancer 41: 2250–2266

Operative Therapie des Merkelzell-Karzinoms: Eigene Erfahrungen anhand von 15 Fällen

M. Denk, R. Rompel, O. Basten und J. Petres

Einleitung

Das Merkelzell-Karzinom, auch neuroendokrines Karzinom der Haut genannt, ist ein seltener subepidermaler Tumor, der 1972 erstmals von Toker [14] unter dem Begriff des trabekulären Karzinoms beschrieben wurde.

Aufgrund der elektronenmikroskopischen Struktur, insbesondere der Darstellung von membrangebunden neurosekretorischen Granula, welche in gesunder Haut nur bei Merkelzellen vorkommen, gehen heute die meisten Autoren davon aus, daß sich der Tumor von diesen Zellen ableitet [5, 13].

Da klinisch typische Erkennungsmerkmale fehlen und sich lichtmikroskopisch vor allem kutane Lymphome und kutane Metastasen anderer kleinzelliger Karzinome oftmals schlecht abgrenzen lassen ist zur Diagnosestellung meist die immunhistologische Untersuchung erforderlich.

Das Merkelzell-Karzinom ist ein aggressiver Tumor und zeigt eine ausgeprägte Metastasierungstendenz.

Aufgrund der geringen Fallzahlen ist eine klinische Bewertung der verschiedenen therapeutischen Vorgehensweisen schwierig. Daher existieren derzeit keine einheitlichen Behandlungskonzepte.

Patienten und Methoden

In einer retrospektiven Untersuchung wurden die Daten von insgesamt 15 Patienten mit der Erstdiagnose eines Merkelzell-Karzinoms im Zeitraum von August 1984 bis März 1998 zusammengestellt.

Die Diagnose wurde mittels histologischen und immunhistologischen Methoden gesichert. Die Therapie bestand vorwiegend in operativen Maßnahmen. Bei 3 Patienten wurden zusätzlich strahlentherapeutische Verfahren eingesetzt.

Bei 14 Patienten konnten regelmäßige Nachsorgeuntersuchungen vorgenommen werden (durchschnittliche Nachbeobachtungszeit von 30 Monaten).

Ergebnisse

9 Patienten waren weiblich, 6 männlich. Das Alter bei Erstdiagnose lag zwischen 52,4 und 97,2 Jahren (Durchschnittsalter 74,5 Jahre). Bevorzugter Sitz des Tumors waren die lichtexponierten Areale. Das Gesicht zeigte sich in 6, die Extremitäten in 5 und der Körperstamm in 4 Fällen betroffen. Die Größe der Hautveränderung lag zwischen 0,5 und 5,0 cm im Durchmesser (Durchschnittswert 2,0 cm). 14 Patienten kamen klinisch im Stadium I (Primärtumor allein) zu Vorstellung, in einem Fall zeigte sich bereits ein Befall der regionären Lymphknoten (Stadium II).

Therapie im Stadium I. Bei 13 von 14 Patienten führten wir als Ersttherapie die alleinige weite Exzision des Primärherdes durch. Der Sicherheitsabstand lag lokalisationsabhängig zwischen 0,5 und 3,5 cm.

Ein Patient erhielt zusätzlich eine elektive Lymphknoten-Dissektion, hierbei fanden sich bereits infiltrierte Lymphknoten und es wurde eine postoperative Radiatio angeschlossen (s. u.).

Therapie im Stadium II. Ein Patient stellte sich mit klinisch manifesten Lymphknotenveränderungen vor. Es wurde zusätzlich zu der weiten Exzision des Primärherdes eine therapeutische Lymphknoten-Dissektion durchgeführt.

Verlauf. Im weiteren Verlauf kam es bei 7 Patienten zum Auftreten von Rezidiven bzw. Metastasen.

Lokale kutane Rezidive/Metastasen zeigten sich bei insgesamt 6, regionäre Lymphknoten-Metastasen bei 5 und Fernmetastasen bei 2 Patienten.

Der Zeitraum zwischen der Erstdiagnose und dem Auftreten von Rezidiven/Metastasen lag durchschnittlich bei 4,4 Monaten. Lokale kutane Rezidive/Metastasen zeigten sich durchschnittlich nach einer Zeit von 5,8, Lymphknoten-Metastasen nach 2,8 und Fernmetastasen nach 9,5 Monaten.

Bei den 7 Patienten, die im Verlauf Rezidive/Metastasen entwickelten lag der Primärtumor in 3 Fällen am Körperstamm und in 4 Fällen an den Extremitäten. Die Patienten mit Primärtumor im Gesicht entwickelten keine Rezidive/Metastasen.

Therapie der lokalen kutanen Rezidive/Metastasen. Nach Auftreten von lokalen kutanen Rezidiven/Metastasen führten wir eine erneute operative Therapie mittels möglichst weiter Exzision der Herde durch. Hiermit konnten 3 von 6 Patienten in ein tumorfreies Stadium gebracht werden. Die Nachbeobachtungszeit dieser Patienten betrug zwischen 26 und 119 Monate (durchschnittlich 57 Monate). Von den anderen 3 Patienten entwickelten 2 im Verlauf Fernmetastasen (s. u.). Eine Patientin zeigte ein erneutes Rezidiv, welches durch eine Radiatio (6 MeV Photonen, 20 Einzeldosen zu je 2,0 Gy) zur vollständigen Remission gebracht werden konnte (stabiler Befund seit 2 Monaten).

Therapie der Lymphknoten-Metastasen. Insgesamt 5 Patienten entwickelten im Verlauf Lymphknoten-Metastasen. Wir führten jeweils eine radikale Lymphknoten-Dissektion durch. Zwei Patienten erhielten zusätzlich eine postoperative Radiatio des Wundbettes (Gesamtdosis 40 bzw. 60 Gy). Einer dieser beiden und ein weiterer Patient zeigten eine Tumorprogression. Bei 2 von 5 Patienten konnte die Erkrankung mittels alleiniger Lymphknoten-Dissektion, bei einem weiteren mittels Lymphknoten-Dissektion und anschließender Radiatio, kontrolliert werden. Nach einer durchschnittlichen Nachbeobachtungszeit von 66 Monaten (26-119 Mon.) zeigte sich bei diesen Patienten keine erneute Tumorprogredienz.

Therapie der Fernmetastasen. Bei zwei Patienten kam es im Verlauf zum Auftreten von Fernmetastsen (disseminierte Haut- und Lymphknoten-Metastasen bzw. retroperitonelae Weichteilmetastasen). Bei beiden Patienten wurden aufgrund des ausgeprägten Befalls und des schlechten Allgemeinzustandes keine weiteren spezifischen Therapiemaßnahmen durchgeführt.

Gesamtverlauf. Von den 7 Patienten mit Metastasen konnte bei 3 alleine mittels operativer Therapie ein tumorfreies Stadium erreicht werden. Bei einem Weiteren mittels kombinierten operativen und strahlentherapeutischen Maßnahmen. Die Nachbeobachtungszeit nach Therapie betrug bei diesen Patienten zwischen 26 und 119 Monaten (durchschnittlich 56 Monate). In 2 Fällen kam es zum Auftreten von Fernmetastasen. Beide Patienten sind mittlerweile verstorben. Eine Patientin zeigt sich 2 Monate nach alleiniger Radiatio eines Zweitrezidives tumorfrei.

Die durchschnittliche Überlebenszeit nach Kaplan-Meier betrug 20,5 Monate, die durchschnittliche rezidivfreie Zeit 5,0 Monate.

Diskussion

Das Merkelzell-Karzinom tritt bevorzugt bei älteren Menschen im Bereich der lichtexponierten Areale der Kopf/Hals-Region (ca. 50 %) und der Extremitäten (ca. 40 %) auf [8, 9].

In der überwiegenden Mehrzahl wird die Erstdiagnose im Stadium I (Primärtumor allein) gestellt, lokoregionäre Metastasen finden sich jedoch bereits bei ca. 10 % der Patienten, Fernmetastasen sind zum Zeitpunkt der Diagnosestellung selten [9].

Histologisch stellt sich ein primär dermaler, kleinzelliger Tumor dar, dessen solide Zellkomplexe teils ein trabekuläres Muster zeigen. Es finden sich außergewöhnlich viele Mitosen [6, 16].

Die Abgrenzung zu anderen kleinzelligen Tumoren oder zu malignen Lymphomen kann durch zusätzliche immunhistologische Verfahren erfolgen. Im Gegensatz zu malignen Lymphomen zeigt der Merkelzell-Tumor kein Ansprechen auf Leucotyte-Common-Antigen, dafür jedoch regelmäßig auf Neuronen-Spezifische-Enolase. In der Pan-Zytokeratin-Färbung finden sich charakteristische perinukleäre Aggregate (Abb.1) [6, 16], wohingegen das kleinzellige Bronchialkarzinom ein eher diffuses Ansprechen mit Betonung der Plasmamembranen zeigt. Auf die Zytokeratin 20 Färbung spricht das Merkelzell-Karzinom regelmäßig, das kleinzellige Bronchialkarzinom hingegen nicht an [1, 4].

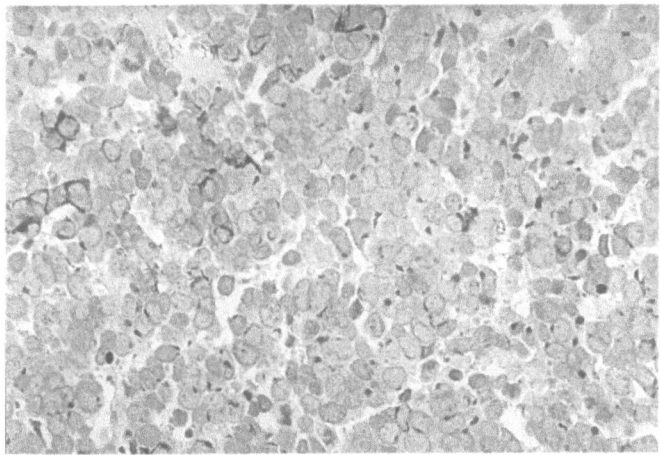

Abb. 1. Merkelzell-Karzinom. Typische perinukleäre Aggregate

Eine gute Abgrenzung zum kleinzelligen malignen Melanom erlauben die S-100 und HMB-45-Färbungen, welche beim Merkelzell-Karzinom negativ verlaufen [6].

Elektronenmikroskopisch findet man membrangebundene neurosekretorische Granula im Zytoplasma („dense core granula"), sowie die für diesen Tumor typischen paranukleären Intermediär-Filamente [6, 16].

Das Merkelzell-Karzinom zeigt eine ausgeprägte Metastasierungstendenz. Insbesondere findet sich häufig ein frühzeitiger Befall der regionären Lymphknoten [15]. In unseren Pateintenkollektiv betrug der Zeitraum zwischen Erstdiagnoe und Auftreten von Metastasen (7 Patienten) durchschnittlich 4,4 Monate, für Lymphknoten-Metastasen (5 Patienten) sogar nur 2,8 Monate.

Die Häufigkeit von Lokalrezidiven wird mit etwa 30 % bis 40 % beschrieben, Lymphknoten-Metastasen werden in 40 % bis 50 % und Fernmetastasen in ca. 30 % gesehen [3, 8, 9]. Organmetastasen treten vor allem in Leber, Knochen, Haut und distalen Lymphknoten auf [3].

Die Mortalität beträgt zwischen 30 % und 40 % [3, 9].

Als prognostisch ungünstige Faktoren wurden die Lokalisation des Primärtumors im Kopf-Hals und Rumpfbereich, frühes Erkrankungsalter und männliches Geschlecht beschrieben [9]. Histologische Merkmale wie geringe Zellgröße und hohe Anzahl von Mitosen scheinen ebenfalls mit einer ungünstigen Prognose korreliert zu sein [10].

Als Therapie der Wahl ist heute die weite chirurgische Exzision anerkannt. In Abhängigkeit von der Lokalisation ist ein möglichst weiter Sicherheitsabstand (bis 3 cm) und die Exzision bis auf die Faszie anzuraten. Aufgrund der häufigen Lokalisation im Bereich des Gesichtes ist dies jedoch oftmals nicht möglich. Hier sollte ein größtmöglicher Sicherheitsabstand mit anschließendem plastischen Defektverschluß angestrebt werden. Unsere eigenen Erfahrungen bei insgesamt fünf Patienten mit Sitz des Tumors im Gesicht zeigen, daß diese Lokali-

Abb. 2. Lokale kutane Rezidive/Metastasen eines Merkelzell-Karzinoms am linken Oberarm einer 85-jährigen Patientin 16 Monate nach weiter Exzision des Primärtumors

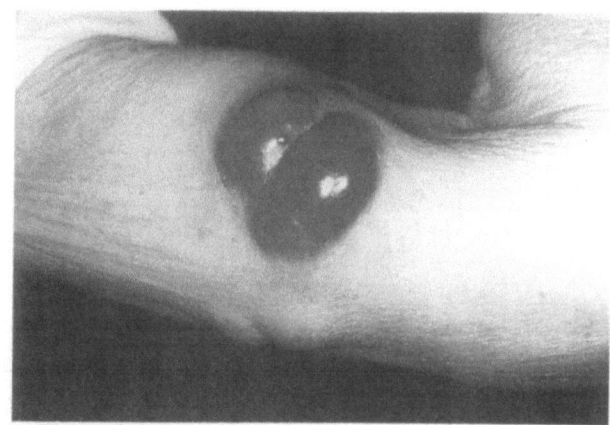

Abb. 3. Erneutes Rezidiv 2 Monate nach Exzision (Subepidermaler Tumor im Randbereich der Exzisionsstelle)

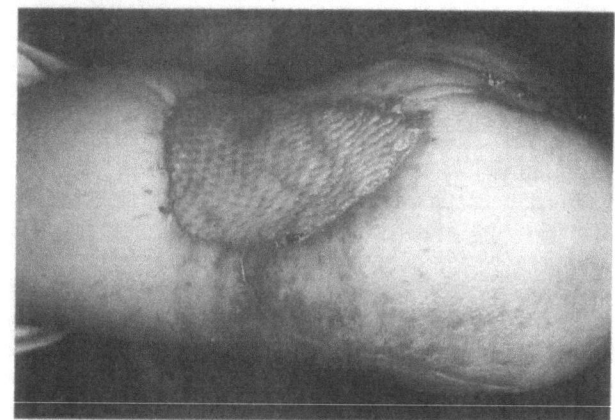

Abb. 4. Klinisch vollständige Remission nach Radiatio (6 MeV Röntgenstrahlen, 20 × 2,0 Gy)

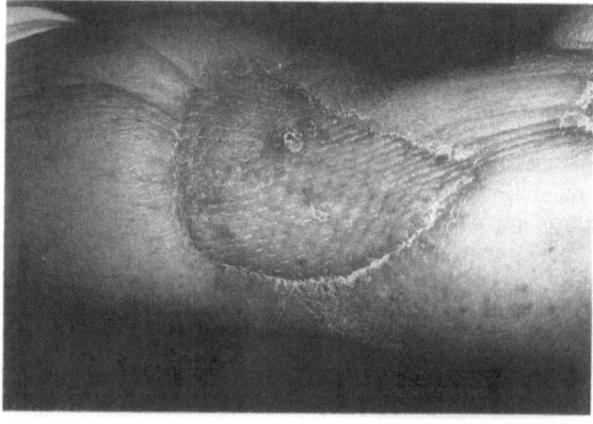

sation bei Anwendung geeigneter Operationstechniken nicht unbedingt einen ungünstigen Prognosefaktor darstellt. Nach einer durchschnittlichen Nachbeobachtungszeit von 15 Monaten (3-34 Mon.) zeigten sich in keinem Fall Rezidive oder Metastasen.

Beim Merkelzell-Karzinom handelt es sich grundsätzlich um einen strahlensensiblen Tumor. In unserem Patientengut konnte bei einem Zweitrezidiv durch strahlentherapeutische Maßnahmen eine vollständige Remission erreicht werden (Abb. 2-4). Verschiedene Publikationen lassen einen prognostisch günstigen Effekt durch postoperative Radiatio des Exzisionsbereiches und gegebenenfalls auch der regionären Lymphknoten vermuten [9, 12, 15, 17]. Hinweise finden sich auch auf einen positiven Effekt einer elektiven Lymphknoten-Dissektion [9,11]. Inwieweit dieses Verfahren weitere Vorteile bringt, kann aufgrund der kleinen Fallzahlen derzeit noch nicht sicher beurteilt werden. Bei älteren Patienten mit schlechtem Allgemeinzustand ist die Indikation hierfür zurückhaltend zu stellen. In einer jüngeren Studie bei 15 Patienten mit Merkelzell-Karzinom wurde zwar eine längere Rezidivfreiheit, jedoch keine verlängerte Überlebenszeit nach prophylaktischer Lymphknoten-Dissektion gesehen [15].

Bei Lokalrezidiven oder isolierten Lymphknoten-Metastasen scheint eine kurative Therapie mittels Exzision bzw. Lymphknoten-Dissektion in einem relativ hohen Prozentsatz der Fälle möglich. So konnten in unserem Patientengut 3 von 6 lokalen kutanen Rezidiven/Metastasen und 2 von 5 Lymphknoten-Metastasen alleine mittels operativer Therapie kontrolliert werden.

Fernmetastasen sind derzeit nicht kurativ zu behandeln. Als paliative Maßnahmen sind neben der Tumorreduktion durch Exzision und der Radiatio auch chemotherapeutische Verfahren, welche sich vorwiegend an den Therapieschemata des kleinzelligen Bronchialkarzinoms orientieren, in Betracht zu ziehen. Die bisherigen Erfahrungen zeigen jedoch nur sehr kurze Remissionszeiten [2, 7].

Für die Erarbeitung einheitlicher Therapierichtlinien sind aufgrund der geringen Fallzahlen künftig weitere Untersuchungen im Rahmen von größeren Multicenter-Studien erforderlich.

Literatur

1. Chan JKC, Suster S, Wenig BM, Tsang WYW, Chan JBK, Lau ALW (1997) Cytokeratin 20 innunoreactivity distinguishes Merkel call (primary cutaneous neroendocrine) carcinomas and salivary gland small cell carcinomas from small cell carcinomas of various sites. Am j Surg Pathol 21(2): 226-34
2. Di Bartolomeo M, Bajetta E, Bochicchio AM, Carnaghi C, Somma L, Mazzaferro V, Visini M, Gebbia V, Tumolo S, Ballatore P (1995) A phase II trial of dacarbacine, fluorouracil and epirubicin in patients with neuroendocrine tumors. A study by the italian trials in medical oncology (I.T.M.O.) group. Ann oncol 6: 77-9
3. Eftekhari F, Wallace S, Silva EG, Lenzi R (1996) Merkel cell carcinoma of the skin: imaging and clinical features in 93 cases. Br j Radiol 69: 226-33
4. Hellner D, Günzl HJ, Friedrich R, Schmelzle R (1994) Das Merkelzellkarzinom im Gesichtsbereich. Histologie, klinischer Verlauf und Therapie in 6 Fällen. Zentralbl Pathol 140: 135-42
5. Moll I (1994) Die Merkel-Zelle. Hautarzt 45: 352-8

6. Murphy GF, Elder DE (1991) Non-melanocytic tumors of the skin. Armed Forces Institute of Pathology, Washington DC 248–250
7. Pectasides D, Moutzourides G, Dimitriadis M, Varthalitis J, Athanassiou A (1995) Chemotherapy of Merkel cell carcinoma with Carboplatin and Etoposide. Am J Clin Oncol 18(5): 418–20
8. Pitale M, Sessions RB, Husain S (1992) An analysis of prognostic factors in cutaneous neuroendocrine carcinoma. Laryngoscope 102: 244–9
9. Shaw JHF, Rumball E (1991) Merkel cell tumor: clinical behaviour and traetment. Br J Surg 78: 138–42
10. Skelton HG, Smith KJ, Hitchcock CL, McCarthy WF, Lupton GP, Graham JH (1997) Merkel call carcinoma: Analysis of clinical, histologic, and immunhistologic features of 132 cases with relation to survival. J Am Acad Dermatol 37: 734–9
11. Smith DE, Bielamowicz S, Kagan AR, Anderson PJ, Peddada AV (1995) Cutaneous neuroendocrine (Merkel cell) carcinoma. Am J Clin Oncol 18(3): 199–203
12. Suntharalingam M, Rudoltz MS, Mendenhall WM, Parsons JT, Stringer SP, Million RR (1995) Radiotherapy for Merkel cell carcinoma of the skin of the head and neck. Head & Neck 17: 96–101
13. Tang CK, Toker C (1978) Trabecular carcinoma of the skin. Cancer 42: 2311–21
14. Toker C (1972) Trabecular carcinoma of the skin. Arch Dermatol 105: 101–119
15. Victor NS, Morton B, Smith JW (1996) Merkel cell cancer: Is prophylactic lymph node dissection indicated ? Am Surg 62: 879–82
16. Weedon D (1992) Neural and neuroendocrine tumors. In: Symmers WStC, Systemic Pathology, Vol.9 The skin. Churchill Livingstone, Edinburgh, London, Madrid, Melbourne, New York, Tokyo 934–6
17. Wilder RB, Harari PM, Graham AR, Shimm DS, Cassady JR (1991) Merkel cell carcinoma. Improved locoregional control with postoperative radiation Therapiy. Cancer 68: 1004–8

Sachverzeichnis

A

Abbé
- Lappen 116
- Technik 172

ABCD-Regel 35
Abstrom, venöser/lymphatischer 109
Aggressivität, Tumor 188
Albumin 256, 257
American Board of Dermatology 12
Anästhesie
- Leitungsanästhesie (Regionalanästhesie) 82 ff.
- Lokalanästhesie (siehe dort)
- Tumeszenz-Lokalanästhesie 10, 82 ff.,107, 164, 180

Angiosarkom 272
anogenitale Region, Tumoren 178–181
ASS-Medikation 78
Ästhetik, ästhetische Region
- Bedeutung 99–110
- ästhetische Einheit 115

Aufklärung
- Diagnose-/Risikoaufklärung 71
- Gespräch 69, 70
- juristische Aufklärung 71–73

Aufklärungskampagnen 45, 53
Aurikularregion 155, 157, 158
Ausbildungsvoraussetzung, operative onkologische Dermatologie 12, 13

B

backcut 108
BANS 190
Basaliom 14, 146, 150
- anogenitale Region 178, 180
- in Problemregionen 155–160
- verwildertes 155

Basisdiagnostik 77
Begleiterkrankungen 76
Bettenkorridor 21
bi-lobed flap 109, 112, 156

Biomathematik 66
Blutungskomplikation 81
Bowen-Erkrankung 178, 181
Breslow, Tumordicke 39, 153, 186, 187
Broders, Differenzierungsgrad 152, 153

C

CART-Analyse 191, 192
Chemoimmunotherapie 258
chemosurgery 8
chinese flap (Radialislappen) 175
Chirurgie
- Metastasenchirurgie 239–247
- Mikrochirurgie 176
- mikrographisch kontrollierte (siehe dort)

Chloräthyl 92
Chlorzink-Schnellätzung 8
Clark-Level 187
composite graft 156, 167
Coriumtransplantat 134, 210
Cox-regression-Analyse 220
cut back 119, 121

D

Datenanalyse, medizinische 63
Dermabrasion 10, 109
Dermatofibrosarcoma protuberans 271
Diagnoseaufklärung 71
Diagnostik
- Basisdiagnostik 77

Differenzierungsgrad, nach *Broders* 152, 153
DNA-zytometrische Faktoren 193, 194
dogears 99
Dokumentation
- fehlerhafte 74
- Inhalt 74
- Pflicht zur Dokumentation 73

E

E.T.E.-System („external tissue extensionsystem") 123–129
- Technik 127

ELND (elektive Lymphknotendissektion) 215–225, 233, 244

Emmet, Kaskadenlappen 119–122

Estlander-Plastik 172

Excochleation 10

Expander (siehe Hautexpander)

Exzision 14
- diagnostische 199–201, 232
- lokal weite 205
- therapeutische 201–203

F

Faktor-V-Leiden-Mutation 78
Fibroxanthom, atypisches 271
Flow-Zytometrie 194
Flundertechnik 141
fresh-tissue-technique 267
Früherkennung, Hautkrebs 29
5-FU-Therapie 14
Fusionsebene 155
Fußblokade 83

G

Gefriergewebe-Technik 15
Gerinnungsstörungen, Diagnostik 77, 78
Gesundheitsausgaben 17
Gesundheitsreformgesetz 17
Gewebetechnik
- fresh-tissue-technique 267
- Gefriergewebe-Technik 15
- fixierte 15
Glabellalappen 119, 121, 157

H

Haftpflicht, berufliche 12, 15
Haftung/haftungsrechtliche Fragen 69 ff
Handblokade 83
Hautexpander 9, 123–129
- Technik 124–126
Hautstanze 5
Hauttuberkulose 3, 7
Helixrandverschiebung 157
Heparin 79
Histiozytom, malignes fibröses 271
3-D-Histologie 141
HIT I/II 80

I

Infiltration, lymphozytäre 193
Insellappen, myokutaner 115
Invasionslevel, nach *Clark* 187

J

Johanson-Plastik 173
Jugo-Plastik 112

K

Karzinome
- Basalzellkarzinom (siehe Basaliom)
- Lippenkarzinom 171–173
- Merkelzell-Karzinom (neuroendokrines Karzinom) 274–280
- Mundschleimhautkarzinom 173, 174
- Plattenepithelkarzinom (siehe dort)
Kaskadenlappen, nach *Emmet* 119–122
Keilexzision 157
Keratose, aktinische 14
Kiel-Klassifikation 264
Koagulationssonde 7
Kompressionsstiefel 7
Koriumtransplantat 134, 210
Krankenhausplanung 21
Kromayer, Zylindermesser (Abb.) 6
Kryostattechnik 139–144
Kryotherapie 9
Kürettage 14

L

Lappenplastik 156, 167
- *Abbé*-Lappen 116
- bi-lobed flap 109, 112, 156
- *Estlander*-Plastik 172
- Glabellalappen 119, 121, 157
- Insellappen, myokutaner 115
- *Johanson*-Plastik 173
- *Jugo*-Plastik 112
- Kaskadenlappen, nach *Emmet* 119–122
- Leitstrukturen 99–110
- Mobilisationsplastik 201, 202
- Muskulokutanlappen 175
- Nahlappenplastik 100 ff., 130
- – Rekonstruktion der Oberlippe 115–118
- *Nelaton*-Lappen 156
- O-zu-T-Plastik 161, 162
- Radialislappen 175
- Reverdinläppchen 132–134

- Rhomboidlappen 112
- Rhomboid-W-Verfahren 112, 114
- *Rieger*-Lappen 119
- Rotationslappenplastik 107, 157
- Schwenklappen
- – nach *Limberg* 108, 112
- – nach *Schrudde* 112
- Transpositionslappenplastik 111–114, 157
- tri-lobed flap 112
- Verschiebelappen 106
- Vollhautlappen 132
- V-Y-Plastik 121, 178
- Z-Plastik 112, 114, 121

laser skin resurfacing 109
Laser-Therapie 9, 10, 14
LDH, Serum 256
Leiomyosarkom 271
Leitungsanästhesie/-Blockaden 82 ff.
- Gesichtsbereich 92–96

Lentigines, aktinische 35, 37
leucocyte-common-antigen 276
Lidinnenwinkel 157
Lidokain 84, 86
Limberg, Schwenklappen 108, 112
Liposuction 14, 86
Lippenkarzinom 171–173
Lokalanästhesie 82 ff.
- Lokalanästhetika 82
- Vergleich mit Tumeszenz-Lösungen (Tab.) 88

Lymphabstrombahn 233
- Szintigraphie 232, 235
Lymphadenektomie 215
lymphatic mapping 227, 231–238
Lymphknoten
- Dissektion
- – elektive (ELND) 215–225, 233, 244
- – sentinel-Lymphknotendissektion 222, 226–230, 244, 251
- – therapeutische (TLND) 215, 239–247
- Metastasen 172, 215, 226
- – okkulte 216, 221

Lymphom, malignes 263–266
- Klassifikation 263
- – Kiel-/REAL-Klassifikation, (Tab.) 264
- Non-Hodgkin-Lymphom 263
- Pseudolymphom 265
- T-/B-Zell-Lymphom 263

M

Melanom, malignes
- akrales 210–214
- akrolentiginöses 211
- anogenitale Region 178, 180
- Berufs- und Freizeitverhalten, Melanompatienten 48–53
- Exzision, therapeutisch/diagnostisch 199–204, 205
- in-situ-Melanom 257
- Inzidenz/-Entwicklung 26, 28, 31, 35, 41–45, 55
- Kindheit und Jugend 55–60
- Metastasierung 248–252
- Mortalität 31, 42
- Nachsorge, Erfahrung mit Serum S100 253–259
- des Nagelapparates 211–213
- palmoplantares 210, 211
- Prävention 25–32
- primäres 185
- Prognosefaktoren/prognoseorientierte Therapie 185–198
- – histopathologische 185–189
- – konventionelle 189, 190
- Risikofaktoren/Risikogruppen 25, 35–37, 52, 53
- screening 35–40
- Subtypen 52
- subunguale 210–214
- Typen 205

Merkelzell-Karzinom (neuroendokrines Karzinom) 274–280
mesh-graft 130–135, 159, 202
Metastase/Metastasierung
- Chirurgie 239–247
- Fernmetastase 252
- in-transit-Metastase 235
- Lymphknoten 172, 215, 226
- – okkulte 216, 221
- Metastasensprünge 236
- Mikrometastasierung 215, 220, 228
- regionale 253
- Satelitenmetastase 249
- Skip-Metastasierung 222
Mikrochirurgie 176
mikrographisch kontrollierte Chirurgie 15, 16, 100, 139, 148, 166, 205
- bei Sarkomen 267–273
Mitoserate 193
Mobilisation, Lappen 106
Mobilisationsplastik 201, 202
Mohs micrographic surgery" (siehe mikrographisch kontrollierte Chirurgie)
Mohs-Methode 143
Morbus
- M. Bowen 178, 181
- M. Paget 178, 181
Mortalität, Hautkrebs 31, 42

Münchner Methode 9
Mundschleimhautkarzinom 173, 174
Muskulokutanlappen 175

N

Nagelapparat, Melanome 211-213
Nahlappenplastik 100 ff., 130
- Rekonstruktion der Oberlippe 115-118
Narbe
- Kontraktur 114
- Plazierung 103
Natriumbikarbonat 82
Nävus
- atypischer (dysplastischer) 36, 37, 58
- melanozytärer 49
- Nävuszellnävus
- - erworbener 36
- - kongenitaler 123
- Pigmentzellnävus, kongenitaler 56
- Riesenpigmentzellnävus 58
Nävusdysplasiesyndrom 59
Nelaton-Lappen 156
Nervenaustrittspunkte, Gesicht 94
Nervenblokade, Anästhesie 82
Nerventumor, maligne peripherer 272

O

O-zu-T-Plastik 161, 162
Oberlippe, Rekonstruktion durch Nahlappen 115-118
Oberst-Leitungsanästhesie 83
Operation
- perioperative Aspekte 67 ff.
- Vorbereitung 75-81
Operation, ambulante 16
OP-Katalog 13

P

Paget-Erkrankung 178
- extramammär 181
Paraffintechnik 141
Patentblau-5 228
peeling, chemical 10
Penisblockade 83
Perinasalregion 156
Periorbitalregion 155, 157
- operativ-plastische Rekonstruktion 166-170
Phenytoin 132
Pigmentmal, atypisches 32

Pigmentzellnävus, kongenitales 56
Plastiken (siehe Lappenplastik)
Plattenepithelkarzinom 146
- desmoplastisches 152
- mit erhöhtem Metastasierungsrisiko, klinische und histologische Merkmale 15-154
- in Problemregionen 161
Prädispsition, kongenitale 58
Prävention, primäre/sekundäre 25, 185
Präventionskampagnen 25, 28, 29
Prilokain 84, 87, 92
privileging (Zulassung) 12, 13
Problembasaliom 155
Prognosefaktoren/prognoseorientierte Therapie 185-198
- histopathologisch 185-189
- konventionell 189, 190
proportional hazard modell 64
aPTT (partielle Thromboplastinzeit) 78

Q

Qualitätsstandards 20

R

Radialislappen (chinese flap) 175
REAL-Klassifikation 263, 264
Regression 193
Rekonstruktion
- Knochen 175, 176
- Oberlippe 115-118
- Periorbitalregion 166-170
- Weichteile 174, 175
Retroaurikulärfalte 157
Reverdinläppchen 132-134
Rhinophymabtragung 95
Rhomboidlappen 112
Rhomboid-W-Verfahren 112, 114
Rieger-Lappen 119
Riesenpigmentzellnävus 58
Risiko
- Abschätzung 75
- Aufklärung 71
- Häufigkeit 72
Rotationslappenplastik 107, 157
Rotationsplastik 157
- Wangenrotationsplastik 5

S

Sarkome, mikrographische Chirurgie 267-273

Schleifen, hochtouriges 8
Schnellätzung, Chlorzink 8
Schnellschnittuntersuchung 200, 201
Schnittrandkontrolle 141, 146, 172, 208
Schwenklappen
- nach *Limberg* 108, 112
- nach *Schrudde* 112
sentinel node (Vorposten-Lymphknoten) 226
- Biopsie 231-238
- Dissektion 222, 226-230, 244, 251
Serum S100, Melanomnachsorge 253
Sicherheitsabstand 64, 145-149, 172, 201
skin-biopsy 5
Sonnenbrand 36, 53
Sonnenexposition 25, 31, 41, 45, 48, 50, 53, 59
Spannungskräfte/-Vektoren, Lappenplastik 107
Spenderdefekt 123
Strahlung, radioaktive, iatrogene Exposition 50
Survival-Analyse 63
Suspensionsnaht 106
Szintigraphie, Lymphabstromszintigraphie 232, 235

T

Tätowierung, Schmucktätowierung 123
Therapie (siehe Behandlung)
Thromboembolie
- Prophylaxe 78, 79
- - physikalisch/medikamentös 79
- Risiko/-Gruppen 79, 81
Thrombophilie 78
Thromboplastinzeit, partielle (aPTT) 78
Thrombozytenabfall/Thrombozytopenie 80
TLND (therapeutische Lymphknotendissektion) 215, 239-247
Transplantat
- Coriumtransplantat 134, 210
- Jejunumtransplantat 175
- Vollhaut-/Spalthaut-/mesh-graft-Transplantat 130-135, 156, 157, 159, 166, 167, 202
Transpositionslappenplastik 111-114, 157
trap-door-Phänomen 103
tri-lobed flap 112
Tuberkulose 3, 7
Tübinger Torte 9, 141

Tumeszenz-Lokalanästhesie 10, 82 ff., 107, 164, 180
- Kopfbereich 86-91
- Tumeszenz-Lösungen (Tab.) 88, 90
Tumor
- Aggressivität 188
- Ausläufer 148
- Dicke 150, 194, 199
- - nach *Breslow* 39, 153, 186, 187
- Durchmesser 153
- Progression 248
- Register 19, 20, 48
- Typ, Prognosefaktor 188
- Ulzeration 188
Tumoren, epitheliale 137 ff.

U

Übergangsschleimhaut, epitheliale Tumoren 171-176
Ulcus terebrans 155
Ulzeration 188
urbaner Faktor 45
UV-Strahlung/-Exposition 25, 31, 41, 45, 48, 50, 53, 59

V

Varizen, Behandlung 7
Vergütung 14, 15
Vermilionplastik 95
Verschiebelappen 106
Vollhautlappen 132
V-Y-Plastik 121, 178

W

Wangenrotationsplastik 5
Wundgrundkonditionierung 131, 132, 210

X

Xeroderma pigmentosum 58, 162

Z

Zentrofazialregion 155, 156
Z-Plastik 112, 114, 121
Zulassung (privileging) 12, 13
Zylindermesser 5
- nach *Kromayer* (Abb.) 6

Springer und Umwelt

Als internationaler wissenschaftlicher Verlag sind wir uns unserer besonderen Verpflichtung der Umwelt gegenüber bewußt und beziehen umweltorientierte Grundsätze in Unternehmensentscheidungen mit ein. Von unseren Geschäftspartnern (Druckereien, Papierfabriken, Verpackungsherstellern usw.) verlangen wir, daß sie sowohl beim Herstellungsprozess selbst als auch beim Einsatz der zur Verwendung kommenden Materialien ökologische Gesichtspunkte berücksichtigen.
Das für dieses Buch verwendete Papier ist aus chlorfrei bzw. chlorarm hergestelltem Zellstoff gefertigt und im pH-Wert neutral.

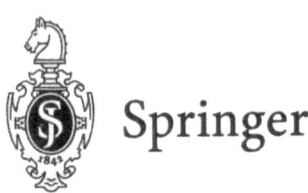

MIX
Papier aus verantwortungsvollen Quellen
Paper from responsible sources
FSC® C105338

If you have any concerns about our products,
you can contact us on
ProductSafety@springernature.com

In case Publisher is established outside the EU,
the EU authorized representative is:
**Springer Nature Customer Service Center GmbH
Europaplatz 3, 69115 Heidelberg, Germany**

Printed by Libri Plureos GmbH
in Hamburg, Germany